Los cinco pilares de la salud

Dr. Philippe-Gastón Besson |
Dr. Alain Bondil |
Dr. André Denjean | Dr. Philip Keros

Los cinco pilares de la salud

El método global de la doctora Kousmine para mantener la salud y tratar enfermedades crónicas

integral

NOTA IMPORTANTE
En ocasiones las opiniones sostenidas en «Los libros de Integral» pueden diferir de las de la medicina oficialmente aceptada. La intención es facilitar información y presentar alternativas, hoy disponibles, que ayuden al lector a valorar y decidir responsablemente sobre su propia salud, y en caso de enfermedad, a establecer un diálogo con su médico o especialista. Este libro no pretende, en ningún caso, ser un sustituto de la consulta médica personal.
Aunque se considera que los consejos e informaciones son exactas y ciertas en el momento de su publicación, ni los autores ni el editor pueden aceptar ninguna responsabilidad legal por cualquier error u omisión que se haya podido producir.

Los cinco pilares de la salud
Título original: Les 5 piliers de la santé
Autores: Dr. Philippe-Gaston Besson, Dr. Alain Bondil, Dr. André Denjean y Dr. Philip Keros
Traducción: Elisabeth Maisterrena
Revisión técnica: Francesc Fossas i Llusà
Diseño de cubierta: Jordi Salvany
Compaginación: Pacmer, S.A.

Ref.: SN-25 / *ISBN:* 84-7901-434-2
Dep. Legal: B-32.390-99
Impreso por: Liberdúplex, S.L.

ÍNDICE

PREFACIO

¡A aquel que no sabe, y que no sabe que no sabe..., rehúyelo!
¡A aquel que no sabe, y que sabe que no sabe..., enséñale!
¡A aquel que sabe, y que no sabe que sabe..., iníciale!
¡A aquel que sabe, y que sabe que sabe..., síguele!
Proverbio indio

El 24 de agosto de 1992 murió la doctora Catherine Kousmine, a la edad de 89 años. Bautizada por la prensa suiza como «la sacerdotisa de los cereales», se apagó discretamente, tal y como siempre había deseado.

La doctora Kousmine supo adelantarse a su tiempo en el tratamiento de las enfermedades degenerativas.

Sus tesis, avaladas por cincuenta años de actividad, se han reforzado día a día. Propugnó un método nuevo y global de abordar la enfermedad grave, conocido por sus alumnos como «método Kousmine». Pero sus enseñanzas fueron más allá de la receta de la crema Budwig, de sus completos consejos alimentarios, de los métodos intestinales, del control del pH urinario e incluso de los cócteles de vitaminas...

También nos enseñó a considerar las causas de las enfermedades y a permanecer receptivos a los nuevos conocimientos. Por ello, introdujo en su terapéutica las megadosis de vitaminas de Linus Pauling, el aceite de onagra, la espirulina o la hidroterapia del colon.

Fiel a su memoria y a sus enseñanzas, este libro es la prolongación de su obra... más allá del método.

Éste era su deseo cuando decía: «Yo he trazado el camino. ¿Lo recorreréis vosotros?».

Dr. Alain Bondil
Presidente de la asociación médica Kousmine Internacional
Miembro del consejo de la Fundación Dra. Catherine Kousmine

INTRODUCCIÓN

DR. PHILIPPE-GASTON BESSON

Sería una ilusión creer que una enfermedad crónica se cura solamente con la toma de un determinado medicamento. No es así, porque la fuerza de la curación es inherente al organismo y no al remedio. Sin embargo, el medicamento podría ayudar momentáneamente al organismo enfermo a superar un «bache difícil», durante un periodo en el que las fuerzas de curación están debilitadas. El remedio o medicamento ejerce su función, sobre todo, en las enfermedades agudas y las urgencias, en las que interviene eficazmente para ayudar al organismo a recuperar la salud. Pero en las dolencias crónicas, los medicamentos no son capaces de lograr la curación por sí solos. Ayudan a soportar los dolores, rebajan la inflamación, reducen la infección, pero no resuelven el problema de fondo. En las enfermedades crónicas, las fuerzas de curación del organismo están tan debilitadas que no pueden restablecer el equilibrio de la salud a pesar de los medicamentos. En el tratamiento de las patologías graves y crónicas, tratar la enfermedad como tal, sin tener en cuenta el organismo en su globalidad con el objeto de ayudarle a reencontrar la fuerza para luchar contra aquélla, resulta en la práctica ineficaz.

Antiguamente, el arte de curar estaba rodeado de misterio y la misión del médico se equiparaba a la del sacerdote. Es el caso, aún en nuestros días, de las viejas culturas tradicionales en las que el brujo o el chamán utilizan simultáneamente pociones, rituales y oraciones para llevar a cabo la curación. Posteriormente, la medicina ha evolucionado en los países occidentales en dos corrientes distintas. Una de ellas, fuertemente influida por la medicina árabe, ha seguido una vía analítica y ha tendido a la especialización. La otra ha seguido una vía sintética, manteniendo una visión global, holística de los fenómenos. Actualmente, estas dos corrientes están muy diferenciadas.

La primera constituye la base de la medicina convencional actual, en la cual se intenta reconstituir un todo a partir del aspecto de una parte. Las denominadas «ciencias fundamentales», como la microbiología, la anatomopatología y la bioquímica, están asimismo especializadas en el estudio de lo infinitamente pequeño.

La segunda es el origen de las vías terapéuticas denominadas no convencionales que, o bien son el resultado de movimientos espiritualistas, como son los casos de las medicinas antroposófica, ayurvédica, tradicional china y rosicruciana, o bien provienen de la tradición hipocrática, como la homeopatía y la medicina naturista. Para estas disciplinas, un problema local está siempre integrado en la visión global del organismo, siendo, por tanto, la consecuencia de una alteración general del mismo.

A menudo, estos dos caminos son opuestos. En el caso de una infección, por ejemplo, el microbio es visto por el primero como la causa de una enfermedad, mientras que para el segundo es la consecuencia de un desequilibrio más general. Del mismo modo, el tumor canceroso que para unos aparece como el punto de partida de la enfermedad, para los otros representa el resultado de un desequilibrio ya existente, que constituye el estado precanceroso, en el cual el tumor no es más que el último acto de la evolución de un terreno desfavorable anterior. Por tanto es comprensible, que, según la primera visión, no se comience el acto terapéutico hasta la aparición del problema; mientras que para la segunda, se puede comenzar un tratamiento mucho antes de la aparición de los síntomas, basándose en el cortejo funcional que constituyen los signos de alerta del sufrimiento prelesional.

Se trata de otro lenguaje, de otra interpretación de los problemas, de un enfoque diferente. Para unos, la lesión anatómica es esencial; para los otros, la expresión funcional y el terreno son primordiales. Los medios terapéuticos son también diferentes, ya que no se pueden utilizar los mismos agentes para tratar una lesión ya constituida que para corregir una función.

Estas dos corrientes difieren esencialmente en el momento en el que se interviene terapéuticamente. La medicina convencional, ayudada por el gran desarrollo de la alta tecnología, utiliza tanto en sus análisis biológicos como radiológicos medios cada vez más sofisticados para visualizar, lo antes posible, una disfunción o una lesión patente, de modo que se pueda objetivar y etiquetar. Pero por lo general en este estado de evolución, la patología expresada por el cuerpo es difícilmente reversible y tiende a volverse crónica. Estas afecciones crónicas exigen medios terapéuticos potentes, y en algunas los resultados no siempre son constantes. Además, el número creciente de efectos secundarios de los medicamentos químicos hace que su utilización sea a veces difícil y, a menudo, aun siendo eficaces, debe interrumpirse su toma a causa de efectos secundarios indeseables. Los medicamentos químicos parecen ser más adecuados para el tratamiento de las enfermedades agudas, en las cuales actúan muy positivamente.

Por el contrario, aquellos tipos de medicinas que tienen una visión global del organismo pueden actuar ya en el estado prelesional de la evolución de una enfermedad, en el que no existe aún la posibilidad de identificar, por los medios clásicos, modificaciones anatómicas características de una enfermedad precisa. Su ámbito de acción privilegiado constituye, por tanto, el estado funcional de una patología. Además, utilizan como agentes terapéuticos sustancias naturales o biológicas generalmente carentes de efectos secundarios. De ahí su interés en el tratamiento de las enfermedades crónicas, pues los medios terapéuticos de estos tipos de medicinas están particularmente adaptados para tratamientos de larga duración.

Las medicinas no convencionales representan una alternativa complementaria en el tratamiento de patologías funcionales y de enfermedades crónicas y recidivantes. Un aspecto fundamental es la participación activa del paciente, ya que la pauta de tratamiento a seguir depende del interrogatorio realizado. Este protocolo lo utilizan sobre todo las medicinas de tradición hipocrática, como la naturista, en la que la alimentación, la higiene corporal, la respiración, el ejercicio físico y las lavativas desempeñan un importante papel. Del mismo modo actúan las medicinas de tradición espiritual.

Estos dos puntos de vista de la medicina deberían confluir en lugar de oponerse, como ocurre la mayoría de las veces. ¡La meta a alcanzar y, por tanto, la conducta a seguir, debería ser aportar a los enfermos todos los medios de ayuda posibles sin que nadie se adjudique la exclusividad del tratamiento! Aunque la concepción y los métodos son diferentes, el fin es el mismo. De hecho, algunos médicos creadores de escuelas, como Bircher Benner, Salmanoff o Kousmine, asociaron sus teorías en cierta medida. Propugnaron la aplicación de tratamientos globales dirigidos a modificar profundamente el terreno y, por ello, defendieron que una alimentación sana constituye la base de toda terapia, adoptando de los naturópatas una parte de sus conceptos alimentarios. En realidad, fueron ellos quienes reanudaron, más o menos conscientemente, la corriente hipocrática. Constataron que, modificando los hábitos alimentarios erróneos de los pacientes que padecían enfermedades crónicas de tipo degenerativo, se obtenía un éxito mayor a la hora de combatir una dolencia. Sus preceptos alimentarios impulsaron de nuevo las nociones clásicas. No hace mucho tiempo aún, los dietistas valoraban la aportación de los diferentes constituyentes energéticos y calóricos que un organismo necesita para poder subsistir. La calidad y la procedencia de estos alimentos era algo secundario. Predominaba así la cantidad sobre la calidad. Actualmente, se tiene más en cuenta la noción de calidad de los productos y no se habla simplemente de glúcidos, de lípidos o de proteínas, sino de azúcares «rápidos» o de azúcares «lentos», de ácidos grasos saturados o de insaturados, de proteínas animales o vegetales. Durante las últimas décadas, algunos de los alimentos indispensables para el mantenimiento de una buena salud han ido desapareciendo poco a poco de nuestra mesa: se trata de los cereales integrales y de los aceites de primer prensado en frío, ricos en ácidos grasos insaturados. Se han creado así carencias crónicas de ciertas vitaminas y oligoelementos. Por otro lado, algunos alimentos cuyo consumo en grandes cantidades resulta nocivo para la salud se han multiplicado: es el caso de las proteínas animales, de los azúcares refinados y de las grasas animales saturadas, habiéndose creado de ese modo sobrecargas alimentarias.

Estos conceptos están admitidos hoy día y son tenidos en cuenta por la mayoría de los nutricionistas. Los consejos alimentarios actuales van dirigidos especialmente a la reintroducción de los alimentos del primer grupo, insistiendo sobre todo en la importancia de los aceites de primer prensado en frío, y limitando o suprimiendo los alimentos del segundo. Y se da, sobre todo, gran importancia al origen de los productos. Un mismo alimento proporcionará un tipo de energía diferente dependiendo del tipo de cultivo al que haya sido sometido. El origen biológico, así como el modo de cocinarlo, tienen también su importancia. Sin embargo, si cambiando simplemente los hábitos alimentarios es posible mejorar las alteraciones funcionales recientes, esto no es suficiente para curar las enfermedades graves que han ido evolucionando a lo largo de los años. En estos casos, es necesario asociar la terapia alimentaria con otro tipo de tratamientos que la completen y que constituyan en conjunto un verdadero método terapéutico.

Desde hace tiempo, numerosos terapeutas se han dado cuenta de que la higiene intestinal es capital en el tratamiento de las enfermedades crónicas y graves. De hecho, se trata de un método terapéutico muy antiguo, pues el primer documento que lo recoge es un papiro médico, conocido con el nombre de papiro de *Ebers*, que data de 1.500 años a. de C. Más tarde, Hipócrates (siglo IV a. de C.), Galeno (siglo II a. de C.) y Ambroise Paré (siglo XVI) lo aplicaron para tratar las fiebres. Posteriormente, este método, que se utilizó ampliamente durante la Edad Media, desapareció del arsenal terapéutico clásico. Pero a principios del siglo XX resurgió de nuevo bajo el impulso de algunos médicos estadounidenses, como J. Wiltsie y J. Waddington. En su libro *Medicina del hombre. Ensayo sobre la terapéutica funcional general*, publicado en 1963, estos autores describieron el método de los enemas intestinales sumergidos (enteroclisis) como un tratamiento complementario indispensable en la resolución de enfermedades crónicas. En Alemania, el doctor E. Schneider, higienista-nutricionista, y en Suiza, la doctora Kousmine, también las utilizaron sistemáticamente en sus tratamientos. Más recientemente, en Estados Unidos, V. E. Irons recuperó el método adaptando un dispositivo que permite practicar irrigaciones colónicas, técnica que facilita una limpieza más eficaz del intestino. Este procedimiento se practica ampliamente en nuestros días y da excelentes resultados si se asocia a tratamientos locales.

Desde el descubrimiento de las vitaminas, su utilización terapéutica ha estado dirigida ante todo a suplir las carencias del organismo. La mayoría de las veces, dichas carencias son la consecuencia de un déficit alimentario por malnutrición. A lo largo del siglo XIX desaparecieron la mayoría de las enfermedades causadas por carencias vitamínicas, debido, por un lado, a que las vitaminas son catalizadores que, administrados en muy pequeñas cantidades, bastan para asegurar un buen funcionamiento del organismo y, por otro, a las considerables mejoras en la higiene y en la alimentación. Actualmente son consideradas por la medicina convencional como productos muy accesorios, hasta el punto que, generalmente, no están incluidas en la Seguridad Social. Sin embargo, la evolución de la industria alimentaria en los países desarrollados durante el siglo XX ha tenido como consecuencia un empobrecimiento del contenido vitamínico de los alimentos de consumo cotidiano. Tres productos básicos, como el pan, el aceite y el azúcar, pueden considerarse actualmente productos «muertos», debido al refinamiento excesivo a que son sometidos antes de llegar a nuestra mesa. Los procedimientos de conservación y los modos de cocinar, cada vez más rápidos y agresivos, han contribuido asimismo a agravar esta situación. Por otro lado, el estrés de la vida moderna va ligado a un aumento de las necesidades de vitaminas, por lo que no extraña la reaparición de carencias vitamínicas en países con un alto nivel de vida. Estas carencias, en lugar de manifestarse de forma aguda, como sucedía antiguamente, y desencadenar enfermedades típicas, se manifiestan actualmente de forma crónica e insidiosa. Nos encontramos ante la paradoja de que existe sobrenutrición asociada a malnutrición. Vista de esta forma, la utilización terapéutica de las vitaminas está, por tanto, lejos de ser tan «inútil» como parece considerarse a veces.

A partir de las investigaciones del doble premio Nobel Linus Pauling, quien destacó las propiedades anticancerosas de la vitamina C a altas dosis, la terapéutica vitamínica ha tomado otra dimensión. Pauling fue quien utilizó por primera vez, en 1968, el término de «medicina ortomolecular» para designar la utilización de vitaminas y, más generalmente la de nutrientes, según una concepción diferente a la de un simple suplemento vitamínico. En vez de tratar de aportar al organismo el mínimo de vitaminas requerido para evitar la aparición de enfermedades carenciales, la medicina ortomolecular busca crear un medio ambiente vitamínico óptimo para que cada célula de nuestro organismo presente una resistencia máxima a la enfermedad. Así, las dosis utilizadas por la medicina ortomolecular son muy superiores a las normalmente admitidas como necesarias y suficientes. En Alemania, el doctor Nieper estudió este concepto terapéutico, revolucionando las teorías médicas clásicas sobre la utilización de las vitaminas y las sales bioquímicas. Se hizo famoso al tratar, según dicha teoría y con éxito, al ex presidente estadounidense Ronald Reagan de un cáncer intestinal.

El equilibrio inmunitario, el equilibrio bioelectrónico, el equilibrio ácido-base y la mejora de la microcirculación local son cuestiones más «técnicas», incluidas en el marco de una medicina más específica. Pero todos podemos ayudar a mantener un buen estado de salud si somos conscientes de que: una alimentación muy ácida, la falta de ejercicio físico y de oxigenación regular, y el estrés son factores que contribuyen a alterar equilibrios dinámicos muy importantes para nuestro organismo.

Introduciendo cambios en la dieta, efectuando una limpieza regular de los intestinos, reforzando las defensas inmunitarias y del sistema reticuloendotelial, y realizando un aporte regular de vitaminas y de oligoelementos será más eficaz, siempre que sea necesaria, la aplicación de una terapia química, incluso sintomática, permitiendo utilizarla a dosis más bajas y en tratamientos más cortos con resultados a menudo superiores. Cuando la terapia química sea indispensable, será mejor tolerada por el paciente a largo plazo, siendo además menos graves los efectos secundarios.

No hace mucho tiempo que la psicología y la psiquiatría han sido reconocidas oficialmente. Pero, aunque ya forman parte plena de la medicina moderna, aún no están totalmente consideradas como vías terapéuticas. Se consideran todavía métodos terapéuticos excepcionales a los que se recurre en el caso de enfermedades psíquicas o psicosomáticas, en las que no se ha encontrado ninguna causa física. Hoy día, existe aún una laguna conceptual entre el cuerpo y el alma no explicada todavía con claridad; y el espíritu es completamente ignorado...

En la mayoría de los casos, no puede concebirse un tratamiento de patologías graves o crónicas sin un interrogatorio previo del enfermo, que descubra nuevos horizontes más allá de la propia afección física. El análisis de las causas psíquicas y la búsqueda del espíritu deberían completar los tratamientos corporales. De todos modos, esta búsqueda debe ser personal y no puede imponerse. De ahí su dificultad. Ésta es la razón por la que la mayoría de los métodos terapéuticos existentes son incompletos, y es en este sentido que la apertura para llegar a un tratamiento más completo debe hacerse sobre el ser humano en su totalidad.

Llegamos así a la enumeración de los cinco pilares de la salud, que cada uno de nosotros puede considerar para no caer enfermo y a los que recurrir para restablecerse cuando ya se ha presentado la dolencia:

1. Alimentación consciente.
2. Soporte vitamínico.
3. Mantenimiento del equilibrio.
4. Higiene intestinal.
5. Aproximación psicológica.

Este libro ofrece, tanto a los médicos como a los pacientes, una aproximación terapéutica hacia el camino verdadero de la curación. En él se reconoce que las alteraciones del alma son uno de los principales factores a tener en cuenta en el origen de los desequilibrios del organismo. Además, este libro recoge los métodos esenciales para tratar las alteraciones físicas, lo cual permitirá, en parte, la curación. Partiendo de todo lo que se explica en esta obra, el tratamiento de los desequilibrios del alma y la aproximación al espíritu serán su consecuencia lógica.

CAPÍTULO 1

LA ENFERMEDAD CRÓNICA: UN ORIGEN MULTIFACTORIAL

DR. PHILIPPE-GASTON BESSON

Tras la revolución científica de mediados del siglo XIX, los progresos experimentados por la medicina, apoyada en el pensamiento cartesiano, han sido considerables y rápidos. Pero, poco a poco, este pensamiento analítico ha olvidado al ser humano enfermo para centrarse más en la enfermedad y en los síntomas. Actualmente, estas teorías reduccionistas tienden a modificarse sensiblemente y los médicos comienzan a considerar, no solamente al órgano enfermo, sino también al ser humano y al medio ambiente que le rodea.

LAS AGRESIONES SE MULTIPLICAN

¡El ser humano no es sólo la criatura más evolucionada de la Tierra; es también la más enferma! Por un lado, vive más tiempo y, por otro, enferma cada vez con más frecuencia. Así, porque sufre alteraciones funcionales que afectan a su vida cotidiana, como dolor de espalda o dolores de cabeza, o porque padece alguna enfermedad grave que pone su vida en peligro, el ser humano vive mal. Y es evidente que las causas de las enfermedades se multiplican de forma paralela al desarrollo del bienestar material.

En los últimos cincuenta años, la esperanza de vida de los hombres y las mujeres que viven en los países industrializados ha aumentado, lo que ha ido paralelo a los éxitos obtenidos en el tratamiento de las enfermedades infecciosas y a las mejoras en las condiciones de higiene. Un estudio estadístico sobre la esperanza de vida y la incidencia de enfermedades realizado en Alemania por el doctor Bruker muestra que mientras que las mujeres alemanas tienen una esperanza de vida de 78 años y los hombres de 71,5, más de dos millones de alemanes de ambos sexos son portadores de enfermedades crónicas, a menudo a edades más tempranas que antes. Según un informe del Ministerio de Sanidad alemán, un 85 % de todas las muertes y la mayoría de la patología dominante en Alemania son debidas a causas ligadas a factores de la civilización. La nutrición, el modo de vida y los factores medioambientales son el origen de numerosas enfermedades, pero se evita la información objetiva al gran público.

CARÁCTER ACUMULATIVO DE LAS AGRESIONES

En la vida moderna, existen numerosos acontecimientos que afectan al ser humano, los cuales, poco a poco, y en función de su capital hereditario, del medio en el que vive, de su educación y de su destino, le sitúan en el terreno propicio para desarrollar una enfermedad crónica más o menos grave. Los factores patógenos son innumerables y aumentan progresivamente. Su enumeración puede preocupar aún más, al demostrar que es casi imposible protegerse de ellos por completo.

Estos factores se conocen actualmente muy bien y todos ellos afectan de una forma más o menos directa al sistema inmunitario, llave maestra de la salud. Su acción es acumulativa y actúan por efecto de convergencia. Es evidente que, siendo distinto el programa genético de cada persona, la manera de reaccionar de cada uno ante estos factores es igualmente diferente. La suma de los agentes perturbadores que desencadenan una patología grave o crónica es variable de un sujeto a otro. En las patologías crónicas se puede, por tanto, considerar este origen multifactorial, del cual actualmente a menudo no nos podemos defender. Estudiaremos uno a uno dichos factores agresores de nuestro sistema inmunitario, al que atacan de manera importante.

Hay que señalar que estos factores tomados aisladamente no tienen significado por sí solos. Cada uno actúa en relación con los demás y todos ellos son cofactores. Este efecto de convergencia multifactorial dirigido hacia un organismo que no tiene la posibilidad de integrar y controlar las agresiones es decisivo.

Existen tres factores básicos que intervienen en el debilitamiento de la salud de un individuo sano o que favorecen que se agrave un individuo enfermo que había reencontrado un cierto equilibrio en su salud. A ellos hay que añadir el factor traumático, a menudo de origen psicoafectivo, que actúa como elemento desencadenante de la patología.

AGRESIONES PSÍQUICAS Y ESTRÉS

La época actual está dominada por el estrés, problema en el que todos nos encontramos inmersos y que forma parte de nuestra vida cotidiana, sobre todo en zonas urbanas. Las contrariedades diarias, el ruido permanente, las esperas interminables para cualquier gestión constituyen la tónica cotidiana de nuestra existencia y contribuyen a alimentar el estrés. La mayoría de las personas, incluso las que se lo toman con una buena dosis de humor, acaban por desesperarse. Las rabietas son sólo una pobre salida a estos problemas y la acumulación diaria de tensión origina, como consecuencia, un estado permanente de estrés.

El término «estrés» fue creado por el fisiólogo estadounidense Walter Cannon, quien en 1920 definió con esta palabra «el estado provocado por un estímulo en un animal cuando para hacerle frente tiene una respuesta de huida o de lucha». En 1950, el término entró a formar parte del lenguaje coloquial gracias a los trabajos del fisiólogo canadiense Hans Selye (1897-1982). Éste demostró que cualquier agresión a la que estemos sometidos, ya sea física o psíquica, desencadena reacciones de autodefensa inespecíficas e idénticas; Selye denominó «síndrome general de adaptación» al conjunto de dichas reacciones, describiendo el desarrollo de la respuesta del organismo a la situación estresante en tres etapas:

- La **reacción de alarma**, que corresponde al choque y a la puesta en marcha de las reacciones de defensa.
- El **estadio de resistencia**, etapa de adaptación en la que el individuo se pone en tensión máxima, dispuesto para la lucha o la huida.
- La **fase de agotamiento**, que sobreviene cuando el individuo no puede mantener sus reacciones de autodefensa, siendo el caso de una agresión muy intensa o prolongada.

Selye afirmó que «cualquier exposición a una situación de estrés es capaz de dejar en el organismo una huella indeleble, ya que se agotan las reservas de adaptación, que no pueden reemplazarse» y llegó a la conclusión de que ¡la mayoría de las enfermedades humanas son «enfermedades de adaptación», secundarias a un síndrome de estrés!

La psiconeuroinmunología

Aunque durante mucho tiempo no se tuvo en cuenta, el estrés está considerado actualmente uno de los azotes de la vida moderna. En Estados Unidos se ha desarrollado una nueva ciencia denominada «psiconeuroinmunología» que evalúa las consecuencias del estrés sobre nuestra salud en general y sobre nuestro equilibrio inmunitario en particular. Existe una relación, entre nuestros sistemas nervioso e inmunitario, que hace que los choques psicológicos repercutan sobre todo el organismo, provocando una alteración en sus sistemas de defensa. Un estudio biológico, realizado en estudiantes estadounidenses en época de exámenes, mostró una disminución significativa de su coeficiente inmunitario durante dicho periodo de estrés.

El estrés actúa a menudo de forma insidiosa y acumulativa, afectando nuestra vida diaria a través de los numerosos problemas cotidianos. Generalmente, tiene poca influencia real sobre nuestra salud y lo más normal es que se manifieste mediante una fatiga más o menos latente. Por suerte, esta fatiga, por sí sola, no es suficiente para provocar una enfermedad grave o crónica.

De una forma u otra, el estrés está presente de modo casi permanente en nuestra vida cotidiana, como resultado de las diversas agresiones a las que continuamente está siendo sometido nuestro sistema nervioso y su intermediario, el sistema inmunitario. Sin embargo, a veces ciertas emociones pueden ser muy traumáticas y constituir el inicio de un problema psíquico crónico. Es el caso de los conflictos latentes no resueltos, de alteraciones de la sexualidad, etc.

El estrés violento supone un grado más, un traumatismo de los sentimientos que perturba el alma dejando una profunda cicatriz. El doctor J. P. Lablanchy, psiquiatra y humanista parisino, ha publicado una «escala del estrés» (escala de Holmes), que cita 40 acontecimientos de la vida cotidiana según una graduación estadísticamente probada. Esta escala permite evaluar la importancia de una experiencia traumática.

1. Muerte del cónyuge	100
2. Divorcio	73
3. Separación conyugal	63
4. Pena de prisión	63
5. Muerte de un ser próximo	63
6. Accidente o enfermedad	58
7. Ataduras (coacción alienada)	50
8. Despido laboral	47
9. Reconciliación conyugal	45
10. Jubilación	45
11. Problemas de salud en la familia	43
12. Embarazo	40
13. Problemas sexuales	39
14. Ampliación del círculo familiar	39
15. Tensiones en el trabajo	39
16. Cambios en la situación financiera	39
17. Disputas repetidas con el cónyuge	35
18. Hipoteca	31
19. Devolución de un préstamo superior a 2.500.000 ptas.	30
20. Cambios en la responsabilidad profesional	29
21. Hijos que abandonan el domicilio	29
22. Roces con los suegros	29
23. Éxito personal excepcional	27
24. Comienzo o fin del trabajo del cónyuge	26
25. Comienzo o final de la escuela	26
26. Cambios en las condiciones de vida	25
27. Cambios de las costumbres personales	25
28. Problemas con el jefe	23
29. Cambios en el horario laboral	20
30. Cambio de residencia	20
31. Cambios en la escuela	19
32. Cambios en el tiempo libre	19
33. Cambios en las actividades religiosas	19
34. Nuevas actividades sociales	18
35. Hipoteca o deuda inferior a 2.500.000 ptas.	17
36. Insomnio	16
37. Cambios en el círculo familiar	15
38. Cambios en las horas de las comidas	15
39. Vacaciones	13
40. Navidades	12

Las cifras de la derecha constituyen una escala relativa de estrés, que permite comparar entre sí los acontecimientos de la columna de la izquierda.

Si la suma total de los acontecimientos vividos es menor de 150 puntos, no se observan consecuencias físicas particulares. Si oscila entre 150 y 300 puntos, existen al menos consecuencias neurovegetativas, es decir, una alteración del sistema nervioso en el control de las funciones orgánicas. A partir de 300 puntos, es raro que no aparezca una alteración o una lesión de naturaleza psicosomática. Sin embargo, no debemos olvidar que la evaluación es estadística y, por tanto, relativa, ya que cada persona vive un acontecimiento dado con una intensidad determinada.

Este cuadro pone en evidencia dos cosas: primero, que el ritmo es importante en la vida (hablaremos de ello de nuevo en un próximo capítulo) y, por otro lado, que cualquier cambio que constituya un acontecimiento traumatizante, representa estrés.

Puede extrañar ver en la lista, como acontecimientos traumáticos, situaciones dichosas. Pero, tanto la «BUENA suerte» como la «MALA suerte» constituyen por sí mismas «choques» y, por tanto, traumatismos; una gran alegría puede ocasionar problemas de salud igual que una gran pena...

Las hipótesis de trabajo del médico alemán Ryke Geerd Hamer acerca de la relación de causalidad entre un acontecimiento traumático y la génesis de una enfermedad grave, como el cáncer, son interesantes desde varios puntos de vista. Este médico pudo observar las modificaciones patológicas que se habían producido en él mismo tras la muerte accidental de su hijo Dirk. Llegó así a la conclusión de que el psiquismo, el cerebro y el órgano están unidos por una dinámica precisa, que es la que permite explicar el desencadenamiento de tumores malignos a partir de un choque psíquico importante. Hamer formuló la «ley de Arain del cáncer», que se resume así:

- Toda enfermedad cancerosa se inicia a partir de un choque extremadamente brutal y dramático que se vive entre el aislamiento y la culpabilización. Se produce inmediatamente un foco cerebral y el comienzo de la evolución tumoral a nivel del órgano correspondiente.
- La dimensión del conflicto determinará tanto la localización del foco cerebral como la del tumor canceroso en el órgano correspondiente.
- Existe también una correlación entre la evolución del conflicto y la del tumor canceroso en el órgano.

De este modo, la tríada choque afectivo/culpabilización/ soledad o aislamiento es suficiente para desencadenar la aparición de una patología grave y evolutiva, pudiendo causar incluso la muerte en determinados casos.

Estas teorías se incorporaron al pensamiento psicoanalítico que propone un origen psíquico prevalente y determinante de toda enfermedad física. El doctor Georg Groddek lo resumió de la siguiente forma: «Toda enfermedad es, de hecho, una expresión del inconsciente, un lenguaje físico que traduce simbólicamente lo que no queremos decir e incluso pensar». En el mismo orden de ideas, y siguiendo las teorías de Carl Jung, el doctor Bernard Herzog describió en sus cuatro maravillosas obras el difícil lenguaje simbólico del inconsciente y del imaginario canceroso.

Existe evidentemente una realidad que relaciona, por un lado, lo que podríamos denominar el estado del alma y, por otro, la aparición de enfermedades a nivel físico. Quien continúe negando esta realidad demuestra una falta de juicio evidente y, si considera el alma como única fuente de enfermedades, tendrá una visión estrecha de la situación y será tan culpable como aquel que admite sólo una causa física en el origen de las enfermedades. Parece imposible considerar la noción de enfermedad si se separan el cuerpo, el alma y el espíritu y es precisamente en el espíritu donde se encuentra una cohesión propia para comprender el conjunto del ser humano. Volveremos a hablar de ello en un próximo capítulo.

AGRESIONES INFECCIOSAS

Infecciones virales

El doctor Alain Cornic escribe en una de sus últimas obras: «Los virus, cualesquiera que sean, son actualmente el enemigo número uno reconocido por todos los equipos y centros de investigación médica, siendo los grandes portadores de patologías degenerativas y, probablemente, de un número importante de cánceres». Se dice que las infecciones virales son inmunodepresivas y el sida es el modelo más evidente. Aunque los medios de comunicación han llevado al virus HIV al primer plano de la actualidad, existen numerosos virus que alteran del mismo modo la inmunidad y que pueden afectar primero a un órgano débil y, años más tarde, originar una enfermedad sistémica (enfermedad autoinmune o cáncer). Se estima que un 10 % de los tumores son causados por virus.

Es el caso del virus EB (Epstein-Barr), cuyo ciclo patógeno es bien conocido. Cuando infecta un organismo humano, primeramente es el causante de la mononucleosis infecciosa (o «enfermedad del primer beso»), dolencia leve que se manifiesta por un aumento del tamaño de los ganglios del cuello. Pero si el organismo está debilitado, el sistema inmunitario dejará pasar el virus, el cual atacará al hígado. Esto podría ser el principio de una hepatitis crónica, que abocaría tarde o temprano, a una insuficiencia de las funciones hepáticas. Más tarde, podría ser el causante de la aparición de un cáncer rinofaríngeo, de un linfoma maligno e, incluso, por mecanismos de sensibilidad específica ligados al sistema HLA del sujeto, de una poliartritis crónica evolutiva.

Un pariente suyo alemán, el CMV (citomegalovirus), puede ser el causante de la arteriosclerosis, de una diabetes desencadenada por una pancreatitis autoinmune e incluso de una poliartritis crónica evolutiva. El virus papiloma ha sido reconocido como agente causante del cáncer de cuello de útero.

Existen asimismo numerosos virus que, por similitud de sus locus antigénicos con nuestro propio sistema de defensa, pueden provocar la aparición de una enfermedad grave en un organismo predispuesto.

Infecciones bacterianas

Las infecciones bacterianas tienen consecuencias menos perturbadoras y, sobre todo, sus efectos a largo plazo son menores que en el caso de las enfermedades virales. Las dolencias de origen bacteriano llevan básicamente al paciente a la toma de antibióticos; de los que hablaremos más adelante.

Infecciones por hongos o micosis

De entre las afecciones ligadas al debilitamiento del sistema inmune, las candidiasis son cada día más frecuentes. Se trata de infecciones difíciles de tratar y frecuentemente recidivantes, que indican un mal equilibrio general y que, para que su tratamiento sea eficaz, debería asociarse siempre a reglas de higiene general. Este hongo, inofensivo en condiciones normales, puede volverse agresivo y patógeno cuando los mecanismos de defensa del individuo que lo alberga se hallan debilitados.

Infecciones parasitarias

Las enfermedades parasitarias del tubo digestivo son más frecuentes de lo que creemos habitualmente. Pueden permanecer latentes y pasar desapercibidas, pero siempre causan una alteración del equilibrio general del organismo. Los adultos no son inmunes a ellas. Las parasitosis pueden manifestarse con irritabilidad, con agresividad o con alteraciones del sueño. Dichos síntomas a menudo tienen un ritmo paralelo al ciclo lunar, que es el que rige también el ciclo de desarrollo de los parásitos. Habría que considerar estas infecciones ante cualquier enfermedad grave o crónica.

Amebiasis crónicas

Muchos individuos son portadores de amebiasis crónicas, aunque no hayan estado nunca en un país de infestación endémica por amebas. La amebiasis crónica suele ir siempre asociada a un desequilibrio de la flora intestinal, cuyo papel protector veremos más adelante. Una vez infectado el intestino, es casi imposible eliminar definitivamente las amebas del sistema digestivo.

Verminosis crónicas

Son la causa de provocar en los niños tos crónica, tics nerviosos, alteraciones del comportamiento o problemas escolares. De hecho, las toxinas de los vermis intestinales actúan preferentemente en el sistema nervioso, donde provocan una irritación crónica que se manifiesta mediante un estado de nerviosismo anormal.

Estas agresiones bacterianas, virales o parasitarias, son frecuentes, aunque cualquier individuo que goce de buena salud puede vencerlas fácilmente. Sin embargo, un individuo enfermo es más débil que uno supuestamente sano, y ya hemos visto que las infecciones virales son muy desequilibrantes. Ésta es la razón por la cual es de extrema importancia proteger, durante el periodo invernal, a los enfermos que padecen enfermedades graves o enfermedades estabilizadas. Las vitaminas por vía oral e inyectable son indispensables en todo enfermo grave durante la época fría del año. Los enfermos que padecen esclerosis en placas son quizá los más sensibles a infecciones leves como la gripe y es frecuente que sufran un acceso evolutivo de su enfermedad tras una enfermedad de este tipo. Por ello deberían protegerse de forma especial durante las épocas de frío.

AGRESIONES ALIMENTARIAS

Se sabe que los hábitos alimentarios erróneos son los causantes del 30-40% de los cánceres. En varios capítulos de este libro tendremos ocasión de desarrollar las nociones básicas concernientes a la alimentación. Sin embargo, conviene saber que, si la alimentación es un medio que permite reequilibrar un organismo enfermo y estabilizar una enfermedad grave, puede ser igualmente una de las causas de una recaída, de una recidiva o de una crisis de acceso evolutivo. La doctora Kousmine lo pone en evidencia en su libro *La esclerosis en placas se puede curar*. Cualquier enfermo que, al cambiar su alimentación, haya podido equilibrarse y estabilizar su enfermedad, sufrirá asimismo un acceso evolutivo al volver a su alimentación errónea anterior. Hay que insistir en este punto, que responde a la pregunta tantas veces hecha en la consulta: «¿Durante cuánto tiempo deberé comer así?». La respuesta es: «¡Tantas como ganas tenga de encontrarse bien!».

Existe otro aspecto en el que hasta ahora hemos insistido poco: la cantidad de alimentos que comemos (no sólo importa la calidad). Habitualmente, se dice que el hombre moderno está sobrealimentado, aunque la verdad es que se alimenta mal, aparte de que la sobrenutrición fatiga... En general, tenemos además la costumbre de comer demasiado aunque comamos bien.

En las últimas décadas, se ha tomado por primera vez conciencia de los efectos nefastos que puede tener sobre la salud, a largo plazo, el «régimen de opulencia» que prevalece en los países industrializados, caracterizado por un exceso de alimentos muy energéticos, y ricos en lípidos y en azúcares de digestión rápida; pero pobre en alimentos glucídicos complejos, que sobre todo provienen de las fuentes ricas en fibras alimentarias. Se ha comprobado epidemiológicamente que existe una relación muy estrecha entre la instauración de este tipo de alimentación y la aparición de una amplia gama de enfermedades crónicas no infecciosas, sobre todo cardiopatías coronarias, enfermedades cerebrovasculares, ciertos tipos de cáncer, diabetes mellitus, cálculos biliares, caries dentales o alteraciones gastrointestinales, así como diversas enfermedades óseas y articulares.

Está demostrado estadísticamente y confirmado por la ciencia que el importante papel ejercido por el régimen alimentario en la aparición de enfermedades que son la causa más frecuente de muertes prematuras en los países desarrollados, como las de tipo cardiovascular y el cáncer, el consumo excesivo de grasas saturadas, por un lado, y las tasas de colesterol elevadas, por otro, están asociadas a una mayor predisposición a las enfermedades coronarias, la enfermedad cardiovascular más extendida en el mundo desarrollado. El mayor riesgo de accidentes cerebrovasculares, que constituyen la afección cardiovascular más importante en los países desarrollados, es la elevación de la tensión arterial, que aparece como consecuencia de la obesidad, en primer lugar, y del consumo excesivo de alcohol y de sal. Por otro lado, la aparición de diabetes también está estrechamente ligada a la obesidad. Además, se estima que uno de cada tres cánceres está asociado a factores de orden alimentario. Por ejemplo, se ha podido establecer una correlación entre el aporte excesivo de lípidos y el aumento de la incidencia de los cánceres de mama y de colon.

Existe una relación dinámica entre la evolución del régimen alimentario de una población y su estado de salud y ello se ha reflejado en los rápidos cambios, tanto de los índices de morbilidad, como en los de mortalidad, de las poblaciones que han emigrado de un país de poco riesgo a un país de alto riesgo (por ejemplo, de Japón a Estados Unidos). Un caso característico es el del adenoma de próstata, una enfermedad prácticamente desconocida en Japón, país que tradicionalmente consume en su alimentación aceite de soja insaturado, pero que padecen en la misma proporción que la población estadounidense los japoneses que viven en Estados Unidos. Ejemplos de este tipo han podido ser constatados igualmente en otras zonas, como China, la isla San Mauricio, Singapur o el sur de Groenlandia, que han tenido un desarrollo acelerado en los últimos cincuenta años.

Las causas de estas enfermedades crónicas son complejas y los factores de orden dietético sólo son una explicación parcial. Por otro lado, las diferencias también se manifiestan según la mayor o menor sensibilidad individual a los efectos nocivos de algunos factores alimentarios.

AGRESIONES DE NATURALEZA FÍSICA Y ENERGÉTICA

Nacimiento difícil

El nacimiento es el primer «traumatismo» de la vida. En un nacimiento difícil, en el que los médicos hayan hecho maniobras de choques y de presiones, el frágil cráneo del bebé experimentará traumatismos que pueden modificar sus funciones. Por ello, aunque el parto es un acto natural que necesita un mínimo de intervención, en algunos casos puede ser traumático. Actualmente, las mujeres no dan quizá a luz tan fácilmente como antaño. Ciertos factores, como la deficiente higiene de vida, el sedentarismo, la alimentación carencial y el tabaquismo, hacen que los tejidos del área genital pierdan elasticidad y dificulten, por tanto, el paso del bebé por el canal del parto. De este modo, el parto ha perdido paulatinamente su carácter puramente fisiológico y se ha medicalizado en exceso. Se ha convertido en un proceso largo y laborioso que requiere asistencia médica, con inyecciones, perfusiones, monitorización y finaliza con fórceps y ventosas o si no con una cesárea, todo lo cual se ha convertido en algo normal en las maternidades. Los médicos se enfrentan a una menor «calidad» de los organismos maternales que, hoy día, requieren de un intervencionismo que antiguamente no era necesario y no pueden escapar a la tendencia de la época que hace que se medicalicen los actos fisiológicos más importantes de la vida, como el nacimiento y la muerte. Para mejorar la calidad de ambos actos, la alimentación es la base indispensable.

En estas condiciones, la cabeza del bebé experimenta en el momento de nacer presiones importantes que pueden rebasar su capacidad de adaptación, lo cual hace que las lesiones craneales sean más frecuentes de lo que creemos. «No es raro ver un recién nacido con el cráneo deformado. Dicha deformación podrá atenuarse o desaparecer durante las siguientes semanas o meses después del nacimiento. Pero puede suceder que un cráneo con una forma aparentemente normal presente quizá alguna disfunción. En realidad, muchas deformaciones craneales son consideradas poco importantes, por lo que se ignoran las lesiones resultantes».

Traumatismos en la cabeza

De la misma forma que en un nacimiento difícil, cualquier traumatismo que afecte a la cabeza puede alterar el buen funcionamiento del mecanismo craneal. Desde el primer año de vida, la parte del cuerpo que sufre más traumatismos es la cabeza. El bebé se puede caer de la cama, de una silla, tropieza frecuentemente cuando comienza a andar y su cráneo está expuesto a golpes frecuentes. El adulto también puede sufrir numerosos traumatismos en la cabeza, ya sea en su vida profesional o durante la práctica de actividades deportivas.

A pesar de la aparente resistencia del cráneo humano, fisiológicamente existe movilidad entre los huesos, debido a que éstos no están fusionados entre sí. Este hecho fue descubierto por William Garner Suterland en 1899. Estos movimientos de los huesos del cráneo son, por supuesto, extremadamente reducidos, pero pueden ser perceptibles para unas manos expertas. Se ha comprobado que se producen a un ritmo regular, de 10 a 14 movimientos por minuto en un individuo con un buen estado físico. Este ritmo es independiente de los ritmos pulmonar y cardíaco. Este tipo de respiración craneal es debido a pulsaciones internas del líquido cefalorraquídeo, que baña las estructuras nerviosas (cerebro, cerebelo y médula espinal). Un traumatismo en la cabeza puede causar una alteración o disminución durante mucho tiempo, de la amplitud de los movimientos craneales, dando lugar a la aparición de alteraciones consecutivas al enlentecimiento de los procesos metabólicos del sistema nervioso central. Estas alteraciones pueden producirse localmente (otitis, rinitis, laringitis), debidas a la dificultad mecánica de drenaje linfático de la región otorrinolaríngea; a nivel regional (alteraciones visuales, auditivas) por bloqueo reflejo local de los sistemas musculares visuales o auditivos, o a nivel general, por repercusión a distancia de un mal funcionamiento crónico del metabolismo nutricional cerebral: alteraciones digestivas, estados depresivos, fatiga, alteraciones del sueño, asma, etcétera.

Todas estas alteraciones son, la mayoría de las veces, duraderas, por lo que es necesaria su corrección mediante una intervención craneal delicada. Mientras subsisten, producen una disfunción crónica del tejido nervioso que, asociada a otros problemas, puede contribuir a provocar un desequilibrio general del organismo.

Golpes, accidentes

De forma general, todo traumatismo y, en especial, los que son consecuencia de accidentes violentos (accidentes de coche, caídas por unas escaleras, caídas de un caballo...), pueden desencadenar lesiones diversas, que tienen siempre, además de los efectos locales, repercusiones de carácter general en el organismo.

El traumatismo, no sólo tiene consecuencias físicas, asimismo posee efectos energéticos e incluso psicológicos.

Bloqueos osteopáticos

Son la mayoría de las veces, consecuencia de golpes y traumatismos. Pueden producirse asimismo a causa de la evolución normal del organismo hacia la esclerosis, que en el tejido óseo constituye la artrosis. Estos bloqueos afectan especialmente a los diferentes segmentos de la columna vertebral, de la pelvis y de las articulaciones de los miembros. Pueden ser especialmente graves, debido a que sus efectos repercuten en otras zonas del cuerpo.

Así, una torcedura de tobillo aparentemente leve puede curar mal y originar un desequilibrio en el apoyo plantar. Si la lesión pasa desapercibida y no es corregida, puede producir como consecuencia un desequilibrio compensatorio de la pelvis. Dicho desequilibrio repercutirá sobre la columna vertebral y podrá provocar, por ejemplo, dolores cervicales, asociados a dolores de cabeza... Al cabo de unos años, la lesión inicial (la torcedura de tobillo) se habrá olvidado y ya no dolerá, pero el paciente sufrirá dolores de cabeza, que habrá sido la consecuencia a largo plazo. En este caso, la medicación sedativa no tendrá un efecto real y sólo un examen osteopático bien realizado será capaz de descubrir la causa de las alteraciones.

La presencia de bloqueos en la columna vertebral puede tener repercusiones a través de la inervación simpática en el correspondiente segmento del organismo. Ello puede tener como consecuencia toda una serie de alteraciones funcionales. De este modo, ciertas disfunciones digestivas crónicas (estreñimiento, digestiones lentas por alteración de la mecánica vesicular, aerofagia...), algunas alteraciones de la menstruación (reglas dolorosas, reglas irregulares...) o ciertos problemas respiratorios pueden ser solucionados definitivamente con un tratamiento osteopático correcto.

En la mayoría de los casos, dichas lesiones osteopáticas no se advierten en los exámenes radiológicos, ya que suelen ser bloqueos de estructuras periarticulares y no «desplazamientos óseos» propiamente dichos. Sólo un examen físico con una palpación concienzuda permitirá su descubrimiento.

Pero el examen osteopático tiene sus límites y puede ocurrir que ciertos ajustes no duren mucho tiempo a pesar de los intentos de tratamiento. En estos, casos hay que buscar otras causas, como la existencia de una infección crónica (en la pelvis menor, por ejemplo) o bien la presencia de problemas referentes a la energética dentaria, como veremos a continuación.

Bloqueos dentarios

La cavidad bucal puede ser el origen de numerosas alteraciones y de varias causas de desequilibrio general. El hecho de que hayan surgido los médicos energéticos ha dado lugar a una nueva terapia, en la que el arco dentario participa de forma activa en la búsqueda del equilibrio dinámico y armonioso del ser humano tomado en su totalidad. La energética dentaria se ha convertido, de este modo, en una ciencia completa, de la cual a menudo es imposible prescindir, ya que las causas de desequilibrio general muy frecuentemente se encuentran en la cavidad bucal.

El diente es un verdadero «archivo de información» de todo el cuerpo, haciendo que la relación diente-órgano sea una realidad plena. Así, se ha llegado a crear una cartografía de somatotopías dentarias, que describe las relaciones orgánicas y energéticas existentes entre los dientes y los órganos.

Problemas de oclusión

Existen numerosas alteraciones funcionales que aparecen a causa de una disfunción de la articulación temporomandibular (comúnmente denominada ATM) o de un desequilibrio en la oclusión (relación de acoplamiento entre los dientes de los dos maxilares cuando se cierra la boca). Los tests de kinesiología permiten determinar su existencia y controlar así el difícil trabajo que necesita su corrección. Como consecuencia de estos problemas de oclusión, pueden producirse alteraciones reflejas que, a primera vista, no tienen nada que ver con la articulación mandibular, como sería el caso, por ejemplo, de la esterilidad.

Retrasos en la salida de la muela del juicio

La muela del juicio puede quedar incrustada en el hueso y no exteriorizarse. Del mismo modo, puede estar mal implantada y crecer lateralmente en el hueso, apoyándose en los molares vecinos, originando presiones muy importantes en el conjunto de la dentadura, y provocando además una estimulación permanente del nervio dental y una osteolisis radicular reaccional. Las muelas del juicio incrustadas en el maxilar inferior son las que más duelen. En el caso de una migraña crónica o de dolores cervicales la investigación se debería dirigir en primer lugar hacia estas muelas, ya que a menudo son las responsables de este tipo de patologías.

Empastes

La cuestión de los empastes dentales como causantes de disfunciones está lejos de ser definitivamente reconocida, por existir todavía divergencias en cuanto a su empleo. Utilizados desde 1826, están constituidos por estaño, cinc, cobre, plata y un 50 % de mercurio. Este último, aunque es un metal muy tóxico, está en los esmaltes bajo una forma estable, por lo que es inofensivo para la salud.

Pero fenómenos de electrolisis local inducidos por la presencia de microcorrientes galvánicas y facilitados por la acidez de la saliva, así como la presencia en la boca, al mismo tiempo, de otros tipos de mezclas (níquel-cromo), transforman el mercurio de los empastes en metilmercurio, que se libera lentamente en el organismo. Se puede producir así una microintoxicación crónica, causante de alteraciones diversas y consecutivas a la intoxicación mercurial. Los investigadores estadounidenses Pinot y Huggins han descrito, en personas sensibles a este metal, numerosas alteraciones de tipo inmunológico, neurológico, cardiovasculares y de otro tipo. En Suecia, está prohibida desde 1988 la utilización de empastes dentales a base de mercurio.

Campos perturbadores bucales

La denominación de «campo perturbador» se debe a Huneke, padre de la terapia neural. Una zona cualquiera del organismo puede convertirse en un campo perturbador reactógeno y ser de este modo el causante de enfermedades a distancia, a menudo crónicas.

La cavidad bucal ofrece una amplia posibilidad de aparición de focos patógenos, a saber: caries, pulpitis, focos radiculares (absceso, granuloma, quiste apexiano), lisis radiculares, parodontosis, prótesis mal ajustadas, dientes incrustados, bimetalismo de las prótesis (por creación de corrientes galvánicas), desequilibrios en la oclusión, etc. Dichos campos perturbadores generalmente suelen pasar desapercibidos, por lo que deben ser buscados minuciosamente. Para el médico, una simple radiografía panorámica dental permite, de forma relativamente fácil, comprobar la presencia de los problemas dentales más frecuentes. Dicha radiografía debería formar parte sistemáticamente del examen general de los pacientes que padecen una enfermedad grave o crónica, sobre todo si se trata de problemas reumáticos. La colaboración con un dentista energético será a menudo de gran ayuda.

Bloqueos reflejos

En otras zonas del organismo también pueden formarse bloqueos que son los causantes de numerosas patologías, como la fatiga crónica o la pérdida de defensas, debido a una estimulación latente de los mismos.

Cicatrices queloideas

Las cicatrices pueden ser asimismo el origen de numerosas disfunciones que aparentemente, nada tienen que ver con su localización. La cicatrización es un proceso fisiológico que, la mayoría de las veces, se produce normalmente. Pero puede ocurrir que la cicatrización no se desarrolle correctamente, lo que dará lugar a la formación de una cicatriz más hinchada de lo normal, de color rojo-violáceo y que picará y dolerá coincidiendo con los cambios de tiempo. Este tipo de cicatriz puede constituir un campo perturbador, que es necesario tratar, pues la terapia proporciona generalmente resultados satisfactorios.

Focos infecciosos latentes

Finalmente, existen también campos perturbadores constituidos por focos infecciosos, sobre todo los profundos, los cuales constituyen, a su vez, un problema crónico para el sistema inmunitario. Por ello, es indispensable diagnosticarlos y tratarlos. La mayoría de las veces son focos inaccesibles a los tratamientos antibióticos generales, ya que el edema perifocal que produce la inflamación local impide su acción profunda. Su localización puede ser muy variada: amigdalitis, sinusitis, otitis, salpingitis, prostatitis, colecistitis, colitis, etcétera.

AGRESIONES DE NATURALEZA INMUNOLÓGICA

Vacunas

Como ocurre con los empastes dentales de mercurio, respecto a las vacunas también se está hoy día lejos de llegar a una unanimidad de criterios por parte de la clase médica. Pero, al menos, se puede intentar tener en cuenta, siempre con prudencia, ciertos aspectos acerca de este tema tan delicado.

Los hechos inmunológicos

Antes de vacunar a los niños, es posible saber si su sistema inmunitario ha adquirido los medios de defensa suficientes para luchar contra las agresiones virales. Dicha madurez inmunitaria sobreviene, en condiciones normales, entre los 2 y los 11 años. Por ello, sería aconsejable evitar las vacunas «a ciegas», sobre todo aquéllas vivas atenuadas (tales como la BCG y las vacunas contra la viruela, la fiebre amarilla, el sarampión, las paperas, la rubeola y la poliomielitis). De otro modo, ¡las vacunas pueden tener un efecto agresivo y no preventivo! De hecho, se conocen, entre otros, los efectos de la vacuna contra el sarampión sobre el tejido nervioso o los de la vacuna de la polio bebible sobre los receptores hormonales cerebrales. Se ha comprobado igualmente el riesgo de padecer una pancreatitis y una diabetes secundaria en aquellas personas que han recibido la vacuna de la rubeola y que tienen en su familia antecedentes de diabéticos tratados con insulina. Esta sensibilidad se puede explicar por diversos mecanismos. En primer lugar, habrá que tener en cuenta la predisposición genética: por ejemplo, aquellas personas que poseen en su código genético HLA el factor CW3 estarán más predispuestas a padecer complicaciones inmunitarias tras la administración de vacunas virales vivas. También habrá que considerar la antigenicidad cruzada: las personas que presentan en su código genético HLA los grupos DR1, DR4, DW14 son más propensas a padecer una poliartritis evolutiva tras una mononucleosis infecciosa. De la misma forma, quienes presentan los loci HLA B8, B15, DR3 o DR4 pueden desarrollar una diabetes tras la vacunación con el virus de las paperas y de la rubeola (e igualmente con los virus Coxsackie).

Visto así, parece lógico que se procure evitar las vacunaciones con gérmenes vivos atenuados en todas aquellas personas que aún no hayan alcanzado su madurez inmunitaria o que, por predisposición genética, sean susceptibles de padecer una enfermedad grave y evolutiva tras la administración de una vacuna, y también en aquellas que sean portadoras potenciales de una enfermedad virodependiente en sus genes. Ninguna vacuna viral atenuada debe administrarse antes de los 2 años de edad; sería aconsejable esperar al menos hasta los 7 años.

Los hechos éticos

Las campañas de vacunación masivas tuvieron como objetivo en una primera época erradicar las epidemias de las enfermedades infecciosas en los siglos XVIII y XIX. Posteriormente, y gracias a los éxitos obtenidos con las vacunas, médicos e investigadores soñaron con erradicar por el mismo procedimiento todas las enfermedades infecciosas. Fue de hecho el fundamento de las campañas comunes contra el sarampión, la rubeola y las paperas.

El principio de la vacuna equivale de hecho a la transmisión de una enfermedad, de forma atenuada, al individuo. El organismo adquiere, de este modo, la enfermedad, pero de forma crónica. El único criterio para la administración de vacunas es la edad del individuo, que no es más que un parámetro exterior arbitrario. En este sentido, el niño contrae la enfermedad únicamente porque tiene la edad de recibir la vacuna.

Actualmente, lo normal es que las vacunas estén compuestas de una mezcla de varias cepas virales que son inyectadas en un organismo joven y, como ya hemos visto, con un sistema inmunitario inmaduro. Estas condiciones jamás se suelen presentar de forma natural, ya que aunque el niño contraiga realmente las mismas enfermedades que le «imponemos» vacunándole, las padecerá de forma consecutiva. ¡En las condiciones artificiales creadas por la vacuna, el organismo contrae dos o tres enfermedades al mismo tiempo!

Existe aún otro factor a considerar en la práctica de la vacunación: su repercusión a largo plazo. Se trata, desde luego, de supuestos, pero nos pueden ayudar a establecer nuestro propio juicio.

«Mientras se tenga conciencia de la polaridad existente entre la inflamación y la esclerosis, entre las «enfermedades calientes» y las «enfermedades frías», no será difícil llegar a la conclusión de que la curación de las «enfermedades calientes» (las enfermedades febriles) tendrá como consecuencia una mayor incidencia de «enfermedades frías». El descenso de las enfermedades inflamatorias en los últimos ciento cincuenta años ha hecho que aumente la incidencia de otras, como el cáncer y las enfermedades degenerativas. Se ha observado y constatado en las anamnesis realizadas en pacientes cancerosos que éstos, a menudo, apenas han padecido enfermedades infantiles y afecciones febriles. Son hechos que deberían despertar nuestra curiosidad y hacernos cuestionar sobre las consecuencias de las vacunaciones...».

Parece ser, aunque no se ha demostrado estadísticamente, que las estimulaciones múltiples del sistema inmunitario en un niño, cuyo organismo aún se está formando, pueden provocar posteriormente consecuencias nefastas para la inmunidad y que algunas enfermedades que se padecen en la edad adulta pueden ser un reflejo de ello. Es el caso de las enfermedades autoinmunes, en las que el organismo no «sabe» distinguir el ser del no ser.

Por desgracia, es muy difícil para una madre joven tener una visión objetiva sobre esta cuestión, ya que cada nueva noticia que sale en los medios de comunicación contribuye a alimentar aún más su miedo. ¿Existe más riesgo para la salud de su hijo estando éste vacunado o sin vacunar? Se puede afirmar que la vacuna antitetánica no parece causar muchos problemas, ni tampoco la vacuna antipoliomielítica en forma inyectable (ya que es una vacuna «muerta»). La viruela y la difteria se han erradicado totalmente, y en el caso de la tuberculosis los progresos en materia de higiene y nutrición son mucho más importantes que la misma vacuna. En el resto de las vacunas citadas, dejamos libertad de acción a cada uno.

Es curioso constatar, sin embargo, que los hijos de los médicos son los niños menos vacunados... ¿Es por negligencia o por prudencia?

Enfermedades infantiles no resueltas

Se puede decir, en función de lo comentado hasta ahora, que existe un elemento importante que diferencia perfectamente una enfermedad eruptiva transmitida por contagio y la misma enfermedad inoculada a través de una vacuna: se trata de la fiebre.

La confusa información médica de la sociedad actual ha hecho que se acreciente el temor general, en particular entre las madres, y ha creado la imagen de que un niño con buena salud es aquel que jamás cae enfermo y, por tanto, aquel que nunca tiene fiebre, convirtiéndose ésta en sinónimo de enfermedad. Sin embargo, la fiebre no es un síntoma negativo, sino que, al contrario, es una reacción ante una agresión, pues muchos virus no resisten la elevación de la temperatura del organismo. La fiebre es un proceso terapéutico de carácter térmico.

La fiebre tiene, por tanto, una misión. En cuanto al cuerpo, permite una verdadera limpieza en profundidad del mesénquima. Provoca en el organismo una aceleración de la respiración y de la circulación, y un aumento de la transpiración, con lo cual se eliminan numerosas toxinas. En el transcurso de las enfermedades eruptivas de la infancia, dicha limpieza es necesaria; por ello, es muy importante comprender su finalidad para no «cortar» abruptamente el proceso fisiológico febril. Naturalmente, es necesaria una vigilancia estrecha del enfermo mientras dure la fiebre para evitar una complicación. También es preciso no sobrecargar el sistema digestivo durante este proceso, para lo cual hay que evitar las comidas copiosas. Generalmente, el niño febril no tiene hambre, por lo que bastará con darle caldos de verduras, compotas y zumos de fruta hasta que le baje la temperatura. No debe inquietarse uno si el enfermo pierde un poco de peso, pues lo recuperará rápidamente cuando recobre el apetito. Si durante el proceso febril el niño no ha comido nada sólido, antes recobrará el apetito y recuperará su peso, ya que la convalecencia habrá sido más corta.

A menudo, la fiebre provoca cambios profundos en el niño, quien incluso puede experimentar un repentino crecimiento después de pasar el sarampión. Una actitud intervencionista para frenar el proceso febril e interrumpir demasiado pronto la enfermedad puede hacer más mal que bien. La convalecencia será más larga y, a veces, se producirán complicaciones como consecuencia de haber interrumpido los procesos de eliminación; dichas complicaciones tenderán a aparecer de forma crónica. Una enfermedad eruptiva que no se ha dejado evolucionar de forma natural puede ser, por tanto, el punto de partida de una dolencia más grave y que se arrastre durante mucho tiempo, originándose un bloqueo inmunitario importante por acumulación de complejos inmunes en el mesénquima, que no han podido ser eliminados a través de los procesos febriles.

La interrupción del curso de una enfermedad febril en el adulto también puede dar lugar a una dolencia crónica más grave; así, no es raro que una bronquitis desemboque en una poliartritis o en un asma. La persona que no desarrolla fiebre no se siente enferma, aunque lo esté. En la mayoría de los casos, la causa es un sistema inmunitario demasiado débil, que no reacciona contra las bacterias y los virus. En general, una persona que no padece fiebre tiene siempre más riesgo de ser víctima de «enfermedades frías», que actualmente representan la mayoría de las dolencias: enfermedades degenerativas como el cáncer, enfermedades de sobreesfuerzo, enfermedades nerviosas. La debilidad de las defensas del organismo, que, entre otras manifestaciones, se traduce por la incapacidad de producir fiebre, desencadena a largo plazo enfermedades crónicas, es decir, «enfermedades frías». Por todo ello, el miedo a la fiebre es injustificado, sobre todo cuando se manifiesta en los niños, que tienen una facultad de reacción excepcional que los adultos ya han perdido. Cualquier represión de un acceso de fiebre dirige el equilibrio entre caliente y frío hacia este último y, por tanto, hacia este tipo de enfermedades. La fiebre desplaza el equilibrio hacia lo caliente, permitiendo de este modo la curación de las enfermedades crónicas.

AGRESIONES DE NATURALEZA QUÍMICA

Hasta el comienzo de la era industrial, las únicas agresiones a las que se enfrentaba el hombre eran las de tipo biológico, tanto en el medio externo como en el interno: setas venenosas, frutas tóxicas, plantas que producían urticaria, alergizantes, animales venenosos, diversas agresiones microbianas, etcétera. Pero desde hace siglo y medio, y sobre todo después de la Segunda Guerra Mundial, el desarrollo de la química de síntesis ha contribuido a la irrupción de un nuevo estado de cosas. La sobrecarga química en el medio ambiente no ha cesado de crecer, y ello ha ocurrido en todos los ámbitos ya sea por los desechos de animales que se solidifican, por la polución del aire y del agua y de las aguas subterráneas, por los restos de nitratos, fosfatos, insecticidas o herbicidas en los alimentos, por el contenido de hormonas de la carne, por las emisiones de humo y de ruido e incluso por la peligrosa contaminación radiactiva. Los seres vivos y sus ecosistemas han sido contaminados paulatinamente por moléculas químicas, a menudo extrañas al mundo natural; moléculas que cada día son más numerosas y que se emiten en cantidades cada vez más importantes.

Contaminación atmosférica

La contaminación del aire es un problema desde hace tiempo. La presencia en la atmósfera de humos, cenizas, gases sulfurosos y otros productos de combustión se considera perjudicial para la salud y se reconoce que tiene un coste ambiental muy elevado. La sociedad ha tomado conciencia de que la contaminación del aire representa algo más que ligeros inconvenientes y que incluso puede poner en peligro la salud humana.

Además, se ha revelado que algunas situaciones de contaminación grave (como la catástrofe de Chernobyl) han intensificado la letalidad del medio ambiente y, mediante las investigaciones realizadas se ha llegado a la conclusión de que puede existir una correlación entre la exposición más o menos regular a una atmósfera contaminada y la aparición de enfermedades tales como la bronquitis crónica y el cáncer de pulmón.

Es evidente que las personas que viven en ambientes urbanos están más expuestas a este tipo de sustancias nocivas que las que viven en el medio rural, siempre que estas últimas no estén cerca de una industria.

La contaminación del aire en las aglomeraciones urbanas puede ser muy variada. La importancia de una u otra sustancia contaminante depende, en cierta medida, del emplazamiento y de la climatología existente en la zona. Así, la calefacción de uso doméstico contribuye en una proporción considerable a la contaminación del aire en las regiones de clima templado, mientras que su efecto es mucho menos importante en los países de clima cálido. Sin embargo, la transformación fotoquímica de los gases emitidos por los tubos de escape de los automóviles, que son contaminantes muy oxidantes, es mucho más acusada en los países tropicales que en las regiones frías. Según esto, se puede afirmar que, dondequiera que esté situada una aglomeración urbana, la atmósfera que la rodea contendrá una mezcla de sustancias contaminantes provenientes de fuentes tan variadas como las instalaciones de calefacción (tanto industriales como domésticas), los materiales industriales, las incineradoras de desechos y los automóviles u otros medios de transporte.

La concentración de contaminantes atmosféricos en el medio ambiente no sólo depende de las diversas cantidades de los mismos existentes en el aire, sino también de la capacidad atmosférica de absorberlos o de dispersar las cantidades excedentes. Las aglomeraciones urbanas tienen características propias que diferencian unas de otras. Dependiendo, por un lado, de la configuración de las fuentes contaminantes y, por otro, de las características meteorológicas y topográficas, la contaminación del aire variará según el modelo urbano que se considere.

Tokio es tristemente famosa por ostentar el récord de contaminación entre las metrópolis modernas. Para reducir la contaminación, algunas ciudades de Europa han adoptado un sistema de circulación alterna (un día pueden circular únicamente los vehículos cuya matrícula acabe en cifra par y, al día siguiente, los que la tengan acabada en cifra impar), o bien evitan las paradas largas en los semáforos en rojo. Otras ciudades promueven la utilización del transporte público eléctrico. La transformación de los gases de los tubos de escape de los automóviles (gases catalíticos) debería mejorar, asimismo, esta situación.

Después de todas las consideraciones anteriores, está claro que cualquier persona, en el transcurso de su vida cotidiana, atraviesa zonas en las que el aire está contaminado. La cantidad total de agentes nocivos inhalados a lo largo del día constituirá su exposición global. Si ésta es lo suficientemente elevada, podrá desencadenar efectos agudos o inmediatos; y si la concentración de los agentes es menor o más duradera, los efectos serán de tipo crónico.

Intoxicación química

Hoy día, la acción de las moléculas químicas sobre nuestra salud está comenzando a ser bien conocida. Tanto los agentes tóxicos existentes en el medio ambiente (lo cual incluye también los medicamentos de origen químico), como los del medio profesional, pueden provocar, sobre todo en individuos sensibles, manifestaciones patológicas de origen inmunológico y de tipo autoinmune en particular.

Algunos tóxicos tienen en el ser humano un órgano diana «preferido», mientras que otros son los causantes de una patología de carácter más general, es decir, sistémica. Actualmente se conocen un gran número de productos capaces de inducir hepatitis de tipo inmunológico, citopenias inmunes, enfermedades cutáneas por fenómenos de hipersensibilidad retardada o glomerulopatías. Algunos agentes tóxicos son conocidos por ser generadores de enfermedades sistémicas, es decir, de patologías que generan un desequilibrio en la inmunidad (lupus, poliartritis o esclerodermias).

Las enfermedades que se producen como consecuencia de un efecto directo del tóxico sobre el organismo afectan, en mayor o menor grado, dependiendo de la dosis del producto, a todos los individuos expuestos a dicha sustancia. Por el contrario, las manifestaciones en las que interviene un mecanismo de tipo inmunológico sólo afectan a aquellos individuos que son «sensibles», independientemente de la dosis recibida. Aparece así la noción de susceptibilidad o de predisposición. Dicha predisposición se explica por la implicación en el proceso de ciertos genes localizados en el complejo mayor de histocompatibilidad HLA. De este modo, como hemos visto en el caso de los virus, los tóxicos existentes en el medio ambiente pueden intervenir como agentes inductores de patologías graves en aquellos individuos que sean portadores, a nivel de sus genomas, de una similitud antigénica con el tóxico causante. La susceptibilidad depende, generalmente, de un pequeño número de genes, de los cuales al menos uno está localizado en el complejo HLA.

Intoxicación por metales pesados

Los metales pesados son elementos comunes, necesarios y útiles para hacer posibles las reacciones bioquímicas del organismo humano. Tienden, sin embargo, a acumularse fácilmente en aquellos individuos que están en contacto permanente con alguno de ellos. En estas circunstancias, su acción es nefasta, provocando cierto número de síntomas que son característicos del metal causante. Las intoxicaciones por metales son actualmente muy frecuentes, debido a la contaminación industrial. Actúan de forma insidiosa; ya no es habitual ver intoxicaciones de tipo agudo como sucedía hace algunos años (en las minas, en la cocina a causa de los utensilios de estaño o de cobre...). ¡Fue de esta forma, debido a las canalizaciones romanas de plomo, como se produjo un saturnismo endémico, que para algunos fue la causa de la caída del Imperio romano!

El modo en que se produce la metabolización de una molécula por el ecosistema es muy interesante. Así, por ejemplo, la acumulación de cadmio a través de un modelo de cadena alimentaria de tres niveles es muy elevada: las algas de tipo coraliforme contienen 3.000 veces más cadmio que el medio acuático en el cual se desarrollan, y su consumidor, la dafnia,* lo contiene en una cantidad 5.300 veces mayor.

Este mismo modelo de acumulación, a través de la cadena alimentaria, fue el causante de la muerte por intoxicación por mercurio de numerosos japoneses que habían consumido un pescado que nadaba en aguas contaminadas industrialmente.

* La dafnia es un pequeño crustáceo braquiópodo, de unos 5 milímetros de longitud. Vive en aguas dulces y constituye el alimento preferido de los peces de acuario.

Cada uno de nosotros acumula, a lo largo de su vida, cierta cantidad de metales pesados, a través del agua, el aire, los alimentos, etc., y en ciertas profesiones, debido al contacto directo con dichos metales. Éstos tienen la particularidad de que son difícilmente eliminados por el organismo, por lo que su acumulación puede ocasionar alteraciones del sistema inmunitario y un debilitamiento general, frenando, por ejemplo, la asimilación por parte del organismo de vitaminas, oligoelementos y minerales. Algunos son también neurotóxicos, capaces por tanto de desencadenar alteraciones de la memoria y cambios en el carácter y en el comportamiento (se sospecha del aluminio como la causa de la enfermedad de Alzheimer).

Nitratos

Los nitratos son sustancias muy extendidas en la naturaleza. Se encuentran en todas las plantas y, en algunas como las zanahorias, las espinacas, el apio o la lechuga, en cantidades importantes. El origen de estos nitratos reside principalmente en la utilización de abonos nitrogenados, la utilización de un herbicida (el ácido 2-4-dicloro-fenoxiacético) y la carencia de molibdeno en el suelo. También se encuentran nitratos en algunas aguas.

Estas sustancias, al ponerse en contacto con el jugo gástrico, se reducen a nitritos y éstos posteriormente reaccionan con las aminas secundarias para formar nitrosaminas. Éstas últimas constituyen actualmente el mayor peligro en materia de higiene alimentaria, ya que pueden provocar cáncer de estómago y de hígado. Una de las particularidades de las nitrosaminas es, por un lado, su acción sistémica y, por otro, su especificidad de órgano.

Disolventes, conservantes, colorantes, pinturas, tolueno, intoxicaciones profesionales

Todos estas sustancias constituyen agresores químicos que, si actúan de modo repetido, pueden afectar profundamente al sistema inmunológico y convertirse en la causa de enfermedades importantes. En la actualidad, se han hecho esfuerzos considerables para proteger a los individuos expuestos. Sin embargo, se deben tener siempre en cuenta las intoxicaciones accidentales, que pueden producirse, bien por falta de información, o por negligencia. Por esta razón, es necesario realizar una historia médica minuciosa a la hora de investigar una enfermedad crónica.

Terapias agresivas

Cualquier medicamento químico de síntesis puede revelarse tóxico en un individuo. Igual que los agentes químicos tóxicos, los medicamentos pueden provocar en los individuos «sensibles» a ellos manifestaciones patológicas de origen inmunológico y, sobre todo, de tipo autoinmune. Existen cuatro grandes mecanismos que explican las manifestaciones inmunes inducidas por medicamentos:

1. La respuesta inmune va dirigida contra el fármaco o contra uno de sus metabolitos. El complejo antígeno-anticuerpo consecuente puede ser el causante secundario de la respuesta inmune.
2. El agente tóxico también puede modificar un complejo antígeno-anticuerpo, convirtiéndolo en inmunogénico.
3. El tóxico puede inducir una patología autoinmune, debido a su toxicidad selectiva sobre un órgano causantes de la aparición de autoantígenos. Es el caso de los derivados mercuriales y de las sales de oro, conocidos ambos como causa de enfermedades renales.
4. El tóxico puede actuar directamente sobre el sistema inmunitario.

Toma de medicamentos psicotropos a largo plazo: sedativos, somníferos

La toma regular de medicamentos de origen químico que actúan sobre el sistema nervioso no es totalmente inocua. Así, por ejemplo, las plaquetas sanguíneas y los monocitos son portadores de receptores específicos para las benzodiacepinas; ello significa que las moléculas que actúan sobre el humor pueden igualmente influir de forma directa en el sistema celular de la sangre, es decir, sobre el sistema inmunitario.

Aproximadamente el 40 % de los 460 psicotropos existentes en la bibliografía médica y de las más de 200 especialidades prescritas en España pueden dar lugar a abusos, y convertirse así en drogas. Muchas personas que toman ansiolíticos o somníferos durante muchos años se convierten, sin darse cuenta, en auténticos toxicómanos legales. Y ello sin hablar de la progresiva modificación de la personalidad que resulta de la utilización cotidiana de estas sustancias, las cuales además alteran, de forma lenta y constante, el sistema inmunitario. Por estos motivos, en el tratamiento de enfermedades graves, sobre todo las que afectan al sistema nervioso, como la esclerosis en placas, es imperativa la supresión de drogas sedativas y de somníferos.

Antibioterapia iterativa

Los tratamientos a base de antibióticos han constituido, desde la Segunda Guerra Mundial y, sobre todo, con la aparición de la penicilina, una de las grandes revoluciones médicas del siglo XX, del mismo modo que la terapia con corticoides. Gracias a ellos, ha mejorado el pronóstico de algunas enfermedades infecciosas graves, permitiendo una rápida estabilización del mal y evitando complicaciones secundarias, a menudo serias. Son los casos de los reumatismos articulares agudos, de las infecciones posparto y de las tuberculosis. Por otro lado, y al margen de estas indicaciones puntuales, su prescripción se ha extendido hoy día con tal magnitud que ha dado lugar a la aparición de fenómenos de resistencia microbiana, debido a que las bacterias han «aprendido» a defenderse contra estas nuevas armas terapéuticas. Por ello, las investigaciones van dirigidas en la actualidad a la búsqueda de nuevas fórmulas que se anticipen a los fenómenos de resistencia microbiana.

Aunque la toma de antibióticos permite a menudo la erradicación de un foco microbiano determinado, también produce la destrucción de una parte de la flora intestinal. ¡Y en lo que se refiere al intestino, algunos microbios son nuestros amigos (efecto barrera)! La toma frecuente de antibióticos conlleva, con toda seguridad, una alteración profunda del ecosistema intestinal (aparición de bacterias intestinales resistentes a los antibióticos, eliminación de familias bacterianas que tienen principalmente un papel de protección contra los virus y otros microbios patógenos). Dicho todo esto, podemos afirmar que la razón por la que la toma repetitiva de antibióticos acarrea consecuencias nefastas para la inmunidad, y sobre todo para el papel protector de las mucosas, es que conllevan la alteración del equilibrio de la flora intestinal.

El intestino es un órgano inmunitario importante, que está en relación con el sistema otorrinolaringológico y el pulmón. Estos tres órganos son ricos en tejido linfoide y todos tienen en común una inmunoglobulina (IgA-S) de información y de protección de las mucosas. La toma excesiva de antibióticos para tratar, por ejemplo, la amigdalitis en un niño, altera el equilibrio de su flora intestinal y conlleva, como consecuencia, un debilitamiento secundario de las defensas de las mucosa de dichos órganos. Por ello, lo normal es que sobrevenga una recaída en la enfermedad infecciosa. Muchas madres conocen este círculo vicioso y están cansadas de dar a sus hijos jarabes antibióticos y de verlos pálidos e inapetentes durante todo el invierno.

El efecto secundario más frecuente, producido como consecuencia de la utilización masiva de antibióticos, dado que éstos provocan un desequilibrio de la flora intestinal, es que favorecen indirectamente el desarrollo de micosis crónicas. Así, por ejemplo, *Candida albicans* «aprovecha» la reducción de la barrera microbiana para desarrollarse de forma incontrolada y provocar una inflamación de la mucosa digestiva. Este hongo puede proliferar además por acción directa de algunos antibióticos denominados «de amplio espectro», como la neomicina y las tetraciclinas, que parecen ser su alimento preferido.

Anestesias continuadas

La anestesia ha revolucionado la cirugía moderna, al permitir con la máxima seguridad una asistencia eficaz a lo largo de una intervención. El acto anestésico aislado no tiene, generalmente, ninguna consecuencia negativa sobre la salud. La dosis anestésica y de diversos antiálgicos se tolera bien y se elimina en los días posteriores, a través de los pulmones y los riñones.

Sin embargo, las anestesias continuadas, que en ciertos casos (por ejemplo, en politraumatizados) son necesarias, pueden causar problemas debido, por un lado, a las dosis acumuladas de los productos químicos empleados y, por otro, al efecto de sueño artificial profundo antifisiológico provocado varias veces seguidas. Por ello, las personas que han sido sometidas a anestesias repetidas pueden sufrir alteraciones del sueño, fatiga, dificultades de concentración y la sensación desagradable de «no sentirse a gusto con su piel». Dicha sensación es subjetiva, y está ligada a la modificación de las relaciones establecidas entre las diferentes fuentes energéticas, y es secundaria a los efectos debidos al acto anestésico continuado.

Quimioterapia anticancerosa

Esta terapia ha demostrado ser útil en el tratamiento de ciertos cánceres (como la enfermedad de Hodgkin y linfomas malignos, leucemias, cánceres de testículo, cánceres de bronquios de pequeñas células) y ha fracasado en muchos otros tipos de tumores, en los que ha conseguido una remisión de la enfermedad, a veces prolongada, pero no una curación. Los cancerólogos son conscientes de que esta técnica terapéutica debe evolucionar y, por ello, actualmente las investigaciones van orientadas hacia otros tratamientos basados en el sistema inmunitario (interferón, interleukinas, factor de necrosis del tumor...).

Los efectos de la quimioterapia pueden ser extremadamente penosos y hasta pueden desarrollar una enfermedad secundaria que el paciente, ya de por sí debilitado por el cáncer, soporta con dificultad. Esta terapia, agresiva para el hígado y los tejidos con alto potencial de regeneración, es también extremadamente lesiva para la sangre y la médula ósea. Es ya clásico ver, en las personas con enfermedades cancerosas tratadas con quimioterapia durante mucho tiempo, los balances sanguíneos alterados como una inmunosupresión secundaria al tratamiento. Las nuevas generaciones de antimitóticos provocan efectos secundarios duraderos ligados a su alta toxicidad en la sangre, los pulmones, el corazón y el sistema inmunitario. Su utilización es difícil, pues es necesaria una vigilancia constante de dichos efectos durante el tratamiento. La quimioterapia anticancerosa favorece la aparición de una candidosis grave y rebelde, que obliga, a veces, a la interrupción del tratamiento.

La toxicidad de este tipo de terapia es tan elevada, que los cadáveres de las personas que han sido tratadas antes de su muerte con algunas de estas drogas (sobre todo, el cisplatino) no se descomponen normalmente y se encuentran intactos varios años después de la muerte.

AGRESIONES INSIDIOSAS

Ciertas actividades ligadas a la vida moderna son extremadamente peligrosas y sus efectos sobre la salud pueden ser más perniciosos que los comentados anteriormente.

Radicales libres

En 1969 Fridovich y Mac Cord consiguieron probar que tanto el oxígeno radical como el anión superóxido intervenían en la biología celular. Observaron que el átomo de oxígeno, bajo la acción de determinados impulsos energéticos, como calor, luz, radiación, etc., podía perder un electrón. Esta pérdida de carga creaba un estado radical que se reveló extremadamente agresivo para las moléculas vecinas. Una vez desencadenada, la reacción se propaga poco a poco en cadena, manteniéndose por sí misma. Se trata de un fenómeno de sobreoxidación que afecta especialmente a ciertas moléculas:

- A los ácidos grasos poliinsaturados, constituyentes de todas las membranas celulares que confieren la flexibilidad necesaria para el buen desarrollo de las funciones fisiológicas.
- A las fibras de elastina y de colágeno, que forman parte del tejido conjuntivo o mesénquima.
- Al ADN celular.
- A algunas moléculas precancerosas inestables, capaces de transformarse en sustancias más agresivas.

Como consecuencia se puede producir:

- Un empobrecimiento de las membranas celulares en ácidos grasos poliinsaturados, lo que acarreará un proceso de endurecimiento de las mismas, así como una alteración de los intercambios celulares.
- Un envejecimiento acelerado de los tejidos de sostén, debido a la pérdida de flexibilidad y de resistencia del mesénquima y a la alteración de la microcirculación local.
- Errores eventuales en la síntesis de proteínas.
- Posible formación de sustancias carcinógenas circulantes.

Sin embargo, los radicales libres juegan un papel importante, tanto en la eliminación de sustancias endógenas producidas por el consumo de alcohol, como en la eliminación de moléculas orgánicas de síntesis, originadas por la toma de medicamentos de origen químico. En cierto modo, actúan como combustibles de dichas sustancias, que son difíciles de eliminar por los medios habituales.

El organismo posee, a su vez, diversos sistemas enzimáticos (superóxido dismutasa, catalasas, glutatión-peroxidasa) encargados de detener la reacción en cadena de los radicales libres. Por otro lado, la alimentación aporta igualmente sustancias, denominadas «antioxidantes», que son capaces de protegernos ante un exceso de producción de radicales libres (vitaminas C y E, selenio, betacaroteno, cinc...). Actualmente, el problema es que existen cada vez más agentes capaces de desencadenar reacciones de producción de radicales libres. Los más importantes son los agentes radiantes.

Agentes radiantes

Radioterapia

Se ha observado una mayor incidencia de cánceres de tiroides en aquellas personas en las que se ha detectado, entre sus antecedentes, irradiaciones en la zona del cuello por hipertrofia del timo, cuando eran bebés, o por adenitis cervical crónica en la infancia. En los adultos que han sido irradiados por espondilartritis anquilosante, se ha observado también una mayor incidencia de leucemias.

Tampoco es rara la aparición de cánceres de mama o de pulmón en aquellos individuos que han sido tratados, de diez a quince años antes, con radioterapia en la zona mediastínica por una enfermedad de Hodgkin.

Exposición continuada a radiaciones ultravioleta

El espesor de la capa de ozono se reduce constantemente. Sin embargo, las playas están abarrotadas de gente que está el día entero tomando el sol. Las radiaciones solares UV «B» son extremadamente peligrosas para la salud, debido, por un lado, a su efecto generador de radicales libres y, por otro, a su acción directa sobre la piel. El desarrollo de cánceres cutáneos afecta preferentemente a sujetos con piel clara que están expuestos al sol de forma intensa y prolongada (marineros, agricultores, etc.). Estos tumores aparecen generalmente en las zonas del cuerpo que están al descubierto.

Radiactividad latente

La contaminación radiactiva de la atmósfera se produce por una acumulación en el aire de sustancias radiactivas naturales o artificiales, provocadas estas últimas por las actividades humanas.

Las principales fuentes de productos radiactivos contaminantes son:

- La fabricación de combustibles nucleares.
- El funcionamiento de reactores nucleares.
- Los tratamientos químicos y metalúrgicos.
- La utilización de radioelementos en la industria, la agricultura, la medicina, la investigación científica, etc.
- Las explosiones nucleares experimentales.

Entender la naturaleza y el origen de los radioelementos contaminantes no basta para valorar correctamente los peligros derivados de la contaminación de la atmósfera, ya que su extensión hoy día es particularmente importante a todos los niveles.

Las leucemias y los cánceres de tiroides son tumores ligados a la exposición aguda a radiaciones radiactivas, como por ejemplo las explosiones nucleares. De hecho, los cánceres de bronquios son más frecuentes en las personas que manipulan minerales radiactivos.

CONTAMINACIÓN ELECTROMAGNÉTICA

La contaminación electromagnética es la más reciente de las que afectan a nuestro medio ambiente, pero no por ello es la menos importante. La red de ondas hertzianas, la radiotelecomunicación, los tubos catódicos y las redes informáticas contribuyen a dicha contaminación. El ser humano, como toda criatura viviente, es radiosensible; estudios muy serios han demostrado el impacto de la contaminación electromagnética sobre la salud humana en general y sobre el desarrollo de ciertas enfermedades graves del sistema nervioso en particular (esclerosis en placas, esclerosis lateral amiotrófica, etc.).

Las consecuencias sobre el organismo humano del impacto de las radiaciones no ionizantes de intensidad débil fueron tomadas en consideración desde la publicación de los trabajos de Lakhovsky en 1926. En ellos se demostraba que la transferencia de información intercelular se realiza por acoplamientos electromagnéticos. En 1973 Popp demostró que las inducciones magnéticas extremadamente débiles (entre 8 y 10 gauss) eran percibidas por el organismo humano y que producían modificaciones especialmente en el ritmo cerebral alfa. En 1982, el profesor Delgado observó que, bajo la influencia de campos magnéticos, los embriones de pollo presentaban anomalías en su desarrollo. En 1984 los investigadores suecos Johansson y Aaronsson demostraron que los niveles de secreción de adrenalina en los individuos expuestos a las pantallas catódicas de los ordenadores eran similares a los de una situación de estrés. El doctor M. Goldhaber publicó, en junio de 1988, en la revista *American Journal of Industrial Medecine*, un estudio estadístico realizado en 1.783 mujeres sometidas a un seguimiento durante tres años, y demostró que aquellas que pasaban más de veinte horas a la semana delante de una pantalla de ordenador padecían dos veces más abortos que las que no estaban expuestas. En el mismo estudio se observó, además, una incidencia de defectos genéticos del 40 % en los hijos de las mujeres que estaban ante una pantalla más de cinco horas a la semana. En julio de 1990, la revista estadounidense *Mac World* publicó, con el título de «Is your computer killing you?», un reportaje de 19 páginas acerca de las consecuencias nocivas de las pantallas de los ordenadores. Del 23 al 27 de junio de 1991, en el congreso científico internacional de la Sociedad Bioelectromagnética, que tuvo lugar en Salt Lake City, hubo un gran número de intervenciones referidas al tema de los daños que ejercen las radiaciones de las pantallas catódicas de los televisores y los ordenadores sobre la salud de los organismos en desarrollo, ya que su equilibrio hormonal se debilita de manera proporcional a la duración de la exposición.

En general, la zona de resonancia es la distancia de exposición más peligrosa; corresponde a las dos diagonales de la pantalla emisora. Los embriones de pollo sufren convulsiones si están expuestos durante sólo 45 minutos a dicha distancia de la pantalla. El investigador francés Rufo demostró que los niños que se sientan delante de una pantalla de ordenador más de 50 minutos al día tienen resultados escolares tres veces inferiores a aquellos que no la ven, y su hiperactividad en clase aumenta en la misma proporción.

La revista *Coopération*, del grupo suizo Coop, en los números del 13 al 26 de marzo del 1992, publicó un estudio en el que se alertaba a los consumidores del daño real que puede provocar la utilización cotidiana de las pantallas catódicas del televisor, los videojuegos, el videotexto, etcétera.

Recientemente, se observó que un grupo de niños a los que se había regalado juegos de vídeo con motivo de las fiestas de Navidad habían sufrido crisis de epilepsia. Este fenómeno adquirió tal amplitud que una de las principales marcas comerciales del mercado de consolas de vídeojuegos se vio obligada a introducir en el producto una advertencia sobre el modo de empleo de estos juegos, aconsejando limitar el tiempo de utilización. En 1990 la oficina sueca de Tests y Mediciones publicó una orden (MPR 90) limitando las normas concernientes a los campos de inducción electromagnética emitidos por las pantallas catódicas. En lo sucesivo, las que se vendan en Suecia deberán responder a ciertas normas de estricta protección.

PUNTOS GEOPATÓGENOS

Se trata de una realidad que no podemos ignorar. En 1947, el doctor Peyre describía, en su libro *Radiaciones cosmotelúricas* un cuadrilátero de «muros» energéticos invisibles de 7 a 8 metros de lado. Cada muro podía tener una longitud de hasta 2 metros. Peyre constató que los puntos de cruce de estas radiaciones eran nocivos y que podían desencadenar problemas de salud en aquellas personas expuestas a ellos durante mucho tiempo.

Más recientemente, Ernst Hartmann también descubrió esta misma red, que estudió y describió en una serie de trabajos científicos actualmente reconocidos.

En toda la superficie de nuestro planeta existe una red energética «global» o «universal», constituida por bandas con una orientación norte-sur y este-oeste, y que se presentan como «muros invisibles» de alrededor de 21 centímetros de espesor. Las mallas de esta red forman rectángulos de 2 metros en el sentido norte-sur y de 2,5 metros en el sentido este-oeste. Dicha red, de naturaleza magnética, se denomina telúrica. Sus bandas tienen poca actividad sobre los seres vivos, mientras que las zonas de cruzamiento son relativamente más activas.

El doctor Curry descubrió una segunda red en 1952. Era diagonal y estaba constituida por bandas de 40 centímetros de longitud, con una distancia entre ellas de entre 3 y 16 metros. La zona en la que una banda de red diagonal atraviesa una zona de cruce de la red global es particularmente activa. En este caso, se trata de un cruce. Si existe una superposición de zonas de cruzamiento de dos redes, dicha zona es aún más activa. Finalmente, si la zona de cruzamiento se localiza sobre el curso de una corriente de agua subterránea, se potencian sus efectos.

El doctor Hartmann observó que la estancia prolongada y continuada en estos lugares activos (localización de la cama, silla de trabajo, etc.) puede ser patógena y generar enfermedades. Según él, la exposición a una zona activa es la causante del 60 % de las enfermedades y del 80 % de los casos de cáncer; ahí radica el interés en su búsqueda y protección.

EL RUIDO

El ruido es la causa de un problema de carácter nervioso de cada tres y de un ingreso psiquiátrico de cada cinco. Se estima oficialmente que es también el origen de 60.000 accidentes de trabajo anuales y del 11 % de las jornadas de trabajo perdidas. El ruido se ha convertido en un elemento muy perjudicial en la mayoría de los países. El impacto fisiológico que ejerce sobre el sistema nervioso y el sistema glandular (sobre todo, suprarrenales y tiroides) provoca un estado de estrés constante e inconsciente, que actúa desequilibrando el buen funcionamiento de estas dos glándulas endocrinas.

MALA ALIMENTACIÓN

Desarrollaremos esta cuestión con más detalle en los capítulos correspondientes, pero conviene resaltar que la alimentación moderna, además de causar daños inmediatos, altera el contenido de los intestinos y el equilibrio ácido-base del cuerpo. Ambos efectos alteran de forma importante el funcionamiento del organismo.

DEFICIENTE HIGIENE INTESTINAL

Ya hemos destacado al hablar de los virus el papel protector de la flora intestinal; sin embargo, la alimentación actual puede transformar la flora intestinal, dando lugar a gran número de enfermedades de la piel. Las candidosis digestivas crónicas, originadas por una alteración de la flora intestinal pueden pasar desapercibidas, e incluso algunos individuos desarrollan mecanismos de defensa inmunitarios (de tipo retardado) frente a dichos hongos, diagnosticables mediante la prueba de intradermorreacción a la candidina. Una micosis intestinal crónica puede, por tanto, ser la responsable de problemas de salud en otras zonas del cuerpo y permanecer sin ser diagnosticada durante muchos años.

DESEQUILIBRIO ÁCIDO-BASE DEL ORGANISMO

Se trata de un tema de actualidad, al que dedicaremos un capítulo. La alimentación actual, generalmente rica en desechos metabólicos ácidos, la falta de una buena oxigenación, la vida sedentaria y la interrupción artificial de las enfermedades febriles contribuyen al desplazamiento del equilibrio ácido-base del medio tisular interno hacia sus valores más ácidos. Ello origina una alteración de la información celular, una saturación progresiva de los tejidos de sostén y un enlentecimiento metabólico general, que contribuye a la aparición de patologías crónicas.

CONCLUSIÓN

Actualmente asistimos impotentes a la acumulación de estos innumerables factores de riesgo, que aunque originan alteraciones en nuestra salud, parecen imposibles de evitar. Si queremos cuidar nuestro organismo, es necesario que seamos conscientes de su existencia y que tengamos una buena información sobre ellos.

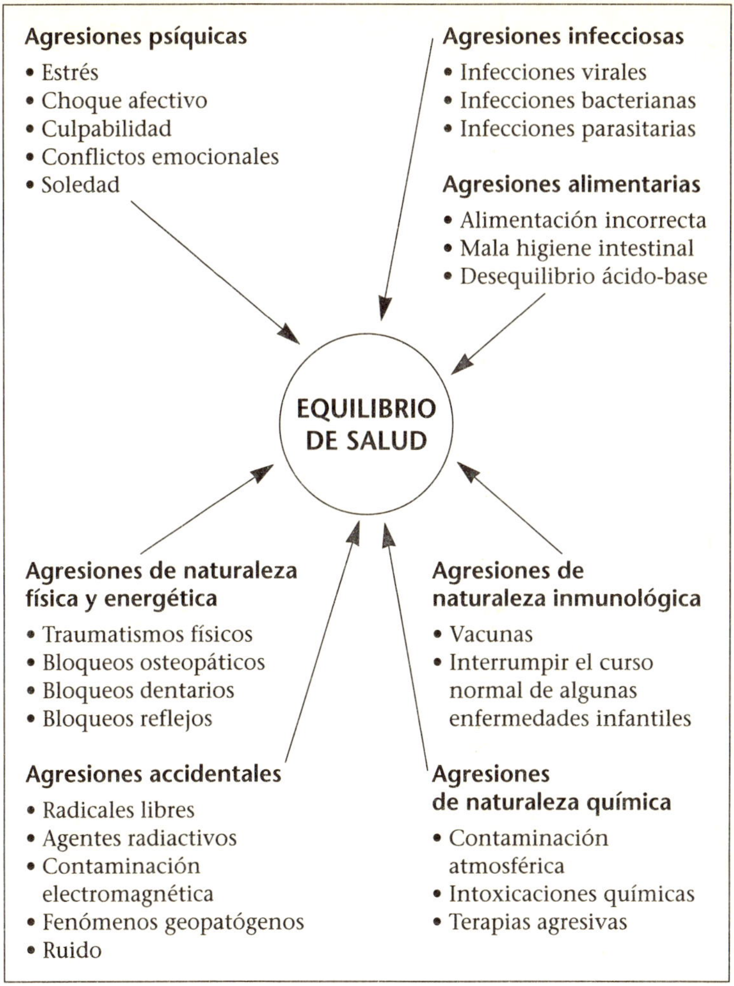

Los tres primeros factores, ya estudiados (agresión psíquica, agresión alimentaria y agresiones infecciosas), se consideran los más importantes. Pero los demás, aunque son secundarios, no deben dejarse de lado. La agresión de uno de ellos podría desencadenar una enfermedad grave. Sin embargo, en la vida cotidiana, la incidencia de estos factores es mínima y tienen, por tanto, un carácter accidental.

La variable más fácil de corregir es la de la alimentación, la cual tiene, según los estudios más serios, el mayor efecto protector, si se compara con el resto de los factores de desequilibrio. Las principales reglas alimentarias para conseguirlo serán desarrolladas ampliamente en esta obra.

De las agresiones infecciosas también es relativamente fácil protegerse, ya que los cambios en la dieta forman parte de dicha protección. La utilización de vitaminas y oligoelementos, la corrección del desequilibrio ácido-base y la higiene intestinal completarán los cambios alimentarios.

En un próximo capítulo desarrollaremos las agresiones psíquicas. En el tratamiento de una enfermedad crónica a menudo es indispensable el apoyo de la psicoterapia. Aparte, un interrogatorio minucioso y un balance energético preciso con una técnica holística adecuada (auriculomedicina, electroacupuntura según Voll, radiónica, etc.) permitirán la identificación de cada uno de los factores que alteran el mesénquima, bloqueando como consecuencia sus reacciones de defensa. La eleccción de los remedios específicos para equilibrar cada uno de los factores diagnosticados llevará a una cura de limpieza del mesénquima y a la mejora de su estado general y de sus mecanismos de defensa.

A menudo, dicho balance energético deberá completarse con otro osteopático y energético dental. La terapia neural permitirá finalmente eliminar las diferentes barreras reflejas que entren en su dominio terapéutico.

Así, si admitimos que el origen de las enfermedades crónicas es multifactorial, su aproximación terapéutica deberá ser también pluridisciplinar. Cada caso es único; a cada individuo corresponde un tratamiento personalizado. Si aún es posible considerar remedios estandarizados para luchar contra las enfermedades agudas, es imposible aplicar una única terapia para tratar dolencias crónicas cualesquiera que sean. Pero no nos hagamos ilusiones: la mayoría de estas técnicas diagnósticas y terapéuticas sólo van dirigidas hacia una parte del organismo. Tratan, sobre todo, el cuerpo físico y se dirigen a la restitución de sus mecanismos de defensa. Pero se debería tener también en cuenta la parte psíquica y, lo que es aún más importante, el espíritu. Si sólo se tiene en cuenta el ámbito físico-etérico del organismo humano, es como considerarlo sólo una máquina. Quedan dos dimensiones capitales que hacen del ser humano lo que es: la forma en la que vive su encarnación y su destino.

CAPÍTULO 2

NUESTRA ALIMENTACIÓN Y SUS CONSECUENCIAS

DR. ALAIN BONDIL

Desde el comienzo del siglo XX, nuestro modo de vida ha variado profundamente. Las condiciones de nuestra existencia han mejorado mucho. Según esto, se podría esperar también que el estado de salud individual fuese mucho mejor gracias al desarrollo tecnológico. Sin embargo, según datos del Instituto Nacional de Estadística de 1985, los trastornos relacionados con el aparato circulatorio fueron la primera causa de mortalidad, ascendiendo a un total de 131.710 casos. Los tumores fueron la segunda causa de mortalidad, con 89.493 casos. A distancia, y dentro del marco de las causas de muerte más significativas, se sitúan los trastornos del aparato respiratorio y del aparato digestivo, con unos totales de 33.324 y 18.325 casos, respectivamente.

¿CÓMO SE HA LLEGADO A ESTA SITUACIÓN?

Hemos modificado nuestro modo de vida y, de una alimentación natural, hemos pasado a otra «industrial» que se escapa de nuestras manos. Han pasado los tiempos en los que se compraban las verduras en el mercado de la esquina y conocíamos su procedencia y los métodos con los que se cultivaban. Actualmente, todo se produce en masa y prima más el rendimiento que la calidad del producto.

Philippe Debrosse afirma, en su libro *El crac alimentario*, que en los países industrializados hoy día se utilizan hasta 950 kilos de abonos y pesticidas... ¡por hectárea!, cuando sería suficiente con menos de 200 kilos.

Este hecho es lógico, por otra parte, dadas las dificultades cada vez mayores del campesino, al estar atrapado en una espiral de endeudamientos, mayores rendimientos, derrumbamiento de los precios agrícolas, etcétera.

¿Podemos encontrar aún alimentos que nos «nutran» verdaderamente? En la actualidad, se puede obtener cualquier producto en cualquier época del año, gracias al cultivo denominado hidropónico, que consiste en cultivar verduras sin tierra, es decir, introduciendo las semillas en balsas que contienen todos los productos necesarios (naturalmente químicos) para su crecimiento.

Hoy día, se obtienen además alimentos totalmente artificiales. Se ha comprobado que muchas plantas son cada vez más ricas en agua y más pobres en elementos nutritivos. Los alimentos, así obtenidos, llenan bien nuestro estómago... sin nutrir verdaderamente nuestro cuerpo.

EL ALIMENTO ES LA ENERGÍA DEL ORGANISMO

Gracias a la síntesis de los cuatro elementos (agua, aire, sol y tierra), el alimento experimenta una transmutación, es decir, una completa transformación energética, algo bastante más complejo que la simple adición de los componentes que lo constituyen. Existe además una gran diferencia entre el alimento natural y un producto sintético, elaborado por procedimientos químicos. Este último puede contener las mismas sustancias (vitaminas, oligoelementos, etc.) que el alimento natural –e incluso en la misma proporción–, pero le falta lo esencial: ¡la vida! ¡Es el caso del agua químicamente pura! ¿Conoce la historia del ingeniero químico Marcelo Violeta? Esta historia ilustrará nuestro propósito.

Marcelo Violeta, deseoso de descubrir los mecanismos energéticos de la «vida», intentó fabricar un agua químicamente pura. Para ello, nada más simple: tomó sus tres elementos constituyentes –oxígeno, hidrógeno y una chispa eléctrica...– y fabricó agua pura. Vertió algunos litros de esta agua en un recipiente e introdujo un renacuajo vivo. Éste murió a los pocos minutos. Al agua le faltaba «vida». Violeta pensó que tal vez había sido porque no estaba suficientemente aireada. Agitó el agua con un palo y metió otro renacuajo. Como el anterior, éste murió al poco tiempo. Se le ocurrió entonces cerrar herméticamente el recipiente de agua pura y lo colocó sobre una ventana. ¡Cuál fue su sorpresa cuando, algunas semanas más tarde, al abrir el recipiente observó que el renacuajo que había metido dentro, y había estado expuesto al sol, aún vivía! El agua «muerta» se había convertido en «viva» al contacto con los rayos de sol.

Recuerde esta anécdota. Demuestra la sutilidad de los fenómenos naturales. Nosotros lo hemos constatado de forma práctica con nuestros enfermos, por ejemplo, en el caso del hierro. Corregir el déficit de hierro es más fácil si se comen yemas de huevo (crudo o pasado por agua) que cuando se toman comprimidos de hierro, que causan estreñimiento, flatulencias, heces de color negro...

COMER ES UN ACTO DE UNIÓN CON LA NATURALEZA...

¡Por ello hace falta que se la respete! Sin embargo, ¿qué pasa en la práctica? Hoy día comer se ha convertido, para mucha gente, en una pérdida de tiempo. Trabajar lejos de casa, tener una jornada laboral continua, la necesidad de un segundo salario, etcétera, hacen que la vida en familia se trastorne. Hay un signo inequívoco que refleja esta transformación: en los apartamentos actuales, las cocinas a menudo han quedado reducidas a su expresión más simple. No es extraño que por comodidad se busquen preferiblemente comidas ya preparadas o que se cocinen en unos instantes y que se puedan comer en unos minutos. Dominan los congelados, los microondas y la comida rápida o *fast-food.*

En cuanto a nuestro planeta, es mejor no hablar. Basta con abrir los ojos y observar a nuestro alrededor para darnos cuenta de la amplitud del desastre. Cada vez es más difícil bañarse en el Mediterráneo. Pero aún hay cosas peores. Encendemos el televisor y sólo vemos dramas ecológicos: restos nucleares rusos arrojados al mar, desecamiento del mar de Aral, invasión del mar del Norte por las algas y la polución, basureros a cielo abierto, transformadores de piraleno, desaparición de la capa de ozono... (y ello sin olvidar catástrofes con nombre propio, como Montedison, Seveso, Bhopal, Chernobyl...). Se podría escribir un «libro catástrofe» que mostrase la irresponsabilidad colectiva.

EL ORGANISMO SE REGENERA CON LOS ALIMENTOS

«¡Estamos hechos de aquello que comemos!» Sin embargo, aunque tengamos determinadas carencias, éstas no se manifiestan inmediatamente, pues el cuerpo se adapta e intenta compensarlas. Pero llega un momento en el que no es capaz de regularlas y es entonces cuando aparecen los problemas de salud.

¡Es difícil admitir, sobre todo para aquellas personas que tienen determinados hábitos de vida adquiridos, que es necesario que los cambien... por su bien! No nos referimos solamente a los hábitos de comida, sino también, y sobre todo, a la educación alimentaria.

¡Implicar como causantes del daño a los hábitos alimentarios es implicar también a la educación que nos han dado nuestros padres! Y no todo el mundo es capaz de hacerlo. Analizar nuestro comportamiento requiere una gran objetividad. Pero, además, atajar el problema de la alimentación (con todos los efectos afectivos que comporta) requiere motivación y perseverancia.

Motivación porque comer es para muchos un placer e incluso una compensación de las dificultades cotidianas. Además, todo consejo alimentario se toma como la pérdida de una parcela de libertad en un terreno muy sensible: ¡el derecho a darse un placer!

Perseverancia porque hay que aceptar que los esfuerzos que se hagan hoy sólo darán resultados mañana. El organismo bien cuidado se encuentra mejor. Día tras día, funciona mejor, y a menudo los síntomas patológicos acaban desapareciendo completamente. Ello requiere tiempo. «¡Zamora no se tomó en una hora!», afirma un dicho popular. Nuestro organismo necesita años para caer enfermo. ¡Por ello, tampoco puede curarse en unos días!

Para empezar a poner orden en nuestras vidas, lo lógico sería que intentásemos, en primer lugar, hacer lo necesario para evitar caer enfermos, en lugar de esperar a que aparezca la enfermedad. Pero, incluso en esto, la libertad individual tiene razones de peso, que se argumentan cuando ya no se sabe qué decir. «Si hace falta privarse de tantas cosas..., casi es mejor morirse».

LOS DEFECTOS DE NUESTRA ALIMENTACIÓN

Los errores más importantes conciernen tanto a la cantidad como a la calidad de los alimentos.

La cantidad

Nuestra alimentación se ha modificado por completo en los últimos ciento cincuenta años. En España, de los 368,5 g de pan que se consumían por persona y día en 1964 se pasó a 157,9 g en 1987, mientras que el de legumbres pasó de 41 g por persona y día a 22 g durante el mismo período. Además, el pan que se comía en 1840 era integral, mientras que ¡actualmente se consume pan blanco refinado! Los alimentos tradicionales eran azúcares denominados «lentos». Pero han sido reemplazados por azúcares «refinados», que son de una asimilación mucho más rápida.

Ello da lugar a secreciones masivas de insulina,* que desencadenan secundariamente un descenso de las tasas de azúcar en sangre (hipoglucemia), acompañado de fatiga y sensación de hambre. Todo ello favorece el picoteo entre comidas y también las disfunciones del páncreas, asociadas a una tendencia a la obesidad y a la diabetes. Es importante saber que la proporción de los azúcares «refinados» ha aumentado en un 120 % en cien años y ha pasado, de 5 kilos por habitante y año, a ¡más de 60 kilos (en 1980)!

En España el aumento en el consumo de carne y derivados ha sido muy importante en las tres últimas décadas del siglo XX, pasando de 77 a 157 g por persona y día. Ello supone un aporte nada despreciable de grasas animales que se añade a los cuerpos grasos que se toman de otra forma. En 1880, la proporción total de cuerpos grasos consumidos representaba el 18 % de nuestra alimentación. ¡En 1983 era del 45 %! Para comprender esta progresión, es necesario saber que las grasas saturadas se encuentran, no sólo en la carne (40 gramos como media por cada 100 gramos de carne, dependiendo del animal y de la pieza consumida), sino también en todos los productos lácteos:

- 100 % en la mantequilla: 10 gramos de mantequilla aportan 10 gramos de grasas saturadas.
- 30 % en la leche entera: 30 gramos por litro.
- 15 % en la leche descremada: 15 gramos por litro.
- 30 % de promedio en los quesos: 30 gramos por cada 100 gramos.

* Insulina: hormona que regula la tasa de azúcar en la sangre permitiendo su penetración en las células.

Los efectos son más perjudiciales por el hecho de que la ingesta alimentaria se nutre, esencialmente, del aporte de grasas animales (y, por lo tanto, saturadas) y de un déficit cada vez mayor de aceites de primera presión en frío, ricos en ácidos grasos insaturados (ver el apartado sobre los ácidos grasos y las prostaglandinas al final de este capítulo).

El cuadro que mostramos a continuación ilustra lo comentado hasta ahora.

J. B. Cuvellier (en un número de la revista francesa *La Recherche*) llegaba a la conclusión de que los defectos de nuestra alimentación son, en gran parte, los responsables de las tres causas principales de mortalidad en los países occidentales, que son, por este orden: enfermedades del corazón y de los vasos sanguíneos; tumores y cánceres, y enfermedades y accidentes relacionados con el consumo de alcohol.

Los defectos de nuestra alimentación

	1840	**1980**
Pan	1 kilo/día	180 gramos/día
Azúcar	5 kilos/año	60 kilos/año
Carne	20 kilos/año	110 kilos/año

Comemos **demasiados**:

- azúcares refinados
- carnes
- grasas animales y sintéticas
- alcohol

y no **lo suficiente** de:

- cereales
- verduras y hortalizas
- legumbres
- aceites de primera presión en frío

La calidad

Esta cuestión es precisamente la más importante, pues se requiere tiempo para educar a la población. Por ello, intentaremos ser lo más exhaustivos posible.

Para facilitar aspectos tan esenciales como el almacenaje y la conservación, hoy día se practica el refinado de los alimentos de forma intensiva. Esto ha provocado un empobrecimiento en nuestra alimentación al eliminar de los alimentos en sustancias más ricas, en especial en los cereales y los aceites. La carne tampoco está al margen del problema.

LOS ACEITES

Antiguamente, los aceites se elaboraban a partir de semillas o frutos oleaginosos mediante una sola y única presión por debajo de 40 °C, sin que hubiera precalentamiento. Dicha presión era seguida por una decantación y, posteriormente, por una filtración, a través de un papel o tejido. No existía así tratamiento químico alguno. El aceite fabricado de esta forma se denominó «aceite virgen de primera presión en frío». De esta forma se extraía sólo el 30 % de los cuerpos grasos de las semillas. Los residuos se utilizaban para alimentar al ganado.

Estos aceites se vuelven rancios y se alteran con la luz. Por ello una vez abiertos se deben conservar en botellas opacas a la luz y en el frigorífico. ¡Los aceites obtenidos de esta forma están «vivos»! Según el fruto o la semilla oleaginosa de donde procedan, tendrán una proporción más o menos grande de ácidos grasos poliinsaturados, denominados vitamina F.

Después de la Segunda Guerra Mundial, los aceites ya no se extrajeron únicamente por presión en frío; también se obtenían calentando las semillas en agua a temperaturas muy altas (160 a 180 °C), con lo cual se aumentaba el rendimiento. Este proceso permitía extraer hasta el 70 % de los cuerpos grasos en lugar del 30 % habitual. Pero el aceite así obtenido tenía sustancias indeseables, como mucílagos y ceras, que le daban un sabor y un color que lo hacían impropio para el consumo. Por ello, se procedía a operaciones químicas, más o menos agresivas, para desodorizarlos, decolorarlos, neutralizarlos... Este proceso provoca, además, modificaciones en la estructura química de los cuerpos grasos: en algunas condiciones los ácidos grasos cambian de la forma espacial cis (que es biológicamente activa) a la forma trans (que no lo es).*

En la década de los setenta, se intentaron encontrar otras técnicas de extracción aún más rentables. Se idearon procesos, como la presión con disolventes, que a veces se presenta-

* Ver el apartado sobre ácidos grasos poliinsaturados.

ban, sin razón, como una presión en frío. Para obtenerlos se procedía de esta forma: se ponían las semillas o frutos oleaginosos durante un tiempo en maceración con un disolvente (hexano, percloretileno...) y luego se prensaba la mezcla. De esta forma se llegaba a obtener el 100 % de los cuerpos grasos, es decir, el 100 % de rentabilidad. Posteriormente, se calentaba la mezcla de forma ligera (entre 25 y 30 °C) con el fin de eliminar –en principio por completo– el disolvente, que luego podría ser reutilizado. Pero el hecho es que el disolvente jamás se recupera íntegramente: es imposible separar dos productos que se mezclan a la perfección. Por ello, en estos aceites quedan siempre restos de disolventes, que al ser derivados del petróleo, son nocivos para la salud. Incluso en pequeñas dosis, la toma repetida de los mismos, asociada a otras sustancias también tóxicas, en mayor o menor proporción, no es deseable.*

Los aceites así obtenidos contienen mayor cantidad de sustancias nocivas que los anteriores, aunque se incluyan en éstos las operaciones secundarias de decoloración y desodorización ya comentadas.

Desgraciadamente, estos aceites se han modificado tanto que no tienen nada que ver con el producto original. A primera vista parecen similares e incluso se pueden preferir: son aceites sin sabor ni olor y se conservan sin dificultad, comercializándose generalmente en botellas de plástico o de cristal blanco. Sin embargo, son aceites «muertos».

Conviene saber que no existe un reglamento estricto que establezca los criterios para definir un aceite virgen o un aceite de primera presión en frío, así como tampoco acerca de sus formas de obtención. Sólo está definida por la ley la denominación de aceite virgen.

Según el Código Alimentario Español (CAE), los aceites de oliva vírgenes son aquellos extraídos por procedimientos mecánicos, en frío, sin que hayan podido ser sometidos a otras manipulaciones que los de sedimentación, centrifugación o filtración, ni llevar mezcla de ningún aceite o aceite de otra

* A propósito de esto, cabe citar los argumentos dados, en ocasiones, por los defensores de que los pollos sean tratados con hormonas. Han llegado a decir que se ingieren menos hormonas comiendo esta carne que tomando la píldora anticonceptiva, afirmando que el aumento de tamaño del pecho femenino podía ser un síntoma de esterilidad, con lo que la mujer ya no tendrá necesidad de tomar la píldora.

naturaleza u obtenidos de distinta forma.* Muchas veces, sin embargo, estos criterios no son suficientes, pues se puede jugar muy bien con las palabras, aprovechando la ignorancia de los consumidores.

Todos estos métodos de extracción de los aceites producen modificaciones de los ácidos grasos, pero sólo podemos medir sus consecuencias cuando tengamos en cuenta la importancia de estas grasas para el organismo.

Aprenda a leer las etiquetas de los envases
Un aceite de primera presión no garantiza que esté prensado en frío. Si la etiqueta precisa además que dicho aceite está refinado (aunque se añada por otro lado que es un aceite muy puro), es imposible que haya sido prensado en frío. Un verdadero aceite virgen de primera presión en frío tiene que haber sido prensado a menos de 40 °C. Pero, para ser precisos, haría falta también que la etiqueta mencionara que las semillas o los frutos oleaginosos no han sido precalentados ni secados en estufa. En estos casos, es inútil realizar la presión de los aceites a menos de 40 °C, si previamente ya han sido calentados a 50 °C, e incluso a 70 °C. Además, para ser lo más exactos posible, «las semillas tendrán que estar íntegras, no deberán estar picadas ni estropeadas y habrán de ser recolectadas a mano del mismo árbol; tendrán que ser de cultivo biológico, sin insecticidas ni pesticidas».** *Atención:* Los aceites de primera presión en frío deben guardarse en el frigorífico una vez abiertos para evitar que se vuelvan rancios.

Constitución y papel de los ácidos grasos

Los ácidos grasos están compuestos por cadenas largas de átomos de carbono (de 12 a 22 átomos) que terminan en un radical carboxilo (COOH). Existen ácidos de dos formas: saturados e insaturados.

* Datos recogidos por la revista francesa *Impatient* nº 181, diciembre de 1992.

** Gianfranco Montedoro, «Aceite: variedades y tecnologías que tienen influencia sobre la calidad», *Terra et Vita* nº 48 (1988), citado por el doctor Francine Drieu en el artículo «Estudios comparativos sobre los aceites», aparecido en el primer boletín de la Asociación Médica Kousmine Internacional.

Criterios de fiabilidad de un aceite virgen de primera presión en frío

En el primer boletín de la Asociación Médica Kousmine Internacional (primer semestre de 1991), el doctor Francine Drieu precisa que hay que tener en cuenta los siguientes factores:

- **La acidez libre.** Sólo existen normas de acidez para el aceite de oliva, que no deberá sobrepasar 1 gramo por 100 mililitros, en el caso de que sea aceite virgen extra, y 1,5 gramos por 100 mililitros, en el caso del aceite fino.
- **La búsqueda de insecticidas y de pesticidas organoclorados y organofosforados.** Su ausencia permite determinar si las semillas proceden realmente de cultivo biológico.
- **El estudio del contenido en tocoferoles,** para detectar si se ha añadido al aceite vitamina E de síntesis (acetato alfa-tocoferol).
- **El control del estado de oxidación** de los aceites vírgenes, para asegurar su buena conservación y su no enranciamiento. Así, un índice de peróxidos muy bajo es signo de refinamiento. Una cifra muy elevada, en cambio, es la prueba que indica una mala conservación si no ha llegado aún la fecha de caducidad del producto. La medición de las concentraciones de diolefinas* conjugadas permitirá saber si un aceite merece la calificación de aceite virgen, o si se trata de una mezcla de aceite virgen y aceite refinado.

Los ácidos grasos saturados son moléculas estables; mientras que los ácidos grasos insaturados tienen la posibilidad de unirse a una o varias moléculas suplementarias, debido a la presencia de uno o varios «dobles enlaces», que les confieren propiedades fisicoquímicas particulares. Según el número de dobles enlaces de un ácido graso, se denomina monoinsaturado (un único doble enlace) o poliinsaturado (de 2 a 6 dobles enlaces). Cuantos más dobles enlaces tenga un ácido graso, más flexible será su estructura y más podrá entrar en contacto con otras moléculas. Veremos que este elemento es muy importante en cuanto a las membranas celulares.

Los ácidos grasos que nos interesan son los siguientes:

- El ácido linoleico (2 dobles enlaces).
- El ácido alfa-linolénico (3 dobles enlaces).

* Diolefinas o dienos: hidrocarburos que contienen dos dobles enlaces carbono-carbono.

- El ácido gamma-linolénico (3 dobles enlaces).
- El ácido di-homo-gamma-linolénico (3 dobles enlaces).
- El ácido araquidónico (4 dobles enlaces).

Estos ácidos grasos se denominan esenciales, porque el ser humano los necesita pero no tiene la posibilidad de sintetizarlos a partir del ácido oleico (ácido graso monoinsaturado), como lo hacen, por ejemplo, algunos vegetales y ciertas bacterias. Por ello, los debe tomar necesariamente con la alimentación. Estos ácidos grasos indispensables se denominaban hace tiempo vitamina F, e intervienen principalmente en:

- La constitución de las membranas celulares y su impermeabilidad. La integridad de la membrana es primordial para prevenir el paso de toxinas infecciosas en el cuerpo, sobre todo en el tejido intestinal, formado por una sola capa de células.
- La síntesis de las prostaglandinas, hormonas producidas por las membranas celulares. Su función esencial es la regulación de los sistemas de defensa del organismo.
- La constitución de la mielina (vaina protectora de las neuronas) y de la lecitina.

De todos estos puntos hablaremos con detalle más adelante.

En resumen, se considera que las grasas de origen animal, como la mantequilla, el tocino y la manteca de cerdo, están formadas por ácidos grasos saturados. Los aceites, en cambio, contienen más o menos ácidos grasos insaturados en función de las semillas de las que proceden. ¡No hay que olvidar que sólo son biológicamente activos si están bajo la forma cis! Cuando están en forma trans, en la que se produce una rotación de la molécula, no pueden ser utilizados por el organismo.

Según los fisiólogos, los ácidos grasos difieren en su constitución según:

- El número de átomos de carbono.
- El número de dobles enlaces.
- La posición de los dobles enlaces.

Se suelen representar por un símbolo que indica las tres propiedades. El ácido linoleico, por ejemplo, se escribe C18:2 (n-6,9), lo cual significa:

C18 cadena de 18 átomos de carbono.
:2 presencia de 2 dobles enlaces.
n-6 el doble enlace se encuentra entre el sexto y el séptimo átomo de carbono a partir del grupo metilo (CH_3). Se puede decir también que el doble enlace está situado sobre el 18-6, es decir, en el doceavo carbono a partir del grupo carboxilo (COOH).
n-9 otro doble enlace entre el noveno y décimo carbono a partir del grupo metilo (CH_3).

Modo de representación de los ácidos grasos	
Saturados	
Ácido láurico	C12:0
Ácido mirístico	C14:0
Ácido palmítico	C16:0
Ácido esteárico	C18:0
Monoinsaturados	
Ácido oleico	C18:1 (n-9)
Ácido erúcico	C22:1 (n-9)
Poliinsaturados	
Grupo n-6 (primer doble enlace en el carbono 6)	
Ácido linoleico	C18:2 (n-6,9)
Ácido gamma-linolénico	C18:3 (n-6,9,12)
Ácido araquidónico	C20:4 (n-6,9,12,15)
Grupo n-3 (primer doble enlace en el carbono 3)	
Ácido alfa-linolénico	C18:3 (n-3,6,9)
Ácido eicosa-pentanoico	C20:5 (n-3,6,9,12,15)
Ácido docosa-hexanoico	C22:6 (n-3,6,9,12,15,18)

Para poderse formar, los ácidos grasos requieren la presencia de diferentes elementos. La etapa más delicada e importante –que es la que más frecuentemente se bloquea– se refiere a la transformación del ácido linoleico en ácido gamma-linolénico. Para que se dé dicho paso, es necesaria la existencia de una enzima –la delta 6 desaturasa–, asociada a la vitamina B_8, la vitamina B_6, el magnesio, el cinc...

Existen también ciertos factores que intervienen como «frenos» de estas reacciones. Son principalmente:

- Los ácidos grasos en su forma trans.
- El colesterol.
- La deficiencia de insulina.
- El consumo excesivo de alcohol.
- La senescencia.
- Algunos virus.
- Los productos químicos carcinogénicos.
- Las radiaciones ionizantes.

Si cualquiera de estos factores inhibe esta reacción, se producirá como consecuencia una carencia en ácido gamma-linolénico y, como veremos más adelante, en prostaglandinas de tipo 1. Ésta es la razón por la que aconsejamos siempre a nuestros pacientes la toma de aceite de onagra,* es decir, ácido gamma-linolénico natural, que puede ser utilizado directamente por el organismo.

En lo que se refiere al ácido araquidónico, precursor de las prostaglandinas de tipo 2, no hay riesgo de que se produzcan carencias. De hecho, las PGE_2 pueden obtenerse, tanto a partir de la transformación del ácido di-homo-gamma-linolénico (cuando existe exceso), como mediante una alimentación a base de carne.

Finalmente, el ácido eicosapentanoico tiene un doble enlace suplementario (5 en total). Metabólicamente, deriva de los ácidos grasos esenciales citados con anterioridad. Se encuentra en una proporción importante en el pescado de los mares fríos. El estudio de las costumbres alimentarias de los esquimales ha puesto de manifiesto el efecto protector del ácido eicosapentanoico (EPA) en algunas de las principales enfermedades actuales (principalmente la arterosclerosis). Es el precursor de las prostaglandinas de tipo 3 (véase el esquema siguiente).

* El aceite de onagra se comercializa en perlas (normalmente de 500 miligramos). Se puede adquirir en farmacias y en tiendas de dietética. La Asociación Médica Kousmine Internacional ha testado los aceites de onagra más corrientes, llegando a la conclusión de que no todos son igualmente válidos. Como complemento del aceite de onagra se deberá tomar vitamina E para prevenir la oxidación del aceite en el organismo.

Trayecto metabólico simplificado del ácido *cis*-linoleico

Estadio I: ácido *cis*-linoleico

↓

enzima delta 6 desaturasa
necesaria para el paso al estadio II

↓

ayudada por
el cinc, el magnesio, la vitamina B_6, la biotina (vitamina B_8)

↓

inhibida por

los ácidos grasos trans	el consumo excesivo de alcohol
las grasas saturadas	la senescencia
el colesterol	ciertos virus
la deficiencia de cinc	carcinógenos químicos
la deficiencia de insulina	radiaciones ionizantes

↓

Estadio II: ácido gamma-linolénico
(el aceite de onagra arranca en esta fase)

↓

Estadio III: ácido di-homo-gamma-linolénico

↓

ayudado por
las vitaminas C y B_3

↓

Estadio IV: Prostaglandina E1

La vitamina F es sensible a la oxidación

La presencia de dobles enlaces en los ácidos grasos poliinsaturados favorece los fenómenos de oxidación, que suelen ser la causa de que estos aceites se vuelvan rancios. La vitamina E (tocoferol), presente de forma natural en los aceites de primer prensado en frío, asegura su acción como antioxidante. Pero si se destruye la vitamina E, los ácidos grasos poliinsaturados se vuelven mucho más sensibles a las reacciones de

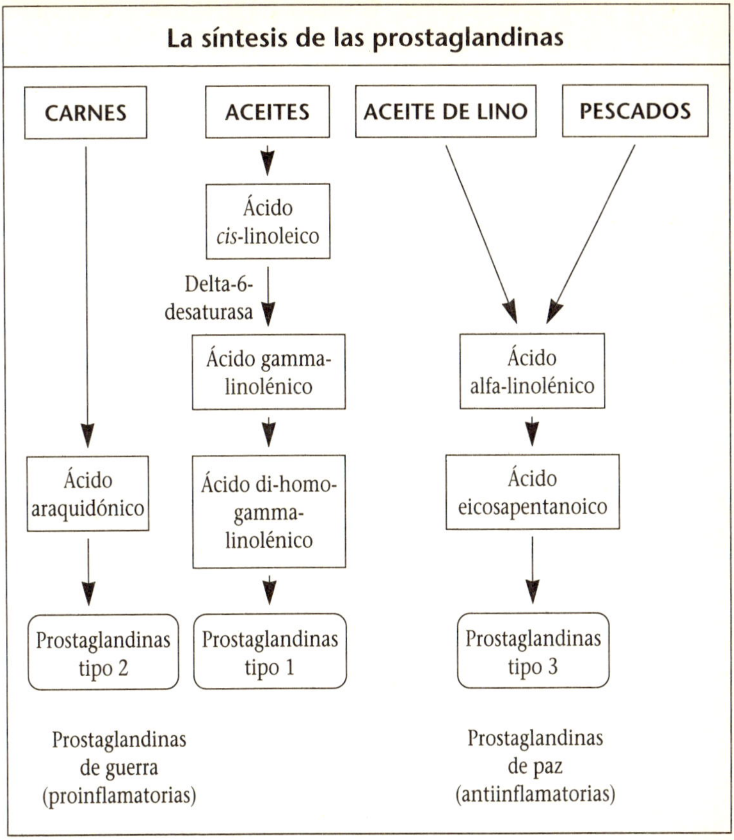

hiperoxidación desencadenadas por los radicales libres. Éstos son moléculas que poseen uno o más electrones libres, denominados solitarios; son muy inestables, por lo que tienden a buscar una fijación, una pareja. El organismo controla y neutraliza los radicales libres por la presencia de enzimas (superóxido-dismutasa, catalasa, glutatión, peroxidasa) y por la asociación de las vitaminas E y C. Sin la presencia de dichas vitaminas, los dobles enlaces de los ácidos grasos poliinsaturados son muy vulnerables frente a los radicales libres. Según el nutricionista francés A. Castres de Paulet, «la ineficiencia de estos mecanismos está probablemente muy relacionada con el proceso de envejecimiento y con numerosas patologías (isquemia cerebral, quemaduras, cirrosis etílica, arteriosclerosis, cáncer, inflamación, alergia). El proceso de calentamiento que

Porcentaje de ácidos grasos en los aceites

Girasol
24 % ácidos grasos monoinsaturados
65 % ácidos grasos poliinsaturados
11 % ácidos grasos saturados

Soja
22 % ácidos grasos monoinsaturados
63 % ácidos grasos poliinsaturados
15 % ácidos grasos saturados

Maíz
27 % ácidos grasos monoinsaturados
60 % ácidos grasos poliinsaturados
13 % ácidos grasos saturados

Pepita de uva
16 % ácidos grasos monoinsaturados
72 % ácidos grasos poliinsaturados
12 % ácidos grasos saturados

Los aceites de cacahuete, de oliva y de colza, muy consumidos actualmente, son muy ricos en ácidos grasos monoinsaturados y escasos en ácidos grasos poliinsaturados.

Cacahuete
50 % ácidos grasos monoinsaturados
30 % ácidos grasos poliinsaturados
20 % ácidos grasos saturados

Oliva
75 % ácidos grasos monoinsaturados
10 % ácidos grasos poliinsaturados
15 % ácidos grasos saturados

Colza
60 % ácidos grasos monoinsaturados
30 % ácidos grasos poliinsaturados
10 % ácidos grasos saturados

sufren los aceites en su preparación industrial destruye la vitamina E natural, por lo que para lograr la estabilización de estos ácidos grasos son necesarios diferentes procesos químicos, como la inclusión de vitamina E sintética y la hidrogenación.

En el segundo proceso se añade hidrógeno a la molécula de ácido graso en presencia de un catalizador (cinc o níquel) y bajo una presión de 8 a 12 atmósferas, es decir, a una presión muy alta, lo cual permite reducir (hidrogenación parcial) o suprimir (hidrogenación total) la insaturación del ácido graso. En la industria química, la hidrogenación de los aceites muy insaturados permite transformarlos en materia grasa con un punto de fusión más elevado y con unas características reológicas (consistencia) deseables, a la vez que aumenta su estabilidad a la oxidación. La elevación del punto de fusión es el resultado, no sólo de la disminución de la insaturación media, sino también del hecho de que ciertos dobles enlaces no hidrogenados pasan de la forma *cis* a la forma *trans*.

Composición de los aceites y las grasas

Aceite	%
Onagra*	72/ 13/ 6
Cártamo	76/ 13/ 11
Lino	71/ 18/ 11
Nuez	70/ 20/ 10
Germen de trigo	70/ 18/ 12
Girasol	65/ 23/ 12
Maíz	59/ 26/ 15
Soja	55/ 34/ 11
Margarina	35/ 40/ 25
Cacahuete	26/ 54/ 20
Oliva	9/ 76/ 15
Palma	9/ 40/ 51
Mantequilla	1/ 28/ 71

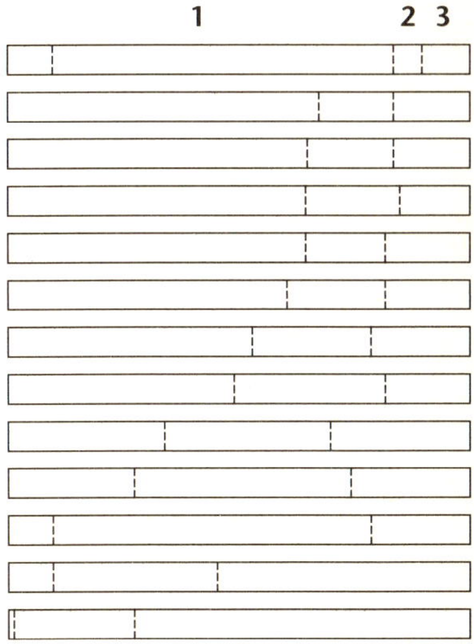

Las cifras indicadas en los porcentajes significan:

1 = poliinsaturados
2 = monoinsaturados
3 = saturados

cis cis *cis trans*

La inclusión de hidrógeno modifica básicamente la consistencia de estos aceites, así como la de las materias grasas más o menos sólidas, según el grado de saturación de los dobles enlaces. Pero estas materias grasas que denominamos grasas vegetales son productos totalmente extraños a la natu-

* El aceite de onagra contiene además un 9 % de ácido linolénico.

raleza. Según el investigador francés B. Entressangles: «Todos los cuerpos grasos alimentarios de procedencia natural, tanto vegetales como animales (salvo los de los rumiantes), todos los dobles enlaces de los ácidos grasos poliinsaturados, están bajo la forma cis. Sólo aquellos cuerpos grasos ("visibles" o "invisibles") que proceden de los rumiantes, o bien los que están parcialmente hidrogenados por la industria, contienen una proporción muy baja de ácidos grasos poliinsaturados, ya que algunos de sus dobles enlaces están bajo la forma *trans*. Y también en los ácidos grasos monoinsaturados, exceptuando las grasas provenientes de los rumiantes y las que se procesan a partir de una hidrogenación parcial de origen industrial, los isómeros *trans* no se encuentran en los demás cuerpos grasos alimentarios; en éstos sólo están presentes los isómeros *cis*».

El tratamiento de los aceites modifica sus propiedades

Parece que el tratamiento industrial de los aceites, principalmente su hidrogenación, transforma una parte de sus moléculas *cis* en moléculas *trans*. Es este aspecto de extrema importancia uno de los elementos que hay que examinar en los aceites para valorarlos. Los aceites de primera presión en frío, cuya estructura básica es *cis*, están «vivos» y son biológicamente activos debido a la presencia de ácidos grasos indispensables (ácidos linoleico y linolénico); los cuerpos grasos (aceite y grasas vegetales), de estructura *trans*, no lo son. Esta simple rotación en el espacio de la molécula sobre su eje, en un enlace doble, basta para modificar fundamentalmente sus propiedades.

Dicha molécula *trans* ya no tiene la configuración espacial correcta que le permita integrarse en la cadena metabólica del organismo humano. Sería como si en un puzzle pusiésemos una pieza vuelta del revés.

Estas moléculas serán reconocidas por el organismo como inadaptadas e incluso extrañas, y originarán como consecuencia una sobrecarga del mismo, por la presencia de desechos más o menos asimilables y, sobre todo, por la carencia de ácidos grasos indispensables (ácidos linoleico y linolénico).

Cocido y archicocido

En este estadio, los aceites obtenidos se pueden considerar aún naturales. Pero tienen un color fuerte (de amarillo oscuro a marrón) y un sabor poco agradable, por lo que además hay que decolorarlos y desodorizarlos, dos operaciones que a su vez son bastante agresivas.
Para decolorarlos, se pone el aceite en contacto con una sustancia absorbente (arcilla, tierra arcillosa, carbón), a menudo tratada con ácido sulfúrico o clorhídrico. Para desodorizarlo, se calienta el aceite a más de 200 °C durante treinta a sesenta minutos, lo cual tiene como consecuencia la práctica anulación de la actividad de la vitamina E que estaba presente en el aceite de origen (esta vitamina se añade de forma artificial en el producto final).
Para cerrar el proceso, queda una última etapa: la hidrogenación parcial, que da a las grasas vegetales propiedades fisicoquímicas adaptadas a las necesidades de la industria alimentaria (principalmente mayor duración en la conservación).
Esta reacción química se realiza de nuevo a altas temperaturas (de 120 a 200 °C), en presencia de hidrógeno, a una presión controlada, y de un catalizador (generalmente níquel).

El derecho a dudar

Según la revista francesa *L'Ere Nouvelle*, en el curso de los tratamientos químicos que experimentan los aceites destinados a la fabricación de margarinas se forman ácidos grasos desnaturalizados de configuración *trans*, cuyos efectos sobre las células del organismo humano se ignoran.
Para dicha publicación, «estas sustancias nuevas deberían ser consideradas verdaderos aditivos alimentarios y vigilarse como tales». Ésta es una forma de emitir públicamente dudas sobre la calidad de un producto alimentario de uso habitual...

Las margarinas, patés para untar y otras grasas vegetales

A partir de aceites no prensados en frío se fabrican las llamadas grasas «vegetales». Se trata de una denominación creada por la publicidad que induce a errores. No existen grasas vegetales en la naturaleza. Sólo hay un aceite que a bajas temperaturas se solidifica, pero no es útil para la producción de margarinas u otros patés para untar. En la naturaleza únicamente hay aceites vegetales (líquidos). Las grasas vegetales (sólidas) son, de hecho, grasas artificiales. Desde su aparición en el mercado, la doctora Kousmine las consideró peligrosas para la salud y afirmaba que debían ser prohibidas. Su nocividad se explica por sus condiciones de fabricación.

Las primeras margarinas se obtenían a partir de aceites solidificados, como el de palma, a los cuales se incorporaba un 16 % de agua. Pero el agua y las materias grasas no se mezclaban por sí solos, por lo que se utilizaban procedimientos químicos. Posteriormente, a estos productos se les han ido añadiendo aceites de diferentes calidades e incluso vitaminas (sintéticas). Pero, aunque se añadan aceites de girasol o de otro tipo –incluso prensados en frío–, estos productos han pasado por un proceso químico y ya no son «naturales». Además, para permitir su conservación en buenas condiciones, se les somete a un proceso de hidrogenación más o menos importante, que satura los ácidos grasos. Así, se evita que se vuelvan rancios. La hidrogenación se realiza calentando el aceite a temperaturas muy altas (entre 120 y 200 °C), en un medio de hidrógeno a presión y en presencia de cinc como catalizador. Según el grado de saturación de los ácidos grasos, se obtendrán materias grasas más o menos consistentes y resistentes al calor, incluso a temperaturas muy altas. También se pueden elaborar de esta forma grasas sólidas para frituras, como por ejemplo las margarinas, cuyo aspecto es similar a la mantequilla. Dichos productos se suelen presentar a la población como alimentos más equilibrados que la mantequilla, en lo que se refiere a los ácidos grasos mono y poliinsaturados; pero, en realidad, estas margarinas «vegetales» ya no son un producto natural. En su proceso de fabricación han sido sometidas a tal número de procesos químicos que su estructura ha variado profundamente. Ésta es la conclusión que se desprende del siguiente artículo periodístico.

A falta de lo natural

Artículo de Pascale Gruaz, en *24 H* de Lausana, del 17 de junio de 1987.

Hace tres años, una revista francesa de divulgación publicó un dossier titulado «La margarina y el cáncer». La Cámara Sindical montó en cólera y decidió llevar el caso a los tribunales.

➤

➤

Hace un mes, el Tribunal de Primera Instancia de París ha fallado a favor del autor del artículo y ha condenado a los fabricantes de margarina al pago de una indemnización por los daños causados.

El artículo, publicado por la revista *L'Ere Nouvelle,* afirmaba que la margarina era todo menos un producto natural.

«Si su médico le recomienda que coma preferentemente margarina, pregúntele si sabe los tratamientos químicos que tiene», era el titular que figuraba en la cubierta de la revista. En el interior se hacía una descripción precisa de las diferentes etapas que se seguían en la fabricación de dicho producto. He aquí lo que decía el artículo:

«Las semillas oleaginosas se rompen, descascarillan, muelen y aplastan con el fin de que las materias grasas que contienen entren en contacto directo con el disolvente que permitirá su extracción. Dicho disolvente suele ser en general el hexano, un derivado del petróleo barato que, entre otras, presenta la ventaja de poder ser recuperado casi en su totalidad después de la extracción. De esta forma se obtiene un aceite bruto, el cual contiene un cierto número de sustancias indeseables como fosfolípidos y mucílagos, por lo que después de la extracción se procede a eliminar los restos. En este proceso se calienta el aceite bruto con agua y a veces con ácido fosfórico. Las sustancias a eliminar se hidratan y entonces resulta fácil eliminarlas por centrifugación. La tercera etapa es el refinamiento, con el que se suprimen los ácidos grasos libres, que hacen que los aceites se vuelvan rancios. Para ello, se añade al aceite una mezcla de sosa y carbonato de sodio. Una vez que se ha producido la reacción química, se centrifuga de nuevo.»

Los argumentos jurídicos en los que basó su sentencia el Tribunal de Primera Instancia de París para condenar a la industria de la margarina eran los mismos que durante muchos años defendió la doctora Kousmine.

Sin embargo, la experiencia demuestra que paulatinamente se introducen en el mercado más grasas sintéticas. Después de la margarina, se han elaborado mantequillas denominadas ligeras (mezcla de mantequilla y margarina) y margarinas con vitaminas A y E –sintéticas, por supuesto–, para contrarrestar la publicidad que se hace a favor de la mantequilla en cuanto a que es más rica en vitaminas. Pero estas vitaminas también se pueden encontrar en otros alimentos, además de en la mantequilla.*

Recientemente, el Ministerio de Sanidad francés, en colaboración con el Instituto Pasteur de Lille, autorizó la comercialización de la margarina anticolesterol: desde nuestro punto de vista, esta margarina merece la misma crítica que las demás.

Pero aún no lo hemos visto todo: ¡actualmente incluso se fabrican grasas sin grasa!

Fémina, suplemento semanal del periódico suizo *Tribune de Genève* (del 13 de noviembre de 1992), en un artículo titulado «La astucia de los productos ligeros», publicaba las nuevas proezas de los químicos en el dominio de los productos *light*. ¡Los laboratorios investigan actualmente la fabricación de sucedáneos de la grasa! Pronto veremos en nuestros platos ¡mayonesa sin aceite, helados sin nata y chocolate sin grasa! Según algunos analistas, este mercado representa 330 millones de francos suizos, lo cual lleva a pensar si, en el fondo de todo esto, no hay nada más que intereses económicos.

Como es fácil imaginar, todos estos productos no pueden ser considerados «naturales». Pensamos que están desaconsejados totalmente, sobre todo en las personas con la salud delicada (lo que incluye también a las que tienen problemas con el colesterol). Sólo deben utilizarse aceites de primera presión en frío consumidos crudos.

LOS CEREALES

A principios del siglo XX, el ser humano consumía esencialmente cereales integrales (arroz, cebada, trigo, alforfón, mijo, centeno, avena...); sin embargo, las costumbres han ido cambiando y, poco a poco, el consumo de pan blanco ha invadido nuestras mesas. Con la llegada de este pan refinado, el

* La vitamina A natural se encuentra esencialmente en todos los alimentos de pigmentación color naranja (naranja, albaricoque, zanahoria, calabaza...). Actúa sobre la piel y la visión. Pero hay que tener cuidado: un exceso de vitamina A sintética puede originar hipertensión intracraneana con cefaleas, sensación de vértigo, etc., alteraciones que desaparecen al dejar de tomar dicha vitamina química. La vitamina E es la vitamina antienvejecimiento por excelencia. Pero para que sea lo más activa posible y para que no se plantee ningún problema por dosis excesivas, debe ser de origen natural.

consumo de los cereales integrales ha ido desapareciendo (a ello ha contribuido, además, el creciente consumo de carnes). Este hecho ha originado un empobrecimiento en nuestra alimentación. Con el refinamiento de los cereales, es decir, al eliminar las capas más externas que envuelven el grano (el salvado y el germen), se pierde el 70 % de sus sustancias vivas.

El resto se pierde rápidamente, al tratarse de grano descascarillado, y a las tres semanas ya no queda casi nada. Por ello, productos como las pastas o el arroz blanco –y aún más si están precocidos– son alimentos «muertos».

¿Qué es entonces lo que se consigue al empobrecer de esta forma los alimentos, cuando además ya se conocen las consecuencias? En muchas ocasiones, es necesario someter a los cereales a este tipo de tratamiento porque es en la corteza donde se concentran los pesticidas, los abonos, los herbicidas y otros productos químicos utilizados en la agricultura. Para evitar la absorción repetida de estas sustancias –sólo se conoce la toxicidad del 50 % de ellas– conviene descascarillar los granos del cereal. ¡Y para evitar la consecuente falta de vitaminas, las tomamos sintéticas en forma de comprimidos!

LA VERDURA Y LA FRUTA

El problema es idéntico. El empleo masivo de abonos químicos, de herbicidas, de pesticidas, etc., provoca la elaboración de alimentos cada vez más ricos en agua y más pobres en elementos nutritivos. Estos productos químicos, no sólo se encuentran en los alimentos, sino, sobre todo en el agua potable. Estos factores de intoxicación se conjugan y aumentan aún más sus efectos mediante las transformaciones que los alimentos experimentan en la industria agroalimentaria. A esto hay que añadir el hecho de que la fruta se importa y exporta de un país a otro, para lo cual se recolecta aún verde y, a veces, incluso se madura de forma artificial (por ejemplo, los plátanos en cámaras de gas). Según el diputado francés al Parlamento europeo Roelans du Vivier, miembro de la comisión Medio Ambiente, Salud y Protección del Consumidor, el 38 % de los pesticidas autorizados existentes en el mercado carecen de un dossier toxicológico. Por otro lado, la Organización Mundial de la Salud (OMS) señala que cada minuto un habitante del Tercer Mundo es víctima de una intoxicación por pesticidas.

LA CARNE

El tema de la carne tampoco está libre de conflictos. La actriz francesa Brigitte Bardot mostró la dimensión del problema durante una emisión de la televisión de su país, en la que denunció principalmente la cría intensiva de ganado. ¿Qué hay que temer de las técnicas actuales?

Los medicamentos que se administran a los animales

Por un lado, la cría intensiva de ganado tiene como consecuencia que, en caso de enfermedad y como prevención por el riesgo de contagio, se trate a todos los animales. Ello hace que consuman antibióticos de manera indiscriminada.

Por otro lado, para aumentar el rendimiento, y disminuir los costes de producción, se ha intentado recurrir al tratamiento del ganado con hormonas. Sin embargo, el 1 de enero de 1988, el Consejo de las Comunidades Europeas decretó la prohibición de la utilización de ciertas sustancias animales.

Por ello, en principio, el empleo de hormonas está prohibido. Pero cabe preguntarse si dichos productos han podido ser autorizados y utilizados en otros países fuera de Europa (Estados Unidos, Canadá, América del Sur...). Analizando las mollejas de los animales, se ha demostrado que se pueden hacer manipulaciones para exportar productos que no cumplen las normas europeas de calidad. Así lo reveló el periódico francés *Le Figaro*, el 21 de noviembre de 1992, en un artículo titulado «Investigación sobre la entrada clandestina de carne tratada con hormonas». Asimismo, *Le Nouvel Observateur*, en su edición del 21 de enero de 1988, publicaba:

«Desde el 1 de enero las hormonas han sido totalmente prohibidas y ello conlleva el riesgo de fomentar el mercado negro de las moléculas sintéticas (menos caras pero más tóxicas). Con su aparición, habrá pocas posibilidades de distinguir la carne "con" de la carne "sin". Por ello, ¡le aconsejamos que compre la carne en un carnicero de confianza, o bien que se vuelva vegetariano!»

Riesgo de transmisión de las enfermedades de los animales al ser humano

Los animales destinados para el consumo humano deben ser tan sanos como sea posible. Pero un animal puede parecer saludable y, en realidad, padecer una enfermedad que no se haya declarado aún. Es lo que se denomina un «portador sano».

Una enfermedad no siempre es fácil de detectar. Esto es debido, entre otras cosas, a los medios limitados de que disponen los servicios veterinarios. Antiguamente, se alimentaba al ganado con residuos provenientes de los granos y los frutos oleaginosos: tras ser utilizados para la extracción de los aceites, se recuperaban de nuevo y se administraban junto con los cereales de forraje y la soja. Como los aceites se extraían por presión en frío, dichos residuos contenían aún un 70 % de los ácidos grasos del fruto o la semilla oleaginosa. Pero con los nuevos métodos de extracción de los aceites mediante la ayuda de disolventes, estos residuos han dejado de mostrar interés nutritivo alguno para el ganado. Por ello, se ha recurrido a complementos alimenticios, principalmente harinas de pescado.

Se ha descubierto que todas estas técnicas pueden favorecer la aparición de enfermedades en cadena. Es el caso de la «enfermedad de las vacas locas». Esto adquiere tintes aún más dramáticos si tenemos en cuenta que esta enfermedad ya se conocía en los carneros. Además, parece ser que el empleo de esqueletos de carnero (sanos en apariencia, pero que de hecho estaban contaminados), que han sido triturados e incorporados a la alimentación del ganado, es lo que ha transmitido la enfermedad a las vacas. ¡Es una gran responsabilidad que recae sobre nuestras espaldas, más cuando aún no se puede señalar un agente causal! De hecho, sólo se diagnostica cuando el animal ya la padece. Se cree que esta dolencia no proviene de un virus ni de una bacteria, sino de un prión, que se origina por modificaciones en la secuencia de aminoácidos de ciertos genes,* con el posible riesgo de transmisión de la enfermedad al hombre, a través de medicamentos o de ali-

* Nuestro organismo está formado por 1 billón de células. Cada una de ellas posee un núcleo con unos cromosomas en los que se concentra la información necesaria para su buen funcionamiento. Dichos cromosomas están formados por una sucesión de aminoácidos. Según el orden en el que se

mentación de origen animal, ya que es, precisamente a partir de dichos aminoácidos, como se construyen y reparan nuestras células.

Habría que preguntarse si la enfermedad ha afectado a las vacas porque un día se trató a los terneros con hormonas y, también, si puede ocurrir lo mismo con otros animales, como los cerdos, los caballos, las gallinas (y sus huevos) y los carneros.

Las manipulaciones genéticas

¡Debido a las manipulaciones genéticas se ha logrado un aumento de peso de 20 kilos por cabeza de ganado! Esta técnica puede desencadenar consecuencias imprevisibles. Conviene ser prudentes en estas cuestiones.

El desaprovechamiento de energía a causa de la producción de carne

Según J. Poly y C. Calet, ¡hacen falta 15 kilos de proteínas vegetales para obtener 1 kilo de proteína de vaca, 7 kilos para obtener 1 kilo de cerdo, 5 kilos para obtener 1 kilo de pollo y 4 kilos para obtener el equivalente a 1 litro de leche!

La soja, que es la leguminosa más rica en proteínas, representa el 12 % de la alimentación del ganado, y del 20 al 25 % de la de las aves y los cerdos. Se admite que un tercio de la producción mundial anual de cereales se destina a la alimentación del ganado, lo cual significa que la mitad de la producción mundial de proteínas vegetales se utiliza para los animales. Se ha llegado a la conclusión de que, con los cereales que se necesitan para alimentar a una persona que consume carne, podría alimentarse a siete personas que consumen pan, y a más de veinte que consumen cereales germinados. De hecho, una parte importante de los cereales es utilizada por el animal para su propio metabolismo y sólo la parte excedente es la que aprovecha para producir carne.

Una forma de luchar contra la desnutrición en el Tercer Mundo podría ser evitar que se promueva la producción de cereales ricos en proteínas para alimentar nuestro ganado y, en su lugar, promover su consumo en la población local. La

---

localicen, se determinarán las características particulares de cada individuo: color del cabello, de los ojos, forma de la cara, estatura... Es lo que denominamos «genes».

economía de algunos países pobres está, de hecho, desestabilizada porque se ven forzados a producir los alimentos que necesitan los países ricos.

¿Quiere esto decir que hay que dejar de consumir carne? No es nuestro propósito que se llegue a esa conclusión. Pero sí deberíamos reconsiderar nuestra dieta y alternar la carne con otras fuentes de proteínas, como pescado, huevos o quesos (de preferencia no grasos), que nos aporten menos grasas saturadas conteniendo, al mismo tiempo, el capital de proteínas necesarias para renovar los aminoácidos de nuestro organismo.

La tabla incluida a continuación muestra una aproximación de las equivalencias entre las proteínas vegetales y las animales.

Alimentos	Porcentaje (gramos por 100 g)	Alimentos	Porcentaje (gramos por 100 g)
Levadura de cerveza	55	Arroz	6,7
Camembert	44	Castañas	6 a 7
Soja	40	Almendras verdes	5,6
Germen de trigo	30	Champiñones	3,5 a 5
Habas	25	Alubia verde	2,5
Cacahuetes	25	Patatas	2
Lentejas	24	Plátanos	2
Alubias	20,5	Escarola	1 a 2
Avellanas	15 a 20	Lechuga	1 a 2
Almendras secas	18	Frutos no oleaginosos	1 a 2
Nueces secas	15	Carne de vaca	23
Pasta	12	Pescado	22
Nueces frescas	11,5	Carnero	18
Centeno	10,8	Yema de huevo	15,7
Avena	10,5	Huevo completo	13
Maíz, cebada	9,4 a 9,5	Clara de huevo	12,3
Pan integral o blanco	8		

Fuente: *Alimentación y dietética en la vida moderna,* de G. Guierre.

Para algunas personas, las únicas proteínas completas son las de la carne (los cereales carecen de ciertos aminoácidos esenciales). Sin embargo, la asociación de leguminosas + cereales cubre perfectamente todas las necesidades y con un precio de coste muy inferior al de la carne.

De todos modos, deben evitarse las asociaciones incorrectas, como charcutería + carne + queso dentro de una misma comida.

Como conclusión, cabe recordar que es necesario consumir productos cárnicos lo más sanos posible, especialmente de ganado criado en granjas al aire libre y alimentado con productos biológicos.

¿QUÉ SE PUEDE PROPONER?

Después de lo dicho hasta ahora, podemos afirmar que es necesario que volvamos a una alimentación saludable. Debemos elegir productos naturales, es decir, «tal y como nos los da la naturaleza». Por ello, habría que evitar los alimentos que han experimentado transformaciones por parte de la industria agroalimentaria.

En concreto, ¿por qué comprar una ensalada envasada al vacío y lista para el consumo, cuando no sabemos ni siquiera su fecha de preparación ni qué sustancias se han utilizado para su conservación? ¿No es preferible que uno mismo elija los ingredientes de su propia ensalada y la prepare?

Y aún hay más, ya que la publicidad tiene un papel importante en el condicionamiento del consumidor, ¿qué pensar de la publicidad que presenta al ama de casa tradicional como una «tonta», en plena faena de limpiar las verduras, mientras que a su lado una mujer de hoy utiliza los productos envasados ya preparados, ya limpios... casi digeridos? Si nos ponemos a pensar en el valor energético que puede tener ese alimento, en los nutrientes que nos va a aportar, nos preguntamos: ¿qué es lo que queda realmente en estos alimentos «prefabricados»?

Todo esto nos ha hecho pensar en la anécdota que nos refería Philippe Debrosse, al recordarnos la publicidad que se hacía en Francia sobre el agua corriente en la década de los cincuenta. Se mostraba a una mujer con el agua en un fregadero y a su lado a otra que tenía que salir a buscarla al pozo de su jardín.

¿Qué se constata con todo esto? En la actualidad, prácticamente todos los hogares de los países desarrollados tienen agua corriente, pero en algunos lugares ésta no es aprovechable para el consumo. Así, las personas que viven en ciudades, acostumbradas a las comodidades, ¡han de comprar el agua embotellada en los supermercados! ¡Y hablamos de progreso! Siendo aún más críticos, ¡podríamos mencionar que, como consecuencia del agua tratada con nitratos, abonos, pesticidas..., incluso las fuentes de donde se extraen las aguas minerales pueden ser peligrosas!

Por otra parte, es fácil entender que el valor nutritivo de un alimento fresco es muy superior al de cualquier alimento congelado, y aún más si está en conserva. Estos productos, que se deberían emplear sólo en una emergencia, son consumidos por algunas personas de forma habitual. Todo producto en conserva pierde sus propiedades nutritivas. En contra de lo que se pueda creer, la congelación tampoco es la panacea. Los alimentos sometidos al frío sufren una dilatación rápida de sus moléculas, provocando la rotura de las membranas celulares y la liberación de todo el contenido intracelular. Por eso, esos productos, una vez descongelados, están «muertos». Volverlos a congelar de nuevo incluso puede resultar peligroso, pues se convierten en un verdadero caldo de cultivo para las bacterias. Para mantener los alimentos sanos es necesario que se respete la cadena del frío, cosa que no siempre ocurre.

Para congelar y descongelar los alimentos correctamente, hay que proceder como se hace en un banco de esperma. Los espermatozoides se congelan bajando la temperatura poco a poco, es decir, 1 °C cada hora; y se descongelan de la forma inversa. Un alimento sometido a –5 o –10 °C en pocas horas, y posteriormente calentado a más de 70 °C en sólo algunos minutos, sufre una agresión térmica violenta que altera su composición de manera irremediable (véase el apartado acerca de los modos de cocción).

Por otro lado, cuando consumimos platos preparados, ¡es imposible conocer la calidad de los ingredientes que los componen! No hay nada que pueda reemplazar a la comida cocinada con cariño en el hogar. Lo mismo puede decirse de las comidas preparadas para bebés, ¡un puré hecho en casa es muy superior a uno que se comercialice ya envasado!*

También debemos hablar de los envases. Algunos, como los de aluminio, se deberían evitar. En la actualidad se reconoce que dicho metal incide en la enfermedad de Alzheimer.

* Véase el libro *La alimentación de la mujer embarazada y del niño según la doctora Kousmine*, de la editorial francesa Robert Laffont.

Por ello, conviene tener cuidado con los rollos de papel de aluminio y con los utensilios de cocina (cacerolas, olla a presión...); pero es que aún hay más: los medicamentos gástricos están hechos casi todos a base de aluminio. Para embalar los alimentos, podemos utilizar rollos de plástico alimentario.

Finalmente, existe una cuestión que no se debe descuidar: la forma de cocinar. Es importante comprender que la cocción provoca una alteración del alimento. Sin embargo, sobre todo en invierno, no es posible tomar siempre alimentos crudos. Para valorar los modos de cocción, hay que tener en cuenta dos parámetros:

- La temperatura de cocción.
- El tiempo de cocción.

La temperatura debe ser inferior a 100 °C, para conservar al máximo las vitaminas. El tiempo de cocción ha ser lo más corto posible.

Teniendo esto en cuenta, es fácil comprender que las frituras y la barbacoa son formas de cocción «agresivas», que hay que evitar. ¡La olla a presión representa una cocción a más de 100 °C! En cuanto al microondas, electrodoméstico mágico para quienes «lo quieren todo rápido», tampoco es totalmente inocuo; de hecho, muy pocas personas conocen su funcionamiento.

¿CÓMO FUNCIONA EL MICROONDAS?

El funcionamiento del microondas se basa en un bombardeo de radiaciones electromagnéticas producido por un magnetrón, verdadero cañón de electrones. A finales de la Segunda Guerra Mundial, los militares estadounidenses observaron que la emisión de radiaciones producía quemaduras. De ahí les vino a los fabricantes la idea de construir hornos industriales para reciclar el stock de magnetrones, inservibles para los fines militares. Posteriormente, hacia los años sesenta, aparecieron en Estados Unidos los primeros aparatos domésticos.

En el interior del microondas, el alimento es sometido a un flujo continuo de electrones. Se trata de un verdadero bombardeo electrónico con frecuencias muy elevadas, que alcanza los 2,45 gigahertzios (2.450 millones de hertzios). La explicación de que sólo se caliente el alimento y el recipiente no, reside en el hecho de que las radiaciones sólo actúan sobre las moléculas de agua contenidas en los alimentos, que son muchísimas, incluso millones por milímetro cúbico. Cada una de dichas moléculas está compuesta por un átomo de oxígeno y dos de hidrógeno, y dicha unión hace que la estructura se asemeje a un imán minúsculo, donde el polo positivo correspondería al hidrógeno y el polo negativo al oxígeno.

En estado natural, estos imanes están orientados más o menos en todas direcciones. Pero el efecto de campo eléctrico, creado por las ondas en el horno, hace que dichos imanes se alineen, apuntando sus polos negativos en una misma dirección. El campo magnético invierte la dirección en el horno 2.450 millones de veces por segundo.* Las moléculas de agua, sometidas a este ritmo infernal, rotan tantas veces que, como consecuencia, se invierte el campo magnético. La energía mecánica desprendida en el interior de los alimentos por la rotación ultrarrápida de las moléculas de agua provoca el aumento de la temperatura y permite la cocción.

Sabemos que cuanto más elevada es la frecuencia, más corta es la longitud de onda. Los microondas están muy por debajo del espectro de la luz y especialmente de las radiaciones infrarrojas.** Ello constituye un peligro, puesto que la radiación producida de esta forma no es visible. Por ello, si el aparato es defectuoso, no existe ninguna posibilidad de percibirlo, a no ser que se disponga de un medidor apropiado.

La utilización de los microondas es desaconsejada desde hace años a las mujeres embarazadas y a los pacientes cardíacos portadores de marcapasos. Hace poco, un informe remitido a la Comisión de las Comunidades Europeas, en Bruselas, llegaba también al mismo resultado: el efecto nocivo de estos hornos. Según Karol Van Miert, diplomática europea, «parece que las investigaciones científicas y médicas han llegado a la conclusión de que los microondas podrían transformar la estructura molecular de los aminoácidos contenidos en las proteínas de algunos productos alimenticios (lácteos, platos coci-

* Ello quiere decir que las moléculas de agua de un alimento son agitadas 2.450 millones de veces por segundo.

** Las radiaciones infrarrojas son las causantes de los golpes de calor y de las quemaduras asociadas.

nados, carne y pescado). Dicha transformación tendría efectos potencialmente nocivos para la salud humana, sobre todo en los niños y en los bebés».

Considerando que los aminoácidos son elementos constituyentes del núcleo celular, y con más exactitud de los cromosomas, hay razones para inquietarse.

Se afirma, sin embargo, que no existe documentación científica alguna que permita establecer una relación causal entre las radiaciones del microondas y las disfunciones de las que popularmente se le hace responsable, como la fatiga general, la disminución de la potencia sexual, algunas alteraciones inmunológicas e incluso efectos de tipo cancerígeno. Esto es verdad sólo en parte, ya que aún no se han realizado investigaciones verdaderamente serias. Y como sólo se encuentra lo que se busca, la ignorancia en este campo puede durar mucho tiempo.

Si consideramos que el alimento «vivo» vehicula energía,* hemos de estar en contra de la utilización de este electrodoméstico, aun cuando no existan estudios científicos que justifiquen su nocividad. Basta leer el informe «La memoria del agua», del doctor Beneveniste, director de la unidad 2.000, del Instituto Nacional de la Salud y de la Investigación Médica (INSERM) de Francia, en cuyas conclusiones se afirma: «¡Parece como si el agua guardase en su memoria una molécula que ya no contendrá jamás!». Las declaraciones del físico Vinh Luu, del Instituto Curie de París, son aún más inquietantes: «Tras el desastre de Chernobyl, me propuse verificar si el agua conserva restos de radiactividad. Después de recoger una muestra de agua contaminada hace cinco años por un elemento radiactivo con una vida media de 24 horas, pude comprobar que los restos todavía permanecían. Estudié este fenómeno y pude observar que la estructura interna del agua se había modificado muy deprisa». Ambas citas son lo suficientemente elocuentes para que, teniendo conciencia del modo de funcionamiento del microondas, se pueda comenzar a dudar de sus efectos.

De hecho, parece que la agitación molecular a la cual se somete el alimento continúa 10 minutos después de la exposición a las radiaciones microondas. ¿Cómo reaccionará nues-

* Véase el capítulo 2 del libro *Su alimentación según las enseñanzas de la doctora Kousmine* (Editorial Laffont).

tro organismo si ingerimos los alimentos alterados de esta forma? ¿Debemos temer por nuestra salud a corto o largo plazo? ¡Lo sabremos en el futuro! Como no disponemos de datos fiables, aconsejamos abstenerse de la utilización de este electrodoméstico.

La Asociación Médica Kousmine Internacional realizó un estudio sobre las distintas formas de cocción, usando como sistema de control la llamada «cristalización sensible». Fotografiando un mismo alimento crudo y cocido de distintas formas, en momentos diferentes, se obtuvo un muestreo de las transformaciones que había experimentado. Así, cuanto más desorganización molecular exista en un alimento después de su cocción, mayor alteración tendrá, en principio, su estructura energética. Por desgracia, actualmente esta técnica es la única que permite estimar la vitalidad de un alimento. Los resultados del estudio fueron muy interesantes. Parece que no hay ningún tipo de cocción ideal, ya que cada alimento se cuece según un modo que le es específico. Según este experimento, la olla a vapor de Marion Kaplan es el método que mejor permite conservar la vitalidad de los alimentos, ofreciendo las mejores imágenes de cristalización. ¡El microondas es el método de cocción que proporciona las imágenes de cristalización más alteradas!

LA FRAGILIDAD DE LA MEMBRANA CELULAR

Nuestro organismo está formado por un número impresionante de celulas (10^{12}, es decir, 10.000 miles de millones), cada una de ellas es un organismo autónomo vivo. Cada célula está formada por:

- Una membrana que, «en realidad, no es tal, sino una delgada capa de moléculas de lípidos y de lipoides con una tensión superficial menor que el resto del protoplasma» (doctor Henri Bernard).
- Un protoplasma, verdadero laboratorio químico que recibe los productos transportados por la sangre y la linfa (medicamentos, agentes infecciosos, nutrientes, hormonas...), los transforma y expulsa luego los desechos al medio exterior.
- Un núcleo, zona de mando de la célula y portador del código genético.

Cada célula vive de forma independiente, pero en armonía con el resto de las del organismo. Recibe y transmite información (especialmente por mediación de las hormonas). La salud depende del equilibrio entre la célula y su medio ambiente (el medio exterior, el resto de las células...).

Por lo tanto, la enfermedad se puede entender de diferentes formas:

- Como una agresión desde el medio exterior, que produce una rotura de la membrana celular.
- Como un desequilibrio interno de la célula, por la imposibilidad de transformar o asimilar las sustancias ingeridas, con lo cual se produce una acumulación en el protoplasma de desechos no asimilables y, a largo plazo, la fragilidad de nuestro sistema inmunitario.

CONSTITUCIÓN E IMPERMEABILIDAD DE LAS MEMBRANAS CELULARES

La membrana celular se parece a una empalizada formada por una doble capa de fosfolípidos, en la cual los polos hidrófobos* están frente a frente. Esta disposición permite presentar, a cada lado de la membrana, su parte hidrófila.** Los fosfolípidos son asociaciones de un radical fosforado y de dos moléculas de ácidos grasos (saturados y/o insaturados).

Las características de la membrana celular dependen directamente del tipo de ácidos grasos que la componen. Los ácidos grasos saturados poseen, a diferencia de los insaturados, gran regularidad en sus moléculas. La presencia de un doble enlace produce un aumento de su volumen y un cierto desorden en el encadenamiento de los átomos de carbono.

Todo ello tiene como consecuencia que una membrana celular compuesta de fosfolípidos que contengan ácidos grasos insaturados sea menos regular y, sobre todo, menos rígida, que la que posea ácidos grasos saturados. A primera vista, podemos pensar que esto es un inconveniente, pero ocurre lo

* Hidrófoba: que repele el agua.
** Hidrófila: que absorbe el agua.

contrario, ya que las membranas que poseen ácidos grasos insaturados son, por otro lado, más flexibles y deformables. Ello hace que exista una mayor cohesión entre las células y, por lo tanto, mayor impermeabilidad. ¡Según la doctora Kousmine, esto es un factor primordial a nivel intestinal!

De hecho, la mucosa intestinal está formada por una sola capa de células. Tiene aproximadamente una superficie de 42 m^2* y un espesor de 25 milésimas de milímetro.

Mientras que todo nuestro organismo se protege del medio exterior gracias a múltiples capas celulares (es el caso de la piel, por ejemplo), en el intestino existe solamente una capa de 25 milésimas de milímetro que separa la sangre del medio exterior (el alimento).

Sin embargo, el intestino alberga, en estado normal, más de 10 billones de bacterias (¡10^{13} bacterias, es decir, diez veces más que el número de células de todo nuestro cuerpo!).

Algunas de estas bacterias son útiles para el organismo (ya que a partir de ellas se sintetizan, por ejemplo, las vitaminas B y K): son las denominadas saprofitas. Pero otra gran proporción es patógena y constituye un foco infeccioso permanente en contacto con la sangre, con lo cual, cada vez que se vacía mal el intestino y se congestiona (especialmente por el estreñimiento), aumenta el riesgo de tránsito infeccioso hacia la sangre.

Esto explica la movilización de nuestras defensas inmunitarias, en primer lugar, hacia el intestino y en detrimento de otras partes del cuerpo, especialmente del sistema ORL (nariz, pulmones, garganta y oídos).

Es la razón por la que nos parece necesario y prioritario tener un intestino limpio en el caso de padecer una enfermedad infecciosa. Vaciándolo por medio de lavativas, se liberan las defensas inmunitarias bloqueadas por el contacto con el mismo, lo cual constituye una forma simple de luchar contra las infecciones. Otra manera de aumentar nuestras defensas inmunitarias es asegurando una mayor impermeabilidad del intestino. Para ello, la naturaleza, que es previsora, renueva cada dos días la mucosa intestinal. Pero, aún es necesario que nuestro organismo disponga de todos los materiales necesarios, especialmente de ácidos grasos poliinsaturados, que son

* El desarrollo completo de la mucosa intestinal representaría aproximadamente una superficie de 300 m^2.

indispensables para mantener la impermeabilidad de la pared intestinal (de ahí las instilaciones de aceites de primera presión en frío que recomendamos después del empleo de las lavativas).

ELIMINACIÓN CENTRÍPETA DE LAS ENFERMEDADES CRÓNICAS Y AGUDAS A TRAVÉS DEL INTESTINO

En condiciones normales, siempre se produce un trasvase de agentes infecciosos desde el intestino a la sangre y a la linfa. Todo ello es transportado hacia el hígado para ser depurado. El hígado se comporta, por lo tanto, como un filtro que se encargará de evitar una invasión del organismo por sustancias nocivas provenientes del intestino. Para ello, eliminará los agentes tóxicos e infecciosos a través de los emuntorios, ya que el fin es expulsar los desechos al exterior del cuerpo (la piel por medio de la sudación, el pulmón por la respiración, el sistema urogenital por la orina y la regla, la sangre por la circulación y el intestino por las materias fecales). Esos emuntorios son de hecho verdaderas válvulas de escape. Cuando el hígado está sobrecargado y el funcionamiento de los emuntorios es escaso o nulo (en un postoperatorio), el organismo debe fabricar necesariamente otras válvulas de escape. Es de esta forma como se desencadena, por ejemplo, el proceso solapado de una enfermedad, que se convertirá en crónica y degenerativa si no se corrigen sus causas. Desde este punto de vista, es necesario el buen funcionamiento de la pareja intestino-hígado para mejorar el sistema inmunitario. En el caso de las enfermedades crónicas, es un factor indispensable para recuperar el equilibrio de la salud.

DEFICIENCIAS EN LA SÍNTESIS DE PROSTAGLANDINAS

Las prostaglandinas son sustancias biológicamente activas, derivadas de los ácidos grasos poliinsaturados, y son producidas y liberadas de inmediato por la mayoría de las células del cuerpo humano (excepto los glóbulos rojos), siempre que exista una estimulación de la membrana celular. Estas sustancias tienen una vida media muy corta (menos de 5 minutos).

Desde los trabajos de Bergstrom y Van Dorp (1964-1970), se sabe que la estructura de las prostaglandinas difiere según el ácido graso del que derivan. En la actualidad, se conocen 14 prostaglandinas diferentes.
Las prostaglandinas están formadas por un anillo ciclopentano con dos cadenas carbonadas laterales. Se identifican por medio de una letra (de la A a la H), en función de las sustituciones del anillo ciclopentano, y con un subíndice del 1 al 3, según el ácido graso del que derivan.

- La serie 1 (PG_1) deriva del ácido di-homo-gamma-linolénico.
- La serie 2 (PG_2) deriva del ácido araquidónico.
- La serie 3 (PG_3) deriva del ácido eicosapentanoico.

El papel de las prostaglandinas no se conoce con exactitud, aunque se sabe que las PG_1 y las PG_3 son antagonistas de las PG_2.

S. K. Bergstrom, B. Samuelson y J. Vane obtuvieron el premio Nobel de Fisiología y Medicina en 1982 por sus trabajos acerca de las prostaglandinas. Ello demuestra el interés de la comunidad científica internacional por estas sustancias. No hay ninguna duda de que los medicamentos del siglo XXI derivarán de los progresos realizados en este campo.*

El recuadro de la página siguiente muestra la importancia de las prostaglandinas en nuestro organismo. Debido a esa importancia, cualquier alteración en la calidad de los cuerpos grasos (en especial la modificación de los isómeros *cis* en isómeros *trans*) tiene repercusiones en el cuerpo. Las disfunciones producen un efecto bola de nieve cuyas consecuencias detalló la doctora Kousmine. Para ella, que estudió durante cuarenta y cinco años los aceites y las enfermedades degenerativas, todo sigue una lógica implacable. Las enfermedades serían la consecuencia de un desequilibrio del sistema inmunitario, existiendo de forma prioritaria un exceso de PGE_2 y un déficit de PGE_1.

* Se conocen un antihipertensivo y un protector gástrico que son medicamentos derivados de las prostaglandinas de tipo PG_1.

El papel de las prostaglandinas

Aunque la función de las prostaglandinas no es aún bien conocida, se sabe que tienen un papel importante en:

- **La inflamación.** Cualquier agresión de la membrana celular desencadena la producción inmediata de PGE_2 y, posteriormente, en una segunda fase, de leucotrienos. La PGE_2 y los leucotrienos derivan del ácido araquidónico. Al comienzo de la inflamación, denominada fase vascular, la PGE_2 actuará sobre la microcirculación favoreciendo el edema, la vasodilatación y el aumento de la permeabilidad de los capilares. La PGE_2 interviene también en el dolor (acción sobre los neuromediadores de las fibras nerviosas) y en la fiebre. En la fase celular de la inflamación (inflamación instalada), los leucotrienos son las causantes de las reacciones alérgicas y de los efectos de bronco y vasoconstricción.

  Los efectos de la PGE_2 y de los leucotrienos son regulados por la producción, a partir del ácido gamma-linolénico, de otra prostaglandina, la PGE_1.

  Todo esto llevó a la doctora Kousmine a denominar a la PGE_2 prostaglandinas «de guerra», y a la PGE_1, prostaglandinas «de paz». Se sabe que, cuando existe una carencia de ácidos grasos esenciales, desaparece la acción frenadora de la PGE_1, dejando actuar libremente a la PGE_2, que ya no puede ser regulada. Del mismo modo que no puede existir un motor sin un sistema de frenado, la PGE_2 y las PGE_1 son complementarias e interdependientes en sus acciones.
- **La hemostasis.** El tromboxano A_2 (TXA_2) y la prostaciclina (PGI_2) derivan del ácido araquidónico. Tienen efectos antagonistas. Las plaquetas sanguíneas producen el TXA_2, que tiene un efecto vasoconstrictor y de agregante plaquetario (coagulación de la sangre).

  La prostaciclina es producida por el endotelio de los vasos sanguíneos y tiene un efecto vasodilatador y antiagregante plaquetario (anticoagulante). Cuando se produce una herida vascular, las plaquetas se adhieren inmediatamente a ella y segregan TXA_2, que favorece el cierre de la herida y detiene la hemorragia. Alrededor de la herida, las células endoteliales segregan PGI_2, lo cual tiene un efecto de limitación de la agregación plaquetaria para circunscribirla únicamente a la zona de la herida vascular.

  Esta noción de balance entre los dos antagonistas no es más que una explicación parcial del fenómeno, ya que el antagonismo entre el TXA_2 y la PGI_2 no es la única influencia que actúa sobre la hemostasis y la trombosis.

  La PGE_1 tiene un efecto vasodilatador y antiagregante plaquetario.

➤

➤

- **El aparato gastrointestinal.** Baste decir que las PGE y las PGA son potentes inhibidores de la mucosa digestiva en el estómago, así como protectores de la secreción ácida (jugos biliares, cortisona, antiinflamatorios).
- **El sistema cardiovascular.** La PGE_1 se distingue por ejercer una acción vasodilatadora que completa la acción antiagregante plaquetaria de la prostaciclina.
- **El aparato respiratorio.** La PGE_1 tiene una acción broncodilatadora en contraposición al efecto broncoconstrictor de los leucotrienos derivados del ácido araquidónico.
- **La función renal.** Las prostaglandinas son vasodilatadoras y antagonistas del sistema vasoconstrictor de la angiotensina II y de la noradrenalina, y poseen un efecto regulador sobre la vasopresina (hormona antidiurética).
- **El aparato genital y la fertilidad.**

LAS DISFUNCIONES DEL SISTEMA INMUNITARIO

Todo lo anterior se puede traducir de la siguiente forma:

- **Inmunidad deficiente.** En particular, es el caso de los niños o los adultos que están con frecuencia enfermos y que nada más curarse de una enfermedad contraen otra. Sus familiares se desesperan al verlos siempre frágiles y enfermos. Estas personas necesitan que se refuerce su sistema inmunitario para evitar un empeoramiento del proceso de la enfermedad.
- **Reacción de las defensas exagerada.** Se asiste a lo que se denomina inmunidad exuberante. La respuesta inmunitaria frente a un agente agresor es desproporcionada con respecto al estímulo de la agresión. ¡Es como aplastar una mosca con un guante de boxeo! Este tipo de reacción se encuentra en las alergias y los reumatismos. Esta situación se origina por un exceso de PGE_2 y un déficit de PGE_1. El organismo pone en acción mecanismos de defensa inmunitarios que luego no puede controlar.
- **Inmunidad desviada o perversa.** Se encuentra en los tumores, primero benignos y luego malignos (cáncer). En 1980, Catherine Kousmine mantenía la tesis de que el cáncer ayuda al cuerpo a vivir y afirmaba que ¡lo lógico era suprimir la necesidad del cáncer antes que suprimir el cáncer mismo!

- **Inmunidad aberrante.** Cuando un tejido retiene agentes agresores, puede ocurrir a veces que el organismo no reconozca el tejido como parte integrante de sí mismo, sino como un agente agresor. Por ello, lo considerará como extraño y lo destruirá. Este efecto se constata en las enfermedades autoinmunes: miopatía, esclerodermia, lupus eritematoso, esclerosis en placas...
- **Inmunidad perdida: el sida.** Para la doctora Kousmine, la enfermedad de inmunodeficiencia adquirida es una consecuencia «lógica» de las disfunciones inmunitarias provocadas por los errores en la alimentación. Ello tiene como consecuencia la anergia o ausencia de defensas inmunitarias (véase más adelante el capítulo sobre el sida, escrito por la doctora Kousmine).

El sida
según la doctora Kousmine

Al ser el sida una enfermedad viral de evolución lenta, da lugar a un mecanismo de desarrollo de la enfermedad totalmente diferente al de las demás enfermedades virales, que sólo tienen una incubación de algunos días.
Según sus hipótesis, parece que, una vez reconocido el virus, los linfocitos inducirían la producción de anticuerpos y que sólo cuando se produce otro contacto con éste, se declararía la enfermedad, dado que las defensas inmunitarias del organismo están debilitadas.
La presencia del virus en una segunda contaminación sería seguida por una producción masiva de PGE_2. ¡Dicha prostaglandina produciría la muerte del linfocito y evitaría la multiplicación del virus dentro de la célula!
Esta teoría pone en evidencia, ante todo, la importancia de la acción reguladora de la PGE_1 y la necesidad de la vitamina F, pero permite también comprender la existencia de portadores sanos.

CONCLUSIÓN

Para estar bien alimentados no basta con llenar el estómago. El alimento es más que un placer para el paladar. El alimento es la energía de nuestro organismo. Constituye, de hecho, la síntesis de los cuatro elementos: **AGUA - TIERRA - AIRE - FUEGO** (radiaciones solares). Además, para conservar la Vida, el

Cómo entender el cáncer

según la doctora Kousmine

Ante cualquier agresión, el organismo intenta liberarse de los agentes agresores, especialmente a través del hígado y de las «válvulas de escape» hacia el exterior, constituidas por:

- La piel.
- Los pulmones.
- El sistema urogenital.
- La sangre.
- El intestino.

Este efecto «centrífugo» es lo que los homeópatas denominan *psora*, que consideran la enfermedad como una eliminación de toxinas desde el interior hacia el exterior.
La agresión, sobre todo del intestino, es favorecida además por:

- Una alimentación rica en mantequilla y derivados, pobre en vitamina F y en cereales integrales que a menudo produce alteraciones de tipo digestivo (diarrea, estreñimiento).
- Una intoxicación de origen químico por causas múltiples (alimentación adulterada, condiciones de vida, medicamentos).
- Una intoxicación de tipo psíquico debida el estrés (la sociedad actual lo produce a diario).

Todo ello puede rebasar las capacidades de eliminación del organismo, abriendo las puertas a la enfermedad.

¡El cuerpo debe encontrar necesariamente un equilibrio!

El organismo, al no poder eliminar los agentes agresores correctamente hacia el exterior, debe encontrar en su interior los medios para neutralizar los agentes tóxicos. Para ello, desarrolla un tumor, que tiene como misión captar dichos agentes agresores antes de poderlos destruir.
El tumor, que al principio es benigno y luego maligno, se comporta, por lo tanto, como un «cubo de basura» en el que el organismo arroja sus desechos. Dicho efecto centrípeto (en oposición al precedente) es lo que los homeópatas denominan *sycosis* (no confundir con psicosis), que agrupa a todas las enfermedades del sistema reticuloendotelial.

➤

➤

Esta explicación permite comprender por qué se produce la regeneración de los tejidos cancerosos (llamada metástasis) después de la extirpación del tumor primitivo, si no se han modificado las condiciones en las cuales se ha desarrollado el cáncer. Una alimentación correcta es una de las condiciones esenciales para evitar que el tumor vuelva a reproducirse.

alimento debe ser «vivo» y estar sano. Ésta es la esencia del mensaje dado por la doctora Kousmine en una primera lectura.

Una lectura más profunda lleva a la conclusión de que esta toma de conciencia la tengan en cuenta los enfermos. Éstos tienen casi siempre una imagen negativa de ellos mismos, que deberán reemplazar por otra en la que el ser se ama a sí mismo, lucha por sí mismo y vence. Así, la enfermedad pierde su aspecto inexplicable, que hace pensar que es injusta. A menudo, se halla ligada a una «autodestrucción» ya programada. La curación no depende sólo del médico; es ante todo la tarea de cada uno y de cada día de nuestra vida. Pero ello exige cambios radicales en nuestra forma de vivir, en nuestros valores..., cambios que algunas personas no pueden o no saben aceptar.

En otra lectura, se descubre una nueva dimensión del mensaje: «¡Ama a los demás como a ti mismo !». No basta con amarse a uno mismo. Hace falta además abrirse a aquel (y aquellos) que nos rodean. Aquí se percibe la enfermedad como «abandono de las leyes de la naturaleza». Con esto, se entiende la necesidad de respetar, no sólo al prójimo, sino también a los grandes equilibrios biológicos, sin los cuales nuestra existencia en el planeta se vería amenazada.

Las enseñanzas de la doctora Kousmine no se limitan a sugerir la conveniencia de una reforma alimentaria. Se trata de una aproximación totalmente original a la comprensión y al tratamiento de las enfermedades graves. Es lo que nosotros, sus alumnos, hemos denominado **método Kousmine**. Este método comprende cinco elementos principales, que son la alimentación, la higiene intestinal, el control del pH urinario, los complementos vitamínicos y los tratamientos adecuados al estado del paciente. Todo ello constituye una terapia «global» del individuo, denominada por algunos «holística». Dicho concepto fue resumido por Alexis Carrel cuando escribió: «Al hombre moderno ya no le basta con la salud artificial. La salud es mucho más que la ausencia de enfermedad». Una interpretación muy similar fue dada por Albert Schweitzer: «Cada uno debe esforzarse, en el medio en el que vive, en dar a los demás una verdadera humanidad. El futuro del mundo dependerá de ello».

CONFERENCIA DEL DR. ALAIN BONDIL

Texto completo de la conferencia del doctor Alain Bondil en el congreso de Euromedicina celebrado en Montpellier (noviembre de 1989), organizado con la colaboración del laboratorio Biophytarom.

«En el número 51 de diciembre de 1988 de la revista francesa *Le Courrier de la Ligue Francaise contre le Sclérose en plaques* publicaba los resultados de un sondeo efectuado por la Asociación de Paralizados de Francia entre 1.185 pacientes de esclerosis en placas (SEP). En dicho estudio, se observó que un 33 % de los enfermos interrogados, es decir, 391 personas, habían seguido una dieta; a 157 de ellos se les había aplicado el método Kousmine y 124 habían tomado aceite de onagra. Obtuvieron resultados positivos un 63 y un 64 % de ellos, respectivamente. Este hecho es ya de por sí muy significativo, y aún más si se tiene en cuenta que un 94 % de los 1.185 enfermos reconoció haber tomado anteriormente corticoides, con cuya administración ¡sólo un 54 % había obtenido beneficios! Para nosotros, no resulta extraño que se obtengan resultados idénticos con el aceite de onagra y con el método Kousmine, ya que asociamos siempre los dos tratamientos. De hecho, dichos métodos son complementarios, pues se trata de aportar al organismo ácidos grasos poliinsaturados (AGPI).

Quizá se pregunten: ¿qué interés puede tener aportar ácidos grasos poliinsaturados en el tratamiento de la esclerosis en placas?

Los ácidos grasos poliinsaturados (AGPI)

Los AGPI son largas cadenas carbonadas (18-20 átomos de carbono) que terminan en un radical carboxilo (COOH) y que contienen varios dobles enlaces. Tienen una configuración de tipo *cis* que hace que estas moléculas adquieran una forma en U. Este aspecto tiene gran importancia. De hecho, sólo la forma *cis* es biológicamente activa (Mendy, Sinclair, 1980).

Los ácidos grasos que nos interesan tienen de 2 a 4 dobles enlaces . Los fisiólogos dan importancia al primer doble enlace que esté más cerca del grupo metilo terminal. Es este enlace quien da el nombre de la familia a la que pertenece. Así surgen los ácidos grasos omega 6 y omega 3, de los que hablaremos especialmente.

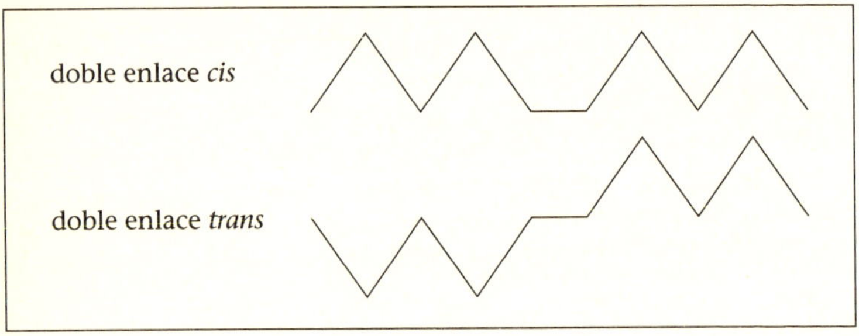

El ácido linoleico tiene dos dobles enlaces y el ácido alfalinolénico posee tres. Existen aún otros tres ácidos grasos importantes que derivan del ácido linoleico; son los siguientes:

- El ácido gamma-linolénico.
- El ácido di-homo-gamma-linolénico, que tiene 20 átomos de carbono.
- El ácido araquidónico, que deriva de la pérdida de 2 átomos de hidrógeno y la ganancia de un enlace doble.

Estos ácidos grasos se denominan esenciales, ya que el organismo humano, aunque los necesita, no puede sintetizarlos a partir del ácido oleico (ácido graso monoinsaturado), tal y como lo hacen ciertos vegetales y bacterias. Por esta razón, el organismo debe abastecerse de ellos a través de la alimentación.

No obstante, el ácido araquidónico también se puede producir a partir de una dieta que incluya la carne, lo cual explica que nunca se hayan constatado carencias.

Finalmente, hay que citar al ácido eicosapentanoico (EPA), que presenta un doble enlace suplementario. El EPA deriva metabólicamente de los ácidos grasos esenciales acabados de citar y se encuentra, en grandes cantidades, en la carne de pescado de mares fríos.

El estudio del modo alimentario de los esquimales ha puesto en evidencia su papel protector contra ciertas enfermedades de la civilización (especialmente la arteriosclerosis).

Papel de los ácidos grasos poliinsaturados

Los ácidos grasos esenciales intervienen en:

- La constitución y la impermeabilidad de las membranas celulares.
- La síntesis de las prostaglandinas.
- La constitución de la mielina y la lecitina.

A continuación, desarrollamos más detalladamente los dos primeros puntos.

La constitución y la impermeabilidad de las membranas

La membrana celular se parece a una empalizada formada por una sucesión de moléculas de fosfolípidos dispuestos en una doble capa. Los fosfolípidos contienen ácidos grasos saturados y/o insaturados. La especificidad de la membrana depende directamente del tipo de ácidos grasos que la componen. Los ácidos grasos insaturados, que poseen una larga cadena carbonada enrollada sobre sí misma, tienen una dimensión estérica muy importante. Ello origina un cierto trastorno y, sobre todo, una gran fluidez en los movimientos moleculares en los que participan.

Por ello, cuantos más ácidos grasos insaturados tenga una membrana, tanto más flexible y más deformable será. Además, podrá adaptarse fácilmente a las demás células que la rodean, favoreciendo así una mayor cohesión e impermeabilidad del conjunto celular, es decir, de los tejidos. Desde hace algunos años, las anomalías anatomofisiológicas de las membranas celulares han sido el núcleo de los estudios realizados sobre la esclerosis múltiple (Laszlo, Jenkin, Harbige y Crawford). Actualmente, las investigaciones en biología han confirmado las hipótesis.

El investigador Alain Brown observó que se producía un descenso significativo de los linfocitos CD_8 en los pacientes con esclerosis en placas que no seguían una disciplina alimentaria, en comparación con los enfermos integrados en la ARMS (Asociación para la Investigación de la Esclerosis Múltiple) francesa, que tenían una alimentación rica en ácidos grasos insaturados.

Más recientemente, Geffard y su equipo del INSERM comprobaron, en pacientes con esclerosis en placas, la existencia de anticuerpos contra los constituyentes lipídicos y sus derivados presentes en la mielina que son, esencialmente, ácidos grasos insaturados.

Según estos investigadores, la presencia de una agresión (una infección por un virus neurotropo, una bacteria o bien una disfunción causada por una toxina medioambiental) desencadena la producción y/o activación local de enzimas capaces de romper el doble enlace de los ácidos grasos insaturados, dando lugar a residuos acelaicos. Ello origina la acidificación y la desorganización de la mielina (dicha hipótesis fue confirmada en 1988 por los trabajos de Young y sus colaboradores).

La membrana celular

Según Young, la membrana celular, organizada en una doble capa de fosfolípidos, origina la formación de neoantígenos y la producción de anticuerpos contra los ácidos grasos insaturados. Para este autor los procesos de desmielinización son idénticos, tanto en la forma de acceso sucesiva, como en la forma progresiva de la enfermedad. Y la evolución hacia una u otra forma depende tan sólo de la regulación inmunitaria del enfermo.

Curiosamente, uno de los mecanismos esenciales del sistema inmunitario resulta ser el de las prostaglandinas.

Las prostaglandinas

Las prostaglandinas son sustancias biológicamente activas que se derivan de los ácidos grasos esenciales. Tienen una media de vida muy corta, menos de 5 minutos.

Cualquier alteración en la membrana celular (con excepción de los glóbulos rojos) da lugar a la síntesis de las prostaglandinas, a partir de los ácidos grasos insaturados contenidos en los fosfolípidos de la membrana.

Las prostaglandinas PGE_1 - PGE_2 - PGE_3
Posición de los dobles enlaces según la clase de prostaglandinas

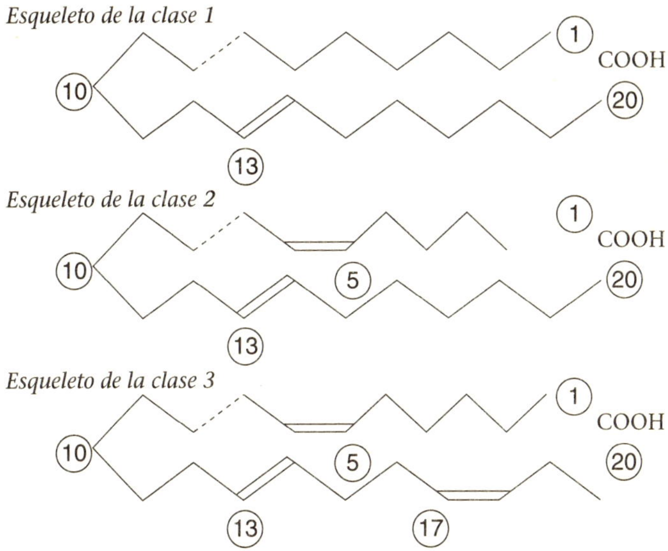

Desde la publicación de los estudios de Bergstrom y Van Dorp (1964-1970), se afirma que la estructura de las prostaglandinas difiere según el ácido graso del cual derivan. Se conocen así 14 prostaglandinas diferentes.

Las prostaglandinas están formadas por un anillo ciclopentano con dos cadenas carbonadas laterales. Se identifican con una letra (de la A a la H), según las sustituciones que haya en el anillo ciclopentano, y con un subíndice, del 1 al 3 en función del tipo de ácido graso del cual derivan.

- La serie 1 (PG_1) deriva del ácido di-homo gammalinolénico.
- La serie 2 (PG_2) deriva del ácido araquidónico.
- La serie 3 (PG_3) deriva del ácido eicosapentanoico.

El papel de estas prostaglandinas se conoce cada día mejor.

En 1982, Bergstrom (de nuevo), Samuelson y Vane obtuvieron el Premio Nobel de Fisiología y Medicina gracias a sus trabajos en este campo.

De este modo, se ha descubierto que las PG_1 y PG_3 son antagonistas de las PG_2.

Aunque los conocimientos que se tienen actualmente son incompletos, se puede señalar un papel claro de las prostaglandinas a nivel de:

- La inflamación.
- La hemostasis.
- El aparato gastrointestinal.
- El sistema cardiovascular.
- El aparato respiratorio.
- La función renal.

El aspecto que más nos interesa en este momento es el de la inflamación. De hecho, todo ataque de la membrana celular desencadena la producción inmediata de PGE_2 y, posteriormente, en una segunda fase, de leucotrienos. La PGE_2 y los leucotrienos derivan ambos del ácido araquidónico. Al comienzo de una inflamación (fase vascular), la PGE_2 actúa sobre la microcirculación favoreciendo el edema, la vasodilatación y el aumento de la permeabilidad de los capilares. Interviene igualmente en el dolor (acción sobre los neuromediadores de las fibras nerviosas) y en la fiebre. En la fase celular de la inflamación (inflamación instalada), los leucotrienos son los causantes de las reacciones alérgicas y de los efectos de bronco y vasoconstricción.

Las PGE_2 y los leucotrienos están regulados en sus efectos por la producción, a partir del ácido gamma-linolénico de otra prostaglandina, la PGE_1. No suelen existir carencias de PGE_2 e incluso se producen excesos, sobre todo si se realiza una alimentación fundamentalmente carnívora; además, sabemos que, si hay una carencia de ácidos grasos esenciales, desaparece inmediatamente la acción frenadora de la PGE_1, quedando así libre la PGE_2, que ya no podrá ser regulada. Del mismo modo que, por lógica, no puede existir un motor sin un sistema de frenado, las acciones de la PGE_2 y de la PGE_1 son complementarias.

La PGE_2 actúa, por tanto, favoreciendo la inflamación; mientras que la PGE_1 es antiinflamatoria.

Sin embargo, la síntesis de los ácidos grasos esenciales a partir del ácido linoleico depende justamente de diferentes factores adyuvantes, sin los cuales no se produciría la transformación.

Intervienen así los enzimas de desaturación (especialmente la delta-6-desaturasa) y también la vitamina B_6, la biotina (vitamina H), el cinc y el magnesio, sin olvidar al ácido nicotínico (o vitamina PP) y la vitamina C.

La carencia de cualquiera de estas sustancias puede bloquear el proceso de transformación de los ácidos grasos. Ésta es la razón por la que diversos factores, como una alimentación inapropiada (especialmente con abundancia de productos de origen animal), la vejez, el estrés (que eleva la producción de adrenalina y de cortisona) o la hipoinsulinemia, favorecen la alteración de la síntesis de prostaglandinas. Esto produce un desequilibrio en los mecanismos de defensa, sobre todo por alteración de las prostaglandinas de tipo 1, siendo por tanto perjudicial para la salud.

Los ácidos grasos esenciales son biológicamente activos sólo en la forma *cis* (Mendy, Sinclair), teniendo en cuenta, además, que hay otro elemento a considerar: la fabricación de los aceites, primera fuente de ácidos grasos para el hombre. Como ya se ha dicho, desde la Segunda Guerra Mundial, la elaboración de aceites se ha modificado de forma notable. Mientras que antes de la guerra se extraían los aceites por presión en frío y luego sufrían una decantación y una filtración en papel o tejido, hacia los años cuarenta se comenzaron a calentar las semillas a una temperatura de entre 160 y 200 °C. Se duplicó el rendimiento, pasando de un 30 a un 70 % de tasa de extracción de los cuerpos grasos, pero, en cambio, dichos aceites tenían un aroma y un color muy fuertes, siendo impropios para su consumo sin un tratamiento químico previo de decolorización y desodorización.

Con el auge de la industria petroquímica, ha aumentado la tendencia a utilizar disolventes con el fin de incrementar los rendimientos (prácticamente el 100 % de extracción). Los productos que se utilizan son derivados del petróleo y tienen el inconveniente de que, son muy difíciles de eliminar por completo. Por otro lado, estos aceites tienen un color y un aroma más fuertes que los precedentes y dejan restos que hay que eliminar (como mucílagos, ceras), por lo que deben pasar por varios procesos de refinamiento.

El inconveniente de todas estas prácticas reside en que el calentamiento de los aceites, tanto en el momento de la extracción como durante la cocción, favorece la transformación de la forma *cis*, biológicamente activa, a la forma *trans*, que no lo es.

Hay que precisar que las grasas denominadas vegetales, las cuales se obtienen de dichos aceites, tienen los mismos inconvenientes.

Todo ello tendrá como consecuencia que, a un plazo más o menos largo, aparezcan carencias de ácido linoleico, cuya primera manifestación será una descamación de la piel de los pies.

Sin embargo, sin el aporte exterior del ácido linoleico, la síntesis de las prostaglandinas PGE_1 antiinflamatorias es imposible. Las PGE_2 proinflamatorias no pueden ser reguladas, con lo que se provoca un debilitamiento del sistema.

¿Dónde se encuentran los ácidos grasos poliinsaturados?

Se encuentran en los aceites de primera presión en frío que se elaboran sin ayuda de disolventes para evitar, tanto la transformación de moléculas *cis* en *trans*, como toda alteración enzimática. La doctora Kousmine aconsejaba elegir solamente aquellos aceites cuya temperatura era menor de 40 °C a la salida de la prensa.

Se aconsejan los aceites de girasol, de germen de trigo y de lino, ya que son los que mayor proporción de ácidos grasos poliinsaturados poseen (aproximadamente un 70 %).

El consumo diario recomendado es de 2 cucharadas soperas; no se debe calentar ni cocinar con estos aceites. Una vez abierta la botella, se deberá conservar en el frigorífico.

También existe el ácido gamma-linolénico preformado, que la naturaleza pone a nuestra disposición. Lo producen las semillas de dos plantas:

- La onagra (*Oenothera biennis*).
- La borraja.

La primera de ellas, muy extendida en América del Norte, ya era conocida por los indios como planta medicinal. Judy Graham la dio a conocer con el nombre de primavera.

El aceite que se extrae de las semillas de onagra contiene del 8 al 11 % del ácido gamma-linolénico y el de las semillas de borraja hasta un 23 %, pero este último sufre una dilución posterior.

Las semillas son minúsculas y tienen un rendimiento bajo, lo cual explica el elevado precio de dichos aceites.

Por otro lado, los aceites son muy inestables y se ponen rancios rápidamente al aire libre (en menos de 30 minutos). Por ello, se comercializan en forma de perlas, en general de 500 miligramos, las cuales contienen de un 8 a un 11 % de ácido gamma-linolénico.

Se aconsejan dosis de 2 perlas tres veces al día. No existe riesgo de sobredosis; el único efecto secundario es que provocan una aceleración del tránsito intestinal, que desaparece espontáneamente cuando se disminuye la dosis.

¿Qué resultados se pueden esperar?

Teniendo en cuenta las conclusiones del estudio de Roy Swank, profesor de neurología en Portland (Oregón), comenzado en 1949 y efectuado durante 34 años en 150 enfermos, resulta que:

- De entre los enfermos que habían consumido menos de 20 gramos de grasas por día, un 69 % seguían vivos al final del estudio y tenían un grado medio de agravamiento de su enfermedad muy bajo.
- Cuantas más grasas habían consumido los enfermos, más habían aumentado las tasas de mortalidad, así como el grado de agravamiento de la enfermedad.
- Finalmente, si los ácidos grasos saturados se eliminaban del consumo diario y se reemplazaban por aceites ricos en ácidos grasos insaturados, la evolución era mejor y, además, más favorable cuanto antes se comenzase.

Los investigadores Millar (Belfast) y Zilkha (Hospital Nacional de Londres) llegaron a la misma conclusión. El estudio de Newcastle, publicado en 1978, así como los que se hicieron en Belfast, Londres y Ontario, confirmaron el interés por los ácidos grasos poliinsaturados.

Desde 1957, la doctora Kousmine aconsejó cambios en la alimentación, en los que tuvieran un lugar preponderante los aceites de primera presión en frío. Sus experiencias se describen en el libro *La esclerosis en placas se puede curar*, con el que obtuvo, en 1986, la Medalla Roja de la Société d´Encouragement au Progrés.

Su concepto de la enfermedad tiene en cuenta la alteración de la pared intestinal debido a la carencia en ácidos grasos poliinsaturados.

El intestino está formado por una sola capa de células con un espesor de 25 micrones –una milésima parte de milímetro– y una superficie de 42 m^2. A la menor pérdida de permeabilidad de las células, se produce un aumento del paso de sustancias toxiinfecciosas hacia la sangre. De hecho, se sabe que el intestino contiene habitualmente ¡10 billones de gérmenes! La carencia en ácidos grasos poliinsaturados agrava el proceso. Todos estos conceptos permiten comprender mejor por qué las infecciones urinarias, la mayoría de las veces asintomáticas, acompañan, e incluso pueden desencadenar, brotes o accesos de esclerosis en placas:

- Porque hasta ahora no se ha evidenciado ningún agente infeccioso específico de dicha enfermedad.
- Porque la higiene intestinal es indispensable en el tratamiento de esta enfermedad.

Todo esto requiere ser confirmado con más estudios complementarios.

Conclusión

Los ácidos grasos poliinsaturados contribuyen a la síntesis de la mielina y, sobre todo, de las prostaglandinas, especialmente las de la serie 1 antiinflamatorias.

También desempeñan un gran papel en la impermeabilidad de las membranas, de las cuales la más importante, por su fisiología, es la intestinal.

Los corticoides son un tratamiento indispensable e indiscutible durante la crisis, pero no pueden administrarse como terapéutica de fondo, debido a sus efectos secundarios a largo plazo y a su repercusión sobre las PGE_1.

El aporte cotidiano de ácidos grasos poliinsaturados, así como los cambios alimentarios en cuanto a la supresión de grasas artificiales, deberían permitir espaciar las crisis y limitar la evolución hacia la invalidez, es algo que no deberíamos olvidar.»

CAPÍTULO 3

LAS BASES DE UNA ALIMENTACIÓN SANA

DR. ANDRÉ DENJEAN

En la buena cocina, los alimentos
tienen el sabor de lo que son.
Courtine

Enorgullézcase de comer todo lo que
reciba con el pensamiento del Divino
y con el respeto del lucro honesto y piadoso.
Sri Ramchandra

La nutrición es el pilar central del método Kousmine. Sin una buena nutrición hay pocas esperanzas de reforzar nuestro sistema inmunitario. Para conservar la salud, o para recuperarla, nuestro organismo necesita una cierta cantidad de proteínas, glúcidos, lípidos, vitaminas, sales minerales, enzimas y hormonas, provenientes de los tres reinos: mineral, vegetal y animal.

Los consejos de la doctora Kousmine son sencillos y fáciles de llevar a cabo por cualquier persona. Durante cuarenta años han demostrado su valor terapéutico en gran número de pacientes que han visto estabilizados, mejorados o sanados sus problemas funcionales, orgánicos o degenerativos. Las relaciones calorías/catalizadores, crudo/cocido, dieta/nutrición son muy importantes, así como el equilibrio cronobiológico, es decir, los horarios de las comidas, que preferentemente deberían ser fijos.

LA IMPORTANCIA DE CADA COMIDA

En cuanto a la cantidad que debe ingerirse en cada comida, nos gusta la fórmula de Adelle Davis: desayuno de rey, comida de príncipe y cena de pobre.

Desayuno de rey: la crema Budwig

Encontrará la receta en la página siguiente.

Comida de príncipe

Recomendamos comenzar siempre la comida con una ensalada elaborada con diversas hortalizas frescas, condimentadas con una salsa cruda hecha con dos cucharaditas (de las de café) de aceite virgen de primera presión en frío (rico en ácidos grasos poliinsaturados en forma *cis-cis*). A continuación, verduras frescas cocidas a vapor suave el menor tiempo posible, como guarnición para acompañar a carnes, pescados, mariscos, huevos, quesos o leguminosas, procurando variarlas cada día. Las personas que sean vegetarianas deberán comer un alimento rico en proteínas. Por ejemplo, dos huevos pasados por agua (siempre de muy buena calidad), leguminosas, queso, tofu, algún derivado lácteo o soja. Debe consumirse a diario, y ello es primordial, una buena ración de cereales integrales y de cultivo biológico bien en forma de crepes o galletas, bistec de cereales, papillas, en grano o en forma de pan.

El médico tendrá en cuenta si se padecen intolerancias alimentarias y ajustará las comidas a cada caso personal (regímenes disociado, vegetariano, diabético, sin gluten, hipoglucémico, antimicosis e/o hiperprotídico).

Cena de pobre

Conviene cenar lo más temprano posible. La cena debe ser ligera, no contener carne y se ha de preparar siguiendo los mismos principios que la comida del mediodía. Si no se tiene apetito por las mañanas, es porque se ha cenado demasiado o muy tarde. Las personas que llevan una vida sedentaria deberían hacer sólo dos comidas al día, por la mañana y al mediodía; la cena ha de ser muy ligera: fruta y yogur, o fruta y frutos oleaginosos, o un puré de verduras con cereales aliñado con una cucharada sopera de aceite crudo virgen, biológico, de primera presión en frío, rico en ácidos grasos poliinsaturados.

Si la cena ha sido muy copiosa, puede provocar malestar, hinchazón, gases, dificultades para conciliar el sueño o un

Receta de la crema Budwig

1) Batir, hasta formar una crema, 4 cucharaditas (de las de café) de queso blanco desnatado (con 0 a 20 % de materia grasa) y dos cucharaditas de aceite de girasol, de germen de trigo o de lino que no haya sobrepasado los 45 °C en el prensado. La emulsión debe ser completa, por lo que el aceite y el queso se batirán con bastante vigor en un bol, con un tenedor o con una batidora.
2) A ello se añade:

- El zumo de medio limón.
- Un plátano muy maduro aplastado o 2 cucharaditas de miel o 2 cucharaditas de azúcar integral o fruta desecada.
- 2 cucharaditas de frutos o semillas oleaginosas crudas y recién molidas (a elegir entre lino, girasol, sésamo, nueces, avellanas, almendras, pipas de calabaza, nuez de cayú –o coquitos–, etc.).

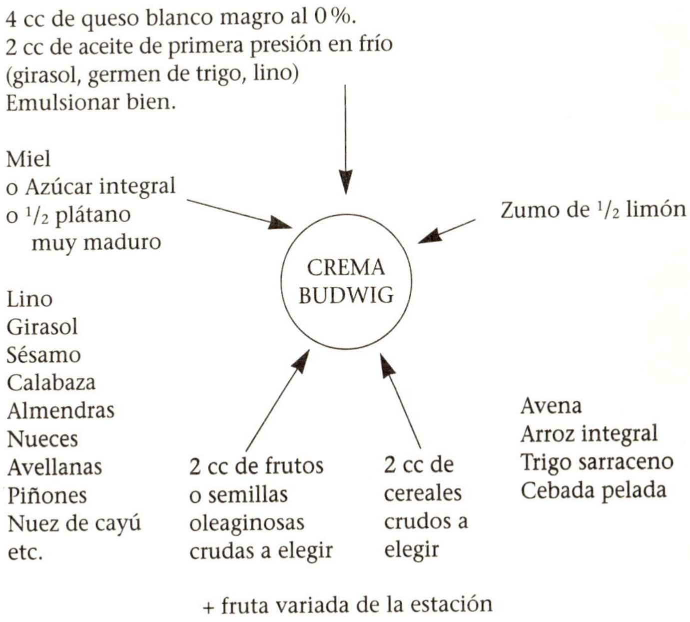

Nota: Para moler las semillas o los frutos oleaginosos y los cereales, se necesitará un molinillo de café eléctrico con una cuchilla rotatoria lo suficientemente sólida para soportar el impacto de los cereales.

Comida del mediodía

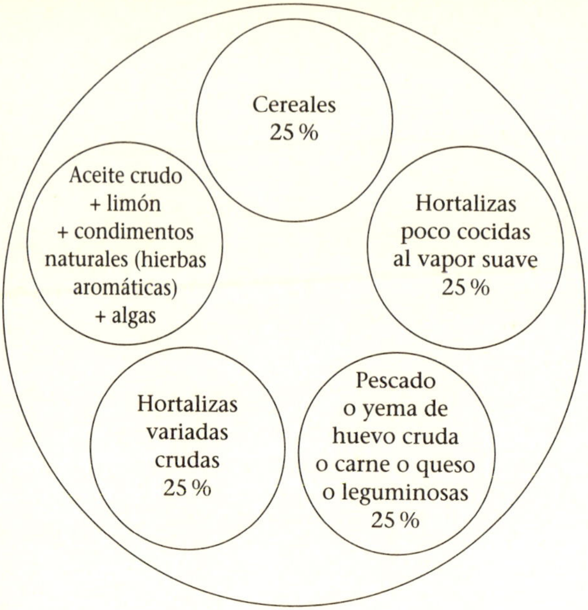

Sugerencias para añadir a la salsa cruda:

- 2 cc de aceite de primera presión en frío
- Germen de trigo
- Trigo germinado picado
- Limón o vinagre de sidra
- Tamari
- Zumo de hortalizas recién exprimido
- Hierbas aromáticas frescas
- Semillas oleaginosas molidas
- Cereales crudos
- Agua
- Granos de mostaza recién molidos
- Queso blanco desnatado

sueño alterado por pesadillas. Y, a la mañana siguiente, al despertar: mal aliento, lengua blanquecina, falta de apetito y el reflejo erróneo de tomarse un café que aparentemente quitará todos los síntomas.

Cuando estas disfunciones son muy frecuentes, se convierten en crónicas, siendo un síntoma de un mal funcionamiento digestivo por excesos en la alimentación. Son también las causantes de una continua proliferación micro-

La cena

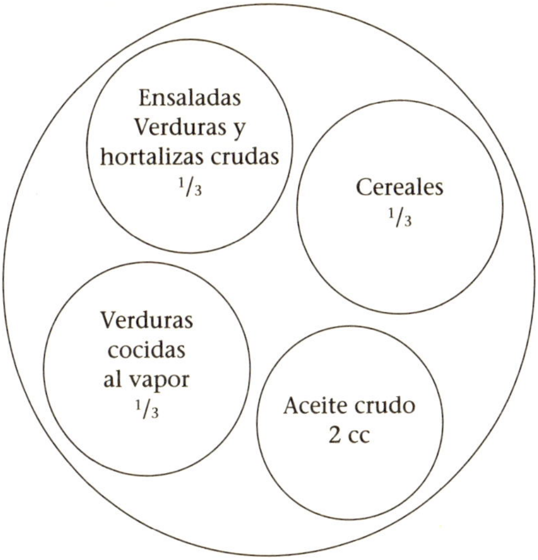

- Deberá ser temprano: 3 horas antes de acostarse.
- Habrá de ser ligera.
- No tiene que contener carne.
- Debe estar exenta de proteínas de origen animal en personas sedentarias.

Si no se tiene apetito por la mañana: reducir la cena.
1 pieza de fruta + 1 yogur o
1 crema de cereales recién molidos o
ensalada de hortalizas crudas

biana en el intestino. Suelen persistir mientras no se cambian los hábitos. Pueden ser el origen de enfermedades degenerativas.

La merienda

No es indispensable. Las personas que no puedan prescindir de ella bastará que coman una fruta o un yogur o una fruta y frutos oleaginosos o una crema de caramelo (hecha con leche fresca o leche de soja y azúcar integral) o una tarta de fruta.

LA IMPORTANCIA QUE SE DEBE CONCEDER A LA HORA DE LA COMIDA

La comida es un momento de sosiego en las obligaciones cotidianas o una ocasión para reunirse con las personas más allegadas. Al ser un momento de reposo, ¿por qué no tomarse el tiempo necesario? Muchas veces es mejor no comer, que comer sin la calma interior necesaria (recordemos que este libro va dirigido a una parte de la población mundial que muere de sobrenutrición). Es bien conocido por todos que, es mejor no comer, que comer con malestar físico o psíquico. Muchas veces intentamos calmarnos llenando el estómago; ¿por qué no hacerlo a la inversa?, es decir, calmarnos primero (con un entrenamiento se puede conseguir en algunos minutos) y, luego, comer apreciando el alimento, el entorno, el calor del fuego, la comida, el reposo, los niños, los padres, el silencio... (¡ah, nos olvidábamos de la existencia de la televisión!).

De hecho, masticar no significa tragar; masticar requiere tiempo. Y si el tiempo es lo más importante, ¡reservemos el suficiente!

LOS ALIMENTOS QUE HAY QUE EVITAR

- **Pocos productos en conserva.** Prefiera comer alimentos frescos y de cultivo biológico (ver la tabla comparativa del contenido en sodio entre alimentos naturales y alimentos desnaturalizados). Se recomienda conservar las hortalizas y verduras mediante fermentación láctica.
- **Poca sal.** La necesidad diaria por persona es de 2.000 miligramos. Éste es el contenido de la dieta que le proponemos, y no es necesario añadir más sal. Es preferible la sal marina o algas en polvo, que, además contienen sodio, otro tipo de sales y minerales.
- **Nada de azúcar blanco.** Reemplazarlo por azúcar integral. En el estudio realizado por el nutricionista francés Béguin, acerca de los trabajos de los dentistas Weston Price y Roos, éste se muestra en contra de la corriente de pensamiento actual en lo que se refiere a la prevención de la caries dental. El azúcar consumido de forma integral, no sólo no es cariógeno, sino que es uno de los elementos esenciales en la prevención de esta enfermedad degenera-

tiva. La acción del azúcar integral, asociada a una alimentación integral, es netamente superior a la absorción de flúor para la prevención de las caries.

- **Pocos caramelos, chocolate y dulces.** Se pueden reemplazar por fruta desecada (higos, uvas pasas, plátanos, albaricoques, manzanas, peras, melocotones, dátiles, nectarinas, etc.).
- **Nada de zumos de fruta comerciales, sodas, colas o bebidas azucaradas.** Estas bebidas contienen una media de 100 gramos de azúcar blanco por litro. Una persona que beba 500 vasos al año, tiene todos los números para contraer una diabetes, hipoglucemia, caries dentales u otras enfermedades carenciales. Los zumos de fruta deben consumirse naturales recién exprimidos.
- **Nada de alcohol ni tabaco.** Los efectos perjudiciales de estas dos sustancias son bien conocidos, tanto por los médicos como por el resto de la población. No se puede esperar que los gobiernos actuales lancen verdaderas campañas antialcohol y antitabaco, pues los intereses económicos son muy importantes. Hemos de ser nosotros mismos quienes debemos decidir.
- **Pocas sustancias excitantes y acidificantes, como el café y el té.** A la larga, agotan el páncreas y las glándulas suprarrenales.
- **Nada de aceites comerciales corrientes.** Es un aspecto esencial del método para garantizar un aporte suficiente de vitamina F. Recomendamos aceites de girasol, de cártamo, de nuez, de germen de trigo, de lino, todos de primera presión en frío, elaborados con semillas o frutos de cultivo biológico no calentados previamente. La temperatura de la presión no tiene que exceder los 45 °C. No habrán debido emplearse disolventes en su fabricación.
- **Poca mantequilla.** Normalmente se admiten de 10 a 30 gramos de mantequilla cruda por día y por persona. Nada de margarinas sintéticas. Nada de margarinas compuestas por ácidos grasos no hidrogenados: en su fabricación se suelen añadir grasas de palma, ricas en ácidos grasos muy saturados. Para untar el pan, uno mismo puede elaborar mantequilla de avellanas, de nueces, etc. Basta con moler las semillas o los frutos, y añadirles poca agua, para obtener una pasta espesa que sirva para untar.
- **Poco pan blanco y pan integral de cultivo no biológico.** El pan blanco es pobre en vitaminas B y E, así como en

Análisis comparativo de tres azúcares (por 100 gramos), según el doctor Béguin			
	Azúcar integral	**Azúcar bruto**	**Azúcar blanco**
Sacarosa	74-92 g	96-97 g	99,6 g
Glucosa	2-11 g	0-1 g	0
Fructosa	3-12 g	0-1 g	0
Proteína	0,4-1,1 g	0	0
Sales minerales	1.500-2.900 mg	260-500 mg	30-50 mg
Potasio	600-1.100 mg	15-150 mg	3-5 mg
Magnesio	100-180 mg	13-20 mg	0
Calcio	50-170 mg	75-95 mg	10-15 mg
Fósforo	14-80 mg	3-4 mg	0,3 mg
Hierro	3-5 mg	0,5- 1,3 mg	0,1 mg
Vitaminas			
Provitamina A	3,9 mg	0	0
B_1	0,14 mg	0,01 mg	0
B_2	0,14 mg	0,006 mg	0
B_6	0,4 mg	0	0
Nicotinamida	0,2 mg	0,03 mg	0
Pantotenato	1,2 mg	0,02 mg	0
Vitamina C	38 mg	0	0

fibras, necesarias para un buen tránsito intestinal. El pan integral no biológico contiene los insecticidas y pesticidas que están presentes en el salvado. En su lugar se debe utilizar toda la gama de cereales integrales y biológicos (arroz, trigo, avena, mijo, trigo sarraceno o alforfón, maíz, cebada, centeno, espelta...).

- **Pocos biscotes, pastelería y bollería comercial.** Aprenda a elaborarlos con harinas recién molidas, azúcar integral, miel, frutos oleaginosos, frutas desecadas...
- **En cuanto a la leche, los quesos y las grasas animales,** no hay que sobrepasar los 40 g de grasa por día, sabiendo que:
  - 1 litro de leche contiene 40 g de grasa.
  - 100 gramos de queso, 45 g de grasa.

Alimentación integral	
Reemplazar	**Por**
• Zumos de fruta comerciales: sodas, colas, bebidas azucaradas	Zumos de fruta naturales
• Azúcar blanco	Azúcar integral de cultivo biológico
• Caramelos, chocolate	Fruta de forma natural, desecada, miel/polen, frutos oleaginosos recién pelados
• Harina blanca y de más de 10 días, sémolas, copos	Galletas hechas con harina integral recién molida y miel cruda, frutos oleaginosos enteros o recién molidos
• Pan blanco	Pan integral elaborado con harina recién molida y de cultivo biológico
• Sal blanca	Sal integral o algas en polvo
• Conservas (con sal)	Verduras y hortalizas frescas de cultivo biológico no tratadas, no ionizadas
• Aceites comerciales, margarina, grasas vegetales	Aceites crudos prensados en frío, vírgenes y de cultivo biológico
• Leche, quesos, exceso de grasas, nata	No hay que sobrepasar los 30 g de mantequilla cruda al día
• Carnes, huevos, pescado, leguminosas	1 vez al día, a mediodía y muy poco cocido (al vapor) Es mejor hacer germinar las leguminosas antes de cocerlas al vapor
• Cocina: frituras, hervidos, microondas	Los alimentos hay que cocerlos poco y al vapor suave: así conservarán su sabor y propiedades

– 100 gramos de crema fresca o nata líquida, 35 g de grasa.
– 100 gramos de carne de vaca, 20 g de grasa.
Ello obliga a limitar el consumo de estos alimentos.

- **Las proteínas animales.** La carne, el pescado, los huevos y la leche deben ser de buena calidad nutritiva y habrán de estar cocidos ligeramente, con preferencia a bajas temperaturas. La calidad de la carne es un aspecto delicado, pues depende de la alimentación del animal. Es interesante recordar que la coloración de la carne de ternera criada de forma natural es roja, y no blanca (lo cual es signo de anemia). La cocción de las proteínas de origen animal convierte el alimento en acidificante para nuestros humores; por ello, se aconseja cocinarla muy poco tiempo y utilizar preferentemente la cocción al vapor suave en ollas adecuadas, como para el cuscús. Se debe evitar la carne a la brasa. Se consumirá la carne poco hecha, aún sangrante; el pescado rosado en la parte que toca la espina... (sólo puede comerse crudo o poco cocido el pescado que proviene del Mediterráneo; el resto debe cocerse bien, debido a la posible existencia de un parásito, el anisakiasis); los huevos pasados por agua o crudos, mezclados con cereales. Tome con preferencia queso blanco magro con un máximo de 20 % de materia grasa y crudo con poca sal.

- **Las leguminosas.** Son ricas en proteínas; se digieren muy bien cuando han germinado. Se cuecen al vapor suave o se preparan en forma de torta, como potaje, en ensalada o como crema.

PREFERENCIA POR LOS ALIMENTOS DE CULTIVO BIOLÓGICO

En resumen: hay que dar preferencia a la calidad del alimento antes que a la cantidad. Compre los productos frescos en cooperativas y tiendas dietéticas. Cada vez son más numerosas. No olvide la toxicidad de los productos de síntesis que se utilizan en la agricultura y en la conservación de los alimentos frescos. Exija productos sanos, sin abonos de síntesis, sin tratamientos posteriores a su recolección y, a ser posible, plantados en suelos similares a los utlizados por el denominado cultivo agrobiológico.

Prefiera alimentos integrales, antes que refinados, y alimentos de cultivo biológico.

Determine unas horas y un ritmo de comidas preferentes, que elegirá usted mismo, y evite comer de forma anárquica.

CÓMO UTILIZAR LOS CEREALES

Galletas o crepes de trigo sarraceno, arroz, trigo, maíz, centeno, cebada

Muela los cereales con la ayuda de un molinillo de cereales o de uno de café. Añada a la harina un poco de agua y sal, hierbas aromáticas o almendras, o uvas pasas, con el fin de obtener la consistencia de una masa más espesa para las galletas, o bien más ligera para los crepes. Cueza la pasta en un una sartén antiadherente (revestimiento de calcita).*

Cereales en granos

Macerar los granos enteros en dos veces y medio su volumen de agua; los granos se reblandecerán al absorberla. El tiempo de maceración será de 4 horas para el trigo sarraceno, 6 a 8 horas para el mijo, 12 horas para el trigo, el centeno y la cebada y 24 horas para el arroz. Cocer los cereales de 10 a 20 minutos al vapor, sin olvidar enjuagarlos previamente. Se sirven acompañados de verduras y hortalizas y se condimentan al gusto (azafrán, comino, jugo de verduras).

Bistec de cereales

Triturar con una batidora o con un molinillo los granos ya reblandecidos y añadir al gusto hierbas aromáticas frescas o secas, quesos, etcétera. Darles forma y pasarlos por la sartén, a ser posible sin grasa o con muy poco aceite.

Granos germinados

Se comen crudos acompañando a las ensaladas. Es aconsejable realizar curas periódicas de 4 semanas. La cantidad recomendada por persona es de dos cucharaditas (de las de café) por día.

Técnica de germinación: Poner en un tarro de cristal transparente algunas cucharadas soperas de granos de cereales o de leguminosas de cultivo biológico y, cubrir con agua pura (agua de manantial, agua mineral o agua filtrada). Los granos secos no deben sobrepasar una cuarta parte del tarro.

* La calcita es carbonato natural de calcio cristalizado ($CaCo_3$). *(N. del T.)*

Macerar los granos durante un tiempo, que variará según la calidad y la temperatura del agua.

Ejemplos:

- Granos de maceración larga (de 12 a 24 horas): alubias, soja, garbanzos, azuki.
- Granos de maceración media (de 10 a 12 horas): trigo, lentejas, semillas de alholva o fenogreco.
- Granos de maceración corta (4 horas): girasol pelado, alfalfa, sésamo.

Después de la maceración, los granos se embeben de agua. Tapar el tarro con una tela mosquitera sujeta con una goma. Tirar el agua de la maceración y limpiar bajo el grifo con abundante agua no demasiado fría (si para la maceración el agua debía ser pura, para el enjuague es preferible agua del grifo).

Poner los granos a germinar con el tarro inclinado en un ángulo de 45° hacia el fregadero y con la boca hacia abajo. Los granos deben estar repartidos por todo el tarro y no estar amontonados en la tela. Esta posición permite el drenaje del agua, así como la ventilación. Recubrir el tarro por fuera con una tela, pues los granos deben estar protegidos de la luz (como si estuviesen bajo tierra).

Lavarlos al menos dos veces al día. Así se eliminan los desechos metabólicos de los granos y se mantienen en un medio húmedo. Con esta técnica su limpieza se asegura más fácilmente que con un germinador.

Pan casero

Disponer los siguientes ingredientes: 500 g de harina recién molida, 50 g de levadura de cerveza y una cucharadita (de las de café) de sal marina. Diluir la levadura en media taza de agua templada y añadir la harina suficiente para hacer una pasta de consistencia espesa. Dejar en reposo en un lugar cálido (alrededor de 20 °C y eventualmente al sol), hasta que la masa haya duplicado su volumen. Mezclar esta levadura con los 500 g de harina, la sal y el agua, y amasar de 20 a 30 minutos. Cubrir la masa con un paño y dejar reposar en un lugar caliente, hasta que doble de nuevo su volumen; luego, volver a amasar durante 10 minutos. Poner en un molde rectangular, recubrir con una tela y dejar reposar la masa otros

30 minutos. Calentar previamente el horno a 250 °C; bajarlo a 175 °C en el momento de introducir la masa. Cocer durante 45 minutos. Nada más salir el pan del horno, untar la superficie con un pincel humedecido en agua fría para que la corteza no se endurezca demasiado.

Sopa de cereales cocidos

Añadir los cereales recién molidos a la sopa y cocer durante unos minutos.

CURA DE DESINTOXICACIÓN Y DE REVITALIZACIÓN

Primera semana

Seguir una alimentación basada en frutas frescas y crudas en pequeña cantidad o en zumos de fruta recién exprimidos repartidos en varias comidas. Masticar cada bocado lentamente. Practicar cada noche un lavado intestinal seguido de una instilación de un aceite rico en vitamina F (véase el capítulo dedicado a la higiene intestinal).

Segunda semana

Hacer tres comidas al día, compuestas únicamente de alimentos crudos: fruta fresca, zumos de fruta, fruta desecada, granos o semillas oleaginosas, cereales recién molidos y crudos, miel, polen, yema de huevo cruda, queso blanco casero o requesón casero, yogur casero hecho con leche semidesnatada, leche entera, aceites vírgenes, verduras y hortalizas frescas y crudas.

He aquí un menú diario tipo:

- Desayuno: crema Budwig y 150 g de fruta.
- Comida: verduras y hortalizas crudas condimentadas con aceite y con una cucharadita de cereales recién molidos y crudos, queso blanco casero o 2 yemas de huevo crudas.
- Cena: 2 cucharaditas de polen, 2 cucharaditas de miel, algunas nueces; o una fruta y un yogur con una cucharadita de aceite; o una fruta y algunas semillas o frutos oleaginosos.

Practicar una lavativa intestinal al menos dos veces por semana.

Tercera semana

Además de lo anterior, añadir a la dieta, una vez al día, cereales y verduras u hortalizas cocidos. Practicar también lavativas intestinales al menos dos veces por semana.

En los dos meses siguientes se recomienda seguir un régimen sin carne, en cuya observancia se deberá ser muy estricto.

Mantener el hábito de realizar periódicamente una desintoxicación del organismo con una dieta semanal de 24 a 36 horas hasta recuperar un mejor estado de salud. Esta dieta será más eficaz y fácil de cumplir si se combina con una lavativa intestinal.

ENFERMEDAD CRÓNICA DEGENERATIVA

En caso de enfermedad, los consejos serán los mismos, pero los «poco de» se sustituirán por «nada de». Sería recomendable, según la gravedad de la enfermedad y siempre bajo vigilancia médica, comenzar el tratamiento con una cura de 21 días en 3 etapas. Esta cura se volverá a realizar cada vez que exista un brote severo de la enfermedad tratada.

CONCLUSIÓN

Las enfermedades crónicas y degenerativas son consecuencia de patologías funcionales descuidadas durante mucho tiempo, como alteraciones digestivas, disfunciones urinarias, infecciones de repetición, etc. En cuanto a la nutrición, dichas alteraciones funcionales están relacionadas, por un lado, con un deficiente equilibrio alimentario debido a un exceso de calorías y a una insuficiencia de oligoelementos y, por otro, a la desnaturalización de dichos alimentos.

Deberíamos intentar llevar a la práctica estas simples reglas alimentarias para intentar recuperar la salud, en lugar de malgastar inútilmente nuestra propia capacidad fisiológica de recuperación. Es más fácil modificar nuestras costumbres alimentarias, para mejorar el terreno, que modificar el psiquismo o los ritmos vitales, que exigiría grandes dosis de voluntad y/o encontrar un buen terapeuta. Por esto, nuestra sugerencia es que modifique sus hábitos de nutrición, además de hacer también otros cambios de vida para mejorar aún más la salud.

Variantes de la crema Budwig

Con productos lácteos

4 cucharaditas de queso blanco y 2 cucharaditas de aceite de lino* o de girasol* o
$^{1}/_{2}$ yogur natural y 2 cucharaditas de aceite de lino* o de girasol* o
1 petit suisse 20 % graso y 2 cucharaditas de aceite de lino* o de girasol* (bien emulsionado)

Sin productos lácteos

3 cucharaditas de crema de almendras o de avellanas crudas, no azucarada, o
4 cucharaditas de frutos oleaginosos recién molidos o
$^{1}/_{2}$ yogur de leche de soja y 2 cucharaditas de aceite de lino* o de girasol*

2 cucharaditas de frutos o semillas oleaginosas recién molidas y crudas
A elegir:
- girasol
- sésamo
- lino
- piñones
- calabaza
- nueces
- avellanas
- almendras

Zumo de medio limón para mezclar o batir

2 cucharaditas de azúcar integral y biológico de caña o 1 cucharadita de miel + 1 cucharadita de polen, 3 cucharaditas de uvas pasas, $^{1}/_{2}$ plátano maduro o desecado, 2 higos secos o 3 ciruelas pasas

2 cucharaditas de cereales recién molidos, a elegir:
- sin gluten: arroz integral o mijo o maíz
- con gluten: trigo sarraceno o cebada pelada o avena mondada

Podemos añadir:
- germen de trigo: 1 o 2 cucharaditas
- lecitina: 1 o 2 cucharaditas

Esta crema puede acompañarse con fruta de temporada (de 100 a 200 g) y 1 taza de té suave o una infusión de plantas.

* Aceites de primera presión en frío vírgenes y de cultivo biológico.

CAPÍTULO 4

LAS VITAMINAS

DR. PHILIP KEROS

El siglo XX se ha caracterizado por haber supuesto una gran revolución en nuestros hábitos de vida. El hambre ha desaparecido en los países industrializados, gracias a las nuevas tecnologías empleadas en la industria alimentaria, que paulatinamente han sustituido, tanto en la terminología como en la práctica, a la agricultura tradicional.

Dichas transformaciones han desencadenado una superabundancia de alimentos, con apariencia cada vez más apetitosa... pero cada día más insípidos. Por otro lado, las concentraciones de micronutrientes, vitaminas y oligoelementos existentes en los alimentos han disminuido de modo progresivo, debido a que la masiva utilización de abonos aumenta el contenido en agua de la fruta y las hortalizas, y a que las hormonas tienen efectos similares en las carnes y las aves.

Todo esto ha conducido hacia un tipo de alimentación con más carencias, y ello a pesar de la mayor disponibilidad de productos y sus costes más bajos.

Para paliar, por un lado, las insuficiencias cualitativas y gustativas de nuestra alimentación y, por otro, los excesos tan extendidos en el consumo de azúcar y grasas refinadas, las industrias del sector agroalimentario han introducido diversas innovaciones:

- Han fabricado azúcar falso a partir de proteínas (aspartamo).
- Han producido grasas falsas a partir de azúcares.
- Han «inventado» falsos sabores (agentes de sapidez) o han estimulado de forma artificial nuestras papilas gustativas (glutamatos).
- Han propuesto platos «aligerados» de colesterol, azúcar, etc.
- Han añadido agentes vitamínicos, tales como suplementos de vitamina E en las margarinas.

En este mismo sentido, algunos profesionales de la industria de la carne han llegado a proponer la inclusión de vitamina E en la alimentación del ganado bovino... con el fin de que la carne, durante su exposición para la venta, parezca más roja y se conserve más tiempo.

Paralelamente, las publicaciones médicas ponen en evidencia múltiples carencias:

- «La escasez en vitamina C dobla el riesgo de padecer un cáncer» (simposio del Instituto Nacional de la Salud, Washington, septiembre de 1990).
- «El aporte de vitamina A puede curar el cáncer» (doctor Degos: utilización del ácido todo-transretinoico en la leucemia).
- «Disminución de la mortalidad por rubeola y de las enfermedades infantiles gracias al aporte de vitamina A» (África e India).
- «El aporte de vitamina E reduce los riesgos aterogénicos.»

Un estudio de 1986 demostró que el aporte de ácido fólico (vitamina B_9) era en el 95 % de la población francesa inferior a los valores recomendados. Dichas concentraciones son del 55 % en la vitamina B_1, del 30 % en la vitamina B_2, del 15 % para la vitamina C y del 35 % en la vitamina E.

Actualmente se realiza otro estudio a gran escala, que se propone administrar vitaminas antioxidantes (A, C, E) y algunos oligoelementos a un grupo de fumadores, con el fin de comparar su evolución, a los 5, 10 y 20 años, con respecto a la de aquellos a los que no se les han dado tales suplementos. Teniendo en cuenta los efectos nocivos del tabaco, podemos imaginar el interés de dicho estudio. ¿Conducirá a la fabricación de cigarrillos *light* que contengan un suplemento de vitaminas con garantía hipocancerígena?

Debería ser evidente para todos que sólo una vida sana basada en las consideraciones alimentarias y psicológicas ya descritas, avaladas por la experiencia, permite una mejor calidad de vida.

Esto fue lo que demostró la doctora Kousmine, verdadera autoridad en este campo, a lo largo de más de cincuenta años. Fue uno de los primeros investigadores que utilizó en sus terapias altas dosis de vitaminas, apoyándose en los datos de los científicos que desarrollaron posteriormente la denominada medicina ortomolecular, término que designa una terapia que utiliza las mismas moléculas del organismo (vitaminas, oligoelementos, aminoácidos).

En las páginas siguientes se indicarán, para cada una de las vitaminas, sus principales funciones en el organismo, los efectos de su carencia, sus fuentes naturales, etc.

Si a lo largo de un interrogatorio alimentario o de un examen clínico minucioso, el médico pone en evidencia una carencia neta en nutrientes, le resultará siempre sencillo proponer al paciente la vitamina o el oligoelemento que cubra dicho déficit.

Desgraciadamente, esto sólo ocurre de manera excepcional y, hoy día, se habla más de subcarencias inducidas por el modo de vida, la alimentación, las formas de cocinar y las sustancias químicas (sobre todo medicamentos), factores que disminuyen notablemente las concentraciones de vitaminas disponibles (*vitamins robbers* o ladrones de vitaminas).

Tener un buen conocimiento de las vitaminas y de los diversos nutrientes no es suficiente para poder prescribirlos; es necesario conocer también las diferentes acciones, sinérgicas o antagonistas, de las vitaminas y de los oligoelementos, entre sí o en relación a otro tipo de tratamientos (como la cortisona).

Así, la prescripción de cinc y cobre debe hacerse teniendo en cuenta su antagonismo en la absorción. El médico podrá, por lo tanto, prescribirlos en función de las distintas necesidades:

- En el caso de una enfermedad viral aguda, en la que se utilizaría: primero el cobre, que actuaría a favor de la inflamación, con lo que ayudaría a luchar contra la invasión del virus; y luego el cinc, con el fin de compensar la reducción de reservas por la reacción inflamatoria, ya que el déficit de dicho mineral conlleva una mayor fatigabilidad postinfecciosa, aceptada generalmente como un hecho normal de la convalecencia.
- En el caso de un déficit intenso. La proporción óptima sería de 10 partes de cinc por una de cobre.

En el mismo orden de ideas, en el caso de la prevención contra la arteritis, se utilizarían no sólo las vitaminas conocidas por su efecto antioxidante, tales como la A, la E, la C, la B_1, la B_3, etc., sino también oligoelementos como el selenio y el cinc, los EPA (que se encuentran en los aceites de pescado de mares fríos), los aminoácidos, etc.

Una combinación de este tipo, a menudo con dosis superiores a las de los valores fisiológicos normales, se denomina mezcla ortomolecular y, en ella, el efecto sinérgico es muy superior al simple efecto acumulativo de cada uno de los elementos que entran en la composición de la mezcla.

La doctora Kousmine utilizó con éxito dichas mezclas, que posteriormente fueron comercializadas en Suiza bajo los nombres de Dynaplex y Ascodyne, para el tratamiento del cáncer y de la esclerosis en placas.

Desde entonces, dichos tratamientos complementarios han beneficiado a las numerosísimas investigaciones que se han realizado en todo el mundo acerca de las mezclas ortomoleculares.

De este modo, y en función de las patologías encontradas, el médico prescribirá complementos vitamínicos que se comercializan bajo una fórmula o extenderá una receta con una composición magistral que adaptará al paciente en función de sus necesidades.

No debe extrañar si las dosis habitualmente prescritas sobrepasan con frecuencia las dosis que normalmente admite la Organización Mundial de la Salud.

De cualquier modo, estas normas son una media y no representan más que valores indicativos o apreciaciones aproximadas. Ello se debe al hecho de que la cantidad necesaria de una vitamina en un individuo depende, no sólo de su alimentación y de sus condiciones de vida, sino también de su fisiología particular, factores difíciles de determinar, teniendo en cuenta, además, que la posible patología es también un factor de sobreconsumo vitamínico (casos, por ejemplo, de la vitamina C y el cáncer).

Por otro lado, la carencia de una vitamina o de un oligoelemento puede ser paliada momentáneamente por la presencia de otra vitamina o de otro oligoelemento.

Todo esto explica las aparentes contradicciones existentes en los artículos sobre el tema, que se publican en revistas científicas y de divulgación. La razón es la extrema complejidad de las numerosas interacciones existentes. No obstante, hay consenso en denunciar los abusos de la alimentación moderna, carente de elementos nutricionales, manipulada, transformada a ultranza y, por todo ello (potencialmente), peligrosa. ¡Pronto habremos de elegir entre tomar un tóxico o tomar otro!

A continuación, se describen las vitaminas y los oligoelementos más importantes y, más adelante, se dan algunos ejemplos de tratamientos ortomoleculares para las patologías más habituales. Sin embargo, no es aconsejable la automedicación, sobre todo teniendo en cuenta las complejas interacciones mencionadas. No hay que olvidar que, gracias a la enorme experiencia acumulada por precursores como la doctora Kousmine, en la actualidad, puede lograrse una mejoría en pacientes que sufren patologías degenerativas consideradas incurables.

Hoy día esta experiencia clínica está cada vez más avalada por numerosas publicaciones científicas.

LAS VITAMINAS

Fue a raíz de los primeros estudios realizados sobre el beriberi (1891) cuando se habló por primera vez de las vitaminas, denominadas literalmente «aminas de la vida», porque la principal sustancia química que se encontró en la cutícula del arroz, y que era capaz de tratar dicha patología, era una amina. En realidad, bajo el término de vitaminas se agrupa un conjunto de sustancias, indispensables para las reacciones bioquímicas del organismo, que tienen la particularidad de que deben ser aportadas a través de la alimentación; y es que, a diferencia de lo que ocurre con las hormonas, no pueden ser sintetizadas por el organismo.

Las vitaminas no tienen valor calórico y actúan en dosis bajas. Su carencia puede ser el origen de patologías graves; algunas de ellas se conocen ya desde la antigüedad, como el escorbuto, originado por la carencia de vitamina C.

Las vitaminas se agrupan en dos clases:

- **Vitaminas liposolubles.** Son solubles en las grasas y en los disolventes de las grasas. Están representadas por las vitaminas A, D, E, F y K. Para ser funcionales requieren la integridad total de los sistemas de absorción intestinal respecto a los cuerpos grasos. Ésta es la razón por la que un laxante a base de aceite de parafina, que «atrapa» a estas vitaminas en el tubo digestivo favoreciendo su excreción fecal, pueda ser el origen de una carencia.
- **Vitaminas hidrosolubles.** Solubles en el agua. Están representadas por la vitamina C y por todas las del grupo B. Son fácilmente absorbidas por el intestino.

ORIGEN DE LAS CARENCIAS Y DE LAS SUBCARENCIAS

Normalmente, la alimentación debe aportar las vitaminas suficientes; las necesidades se suelen expresar en miligramos.

Sin embargo, las técnicas de la industria alimentaria (abonos, maduración artificial, conservantes, aceites prensados y refinados en caliente, alimentos en conserva, etc.) tienden a reducir la cantidad de vitaminas disponibles en nuestra alimentación; del mismo modo, las formas de cocción rápida, el auge de los platos preparados y la comida rápida o «comida basura» agravan aún más el problema.

Por otro lado, la vida moderna, causa constante de estrés, aumenta las necesidades de vitaminas y de oligoelementos.

¿EXISTEN RIESGOS DE SOBREDOSIS?

Se han descrito en el caso de las vitaminas A y D, pero no parece que existan en el resto. De todas formas, hay que tener en cuenta que ciertas vitaminas pueden ser sintetizadas por la flora del intestino grueso.

Por otro lado, conviene saber que la carencia de una vitamina puede, a veces, ser compensada por la presencia de otra.

Tampoco hay que olvidar el papel que desempeñan los oligoelementos en las funciones de las vitaminas, así como el hecho de que éstas tienen, a menudo, una acción sinérgica y de protección recíproca.

LAS VITAMINAS LIPOSOLUBLES

Vitamina A

En la actualidad, es una vitamina «de moda», gracias a que, a través de numerosas experiencias clínicas, se han obtenido resultados muy positivos con su aplicación en oncología, habiendo ayudado, sobre todo, a la diferenciación de células tumorales, es decir, a la transformación de células cancerosas en células normales.

La vitamina A, o retinol, la vitamina biológicamente activa, se encuentra exclusivamente en productos de origen animal (en el hígado de animales, como el atún, el fletán o el bacalao; en la yema de huevo; en las vísceras, etcétera).

Las provitaminas A están representadas por unos cincuenta carotenoides, de los cuales el betacaroteno es el más activo. Los carotenos constituyen el 50-60 % de nuestro aporte alimentario. Las principales fuentes de caroteno son las hortalizas y las frutas coloreadas (amarillas, naranjas o verdes). A continuación se indican las cantidades existentes en 100 g de algunos alimentos:

- zanahoria: 6,6 mg
- espinacas: 4,9 mg
- brécol: 1,5 mg
- mango: 2,9 mg
- melón: 2 mg
- albaricoque: 1,6 mg
- melocotón: 0,5 mg

La cantidad de betacaroteno no sólo depende de la especie vegetal, sino también de la estación del año y de la madurez de la fruta. Por otro lado, su disponibilidad varía en función de los alimentos y de la preparación culinaria: el betacaroteno se pierde parcialmente –su destrucción es del orden del 20 %– en el agua de la cocción.

El retinol y los carotenos son absorbidos en el intestino delgado en presencia de sales biliares, de grasas y de proteínas. El betacaroteno, que está compuesto por 2 moléculas de vitamina A, se escinde en dos y sólo produce una molécula de retinol. El porcentaje de caroteno que se forma en la división depende de las reservas de vitamina A en el organismo. Así, la absorción intestinal de carotenos está regulada en función de nuestras necesidades, lo que evita cualquier tipo de toxicidad.

El 90 % de la vitamina A se almacena en el hígado y supone una cantidad «suficiente» para un año. Esta reserva puede agotarse rápidamente en estados infecciosos en ciertas intoxicaciones y en la patología cancerosa.

Biológicamente, la vitamina A es indispensable para la estabilidad de las membranas lipoproteicas celulares e intracelulares. Tiene por ello un papel fundamental en la maduración y la diferenciación de las células y, por lo tanto, en los tejidos cuyo nivel de renovación celular es alto (epitelios, cartílagos de crecimiento, cicatrices, células blancas y rojas de la médula ósea, etcétera).

En el aspecto patológico, sus carencias pueden estar ligadas a un aporte insuficiente de proteínas y grasas, o al tratamiento con preparados a base de cortisona. Los primeros síntomas, fáciles de observar, son lentitud de adaptación de la visión al pasar de repente de una luz viva a la oscuridad y el deslumbramiento durante la noche por los faros de los coches. Dichas carencias se manifiestan igualmente en la piel, que se torna seca y rugosa, en el cabello, que pierde brillo y se vuelve quebradizo, y en la sequedad de las mucosas y en la fragilidad del esmalte dental.

Numerosos estudios han demostrado que el aporte de vitamina A previene la arteriosclerosis, mejora las alergias y la fertilidad, y estimula las defensas inmunitarias. Suplementos de vitamina A aportados a más de 15.000 niños en la India han permitido reducir la mortalidad infantil de forma importante. El mismo efecto ha sido descrito en África en niños que padecían sarampión, enfermedad mortal en estos países.

Pero es la acción anticancerosa de la vitamina A la que presenta mayor interés. Fue el Dr. Degos quien, por primera vez, consiguió que una célula cancerosa se convirtiese en normal, gracias a la utilización del ácido todo-transretinoico, emparentado con la vitamina A. Aparte de este resultado, estudios prospectivos y retrospectivos han demostrado que la carencia en vitamina A y en carotenos es el factor causante de un número ocho veces mayor de cánceres de pulmón, así como un aumento de cánceres de boca y de esófago. Actualmente, se está intentando evidenciar una acción preventiva de la vitamina A y de los carotenos en cánceres de cuello uterino, de colon, de la piel y en aquellos inducidos por el tabaco.

El aporte de vitamina A recomendado en un adulto es de 7.500 a 10.000 UI por día, de las cuales la mitad deben ser en forma de provitaminas. En los países desarrollados, la alimentación cubre de forma satisfactoria dichas necesidades. Sin embargo, en los pacientes que presentan un factor de riesgo particular, así como en ciertas patologías, se recurre muchas veces a dosis que pueden llegar a ser de hasta 50.000 UI por día. En estos casos, es obligatoria una vigilancia y un control médico, especialmente de las tasas sanguíneas de retinol y de la función hepática.

En cambio, un aporte de betacarotenos en cantidades importantes no presenta el riesgo de producir hipervitaminosis; así, la ingestión de 50 a 200 miligramos por día durante varios años, en pacientes afectados de diversas patologías, como por ejemplo la protoporfiria, no ha provocado ningún efecto indeseable, a no ser una eventual pigmentación amarillenta de la piel, que desaparece al disminuir las dosis.

Se recomienda el aporte de 4 a 9 miligramos por día, lo que correspondería a entre 100 y 200 gramos de zanahorias y espinacas, o de 200 a 400 gramos de mango, melón y albaricoques, según la temporada y la madurez de la fruta.

Vitamina D o calciferol

El nombre de vitamina D surgió para denominar una familia de compuestos con actividad antirraquítica. Esta vitamina tiene un papel fundamental en el metabolismo fosfocálcico, en el que tiene la finalidad de aumentar la cantidad de minerales disponibles para la construcción del hueso.

En la alimentación se encuentra esencialmente, en forma de vitamina D_2 (ergocalciferol) y D_3 (colecalciferol), en:

- Los aceites de hígado de pescado (bacalao, fletán, salmón).
- Los pescados grasos (anguilas, atún, sardinas).
- La yema de huevo.
- El hígado de ternera y de vaca.
- La mantequilla.

Los vegetales tienen poco contenido en vitamina D (a excepción del cacao). Una fuente importante de vitamina D_3 tiene su origen en la piel, por síntesis de un derivado del colesterol a causa de la influencia de las radiaciones solares, ricas en radiaciones ultravioleta.

Por ello, es importante la exposición al sol, que, sin embargo, es a menudo insuficiente durante los meses de invierno, debido además al exceso de ropa, sobre todo en personas de piel pigmentada, las cuales no llegan a cubrir sus necesidades.

La vitamina D es soluble en grasas y se almacena en el tejido adiposo, el hígado y los músculos. Dicha liposolubilidad puede desencadenar una sobredosis terapéutica, causante de hipercalcemia, con náuseas, y vómitos, dolores óseos y musculares, e incluso calcificaciones.

Interviene igualmente en la absorción intestinal de calcio, en el metabolismo del fósforo y del flúor, y actúa directamente sobre las células óseas.

Su carencia es la causa del raquitismo en el niño con retraso en el crecimiento, dolores y deformaciones óseas, caries con retraso en el desarrollo dental, fatiga, anemia, hipocalcemia, etc.

En el adulto, se observa esencialmente una osteomalacia, que consiste en una desmineralización ósea con fatiga muscular, alteraciones de la marcha y tetania hipocalcémica.

A estos efectos bien conocidos de la vitamina D, habría que añadir sus aplicaciones en dermatología, inmunología y oncología.

En un congreso internacional celebrado recientemente en París, la vitamina D_3 se ha revelado el factor principal en la diferenciación de la epidermis, siendo capaz de favorecer la producción de una barrera cutánea de buena calidad. Aplicada localmente, ejerce una acción comparable a la de los corticoides, siendo menores sus efectos secundarios, especialmente en lo que se refiere a la atrofia cutánea. Su acción sobre las funciones inmunitarias de la piel podría igualmente ser muy útil para otro tipo de dermatosis inflamatorias crónicas, como los eccemas de contacto.

En oncología, la vitamina D, a dosis cuasi fisiológicas, es capaz de disminuir la proliferación de células cancerosas en los tumores de mama y contribuye a que aquéllas recuperen sus propiedades diferenciadas y vuelvan a tener su morfología normal. Por otro lado, habría que cuestionarse su acción en el cáncer de colon.

Se recomienda un aporte diario de 400 UI en los lactantes menores de 6 meses; las necesidades aumentan a 600 UI en niños de 6 meses a 4 años, así como en la mujer embarazada y la que da el pecho. Aproximadamente, estas dosis se encuentran en cantidades de 50 a 200 gramos en el pescado graso, de 100 a 500 gramos en la yema de huevo, de 400 a 600 gramos en el hígado y de tan sólo 4 gramos en el aceite de hígado de bacalao.

La vitamina D es sensible a la luz, al calor y a la oxidación. Se estima que las pérdidas son del orden del 20 % durante la cocción.

Vitamina E

Aunque su papel primordial en el de antioxidante, lo que le da el carácter de vitamina antienvejecimiento, es bien conocido, el alfatocoferol o vitamina E ha dado lugar recientemente a la publicación de numerosos artículos que confirman su eficacia en la prevención y limitación de las placas de ateroma.

La vitamina E es liposoluble y se absorbe en el intestino en presencia de sales biliares; luego, se incorpora a los quilomicrones. En el plasma, se une a las lipoproteínas y se almacena a continuación en el hígado y en el tejido adiposo.

El organismo absorbe como media de un 20 a un 40 % de la vitamina que se consume.

Las fuentes más importantes de vitamina E se encuentran en los aceites de primera presión en frío, en particular en los de germen de trigo, girasol, nuez, lino y pepitas de uva. Está presente igualmente en los frutos oleaginosos (nueces, avellanas, pistachos, almendras) y en los cereales integrales. También se encuentra, en cantidades poco significativas, en los pescados grasos, en las hortalizas y las verduras verdes, y en los huevos.

Su estabilidad depende del medio en el que se encuentra. Así, es mucho más sensible al oxígeno, a la luz y al calor en medios acuosos que en medios grasos. Esto permite tener más en cuenta las influencias de los modos de cocción sobre la preservación de la vitamina.

En el aspecto fisiológico, la vitamina E tiene la propiedad de poderse incorporar a las estructuras lipófilas (ricas en lípidos) de las membranas celulares, en particular de las células del sistema nervioso, muscular y cardiovascular. Los radicales libres son sustancias muy reactivas, que se producen de forma espontánea durante el funcionamiento celular normal y que están ligadas a la utilización del oxígeno en los diferentes metabolismos. La vitamina E se incorpora a las membranas de las células y las protege así de la acción agresiva de los radicales libres, transformándose en un radical estable, con lo cual se interrumpe una reacción en cadena que podría llegar a ser muy destructiva. Debido a esta acción, ha adquirido la reputación de vitamina antienvejecimiento.

En lo que concierne a las placas de ateroma, la vitamina E actúa como un antioxidante capaz de proteger a las lipoproteínas de colesterol LDL del proceso de peroxidación. Los macrófagos captan estas moléculas LDL una vez oxidadas y las transforman en células espumosas, que se encuentran en el origen de las placas de ateroma. Se ha podido demostrar que una molécula de LDL, que contiene de seis a ocho moléculas de vitamina E, es capaz de resistir de sesenta a ochenta minutos a la oxidación.

Este dato parece corresponderse con las observaciones realizadas en clínica. De hecho, se ha constatado una mortalidad más importante por isquemia coronaria (o infarto de miocardio) en los individuos que tienen carencias de vitamina E.

Por otro lado, el efecto protector de la vitamina E está reforzado por las vitaminas A y C, conocidas también por su acción antioxidante.

Junto a estos efectos, la carencia de vitamina E es también la causante de anemias hemolíticas y de alteraciones degenerativas del sistema nervioso, con afectación particular de la retina. Desempeña igualmente un papel importante en relación a las glándulas sexuales y está relacionada con la fertilidad.

Las necesidades son variables según el sexo, la edad y el país. En Francia, un tercio de la población tiene un aporte insuficiente de vitamina E. Se aconseja un aporte de 3 a 4 UI (o miligramos) en el lactante y de 10 a 15 UI en el adulto, lo que corresponde a 10 gramos de aceite de germen de trigo, 30 gramos de almendras o avellanas o 600 gramos de pescado graso.

Aún no se ha descrito ningún efecto tóxico de la vitamina E. Los resultados citados en la prevención de patologías cardiovasculares han sido obtenidos suministrando aportes importantes de la vitamina, del orden de 500 a 1.000 miligramos al día.

Ésta es la razón por la que, en este tipo de patologías, la única manera de alcanzar estos aportes de la vitamina es prescribirla en forma de perlas oleosas sintéticas o naturales, que se pueden comprar en farmacias o en tiendas de dietética.

Vitamina F

Con este término se designa, en realidad, una serie de ácidos grasos poliinsaturados esenciales (es decir, no sintetizados por el ser humano), representados por los ácidos linoleico, linolénico y araquidónico, los cuales son aportados exclusivamente a través de la alimentación, siendo por ello parecidos a una vitamina.

Su papel fundamental fue descrito por la doctora Kousmine en los años cincuenta. Estos ácidos grasos poliinsaturados ejercen sus funciones en:

- La estructura y la impermeabilidad de las membranas celulares.
- La síntesis de la lecitina y de la mielina, indispensables para el funcionamiento del cerebro y del sistema nervioso.
- La síntesis de las prostaglandinas, verdaderas hormonas celulares implicadas en los fenómenos inflamatorios e inmunitarios.

La forma espacial de estos ácidos grasos es importante: de hecho, sólo la forma *cis-cis* es biológicamente activa. Sin embargo, durante la preparación de ciertos aceites industriales, se produce la rotación de las moléculas de los ácidos grasos sobre su eje, volviéndose inactivos (forma denominada *cis-trans*).

La situación se podría comparar con las manos: tienen la misma fórmula (cinco dedos, número idéntico de falanges, uñas, etc.), pero se diferencian por el modo en que se disponen en el espacio. Una herramienta asimétrica, específicamente construida para una persona diestra –por ejemplo, un par de tijeras– no sirve para una persona zurda. ¡Lo mismo ocurre en el organismo!

El ácido *cis* linoleico se encuentra esencialmente en los aceites de primera presión en frío –de girasol, soja, onagra, lino– y en la leche humana. Se transforma en ácido gamma-linolénico gracias a la acción de una enzima, la delta-6-desaturasa. La reacción es activada por el cinc, la vitamina B_6 y el magnesio, e inhibida, entre otras cosas, por el alcohol, el envejecimiento, la polución y las radiaciones. No obstante, el ácido gamma-linolénico se encuentra también en el aceite de onagra (en una proporción del 7 al 9 %) y en el de borraja. En cuanto al ácido alfa-linolénico, se encuentra principalmente en los aceites de lino, nuez, soja y colza. Es el precursor del EPA, a partir del cual se obtienen las prostaglandinas PGE_3.

La síntesis del ácido di-homo-gamma-linolénico se hace a partir del ácido gamma-linolénico. Es uno de los precursores de las prostaglandinas de tipo 1 (PGE_1), verdadera hormona de paz celular que pone fin a la reacción inflamatoria.

El ácido araquidónico, precursor de la prostaglandina de tipo 2 (PGE_2), que actúa favoreciendo la inflamación, puede ser sintetizado a partir del ácido di-homo-gamma-linolénico, pero se encuentra igualmente en las grasas animales (carnes rojas, huevos, mantequilla, hígado...). Por lo tanto, nunca se producen carencias del mismo.

Es evidente que debe existir un equilibrio entre los dos tipos de prostaglandinas, PGE_1 y PGE_2. Las PGE_2 tienen un papel positivo, agresivo y eficaz cuando se trata, por ejemplo, de eliminar una bacteria; pero deben ser neutralizadas de inmediato por las PGE_1, ya que si no, persiste la reacción inflamatoria, lo cual lleva a la inflamación crónica y la esclerosis.

Desgraciadamente, la alimentación moderna es rica en ácidos grasos saturados y en ácidos grasos en su forma *trans*, y ello origina un desequilibrio de las prostaglandinas en detrimento de las PGE_1, que ya no podrán desempeñar su «misión de paz».

De una forma general, la vitamina F es muy sensible al calor y a la oxidación; de ahí la importancia de que los aceites sean de primera presión en frío y estén perfectamente conservados a salvo del calor y de la luz. Se deben conservar en el frigorífico una vez abiertos. Se aconseja tomar una cantidad de dos cucharadas soperas al día, añadidas bien a la crema Budwig, o al aliño de las ensaladas. Dependiendo de los casos, por ejemplo en patologías donde la carencia sea mayor, la doctora Kousmine recomendaba, además, la instilación en el colon de alrededor de 60 miligramos de aceite después de la aplicación de una lavativa intestinal.

Clínicamente, la carencia de vitamina F se reconoce con facilidad por el aspecto de la piel, que se torna seca y áspera: primero en las extremidades inferiores, luego en la espalda y por último en todo el cuerpo. En estos casos, el aporte regular de vitamina F devuelve a la piel su elasticidad y suavidad. Como es fácil suponer, ¡no sirve de nada untarse abundantemente con productos cosméticos cuando la alteración es interna!

Dicha carencia también es la causante de un descenso de la inmunidad y de la fertilidad. Por otro lado, favorece sobre todo un estado inflamatorio crónico, no compensado por la acción de las PGE_1.

Teniendo en cuenta todo lo dicho, se comprende fácilmente por qué la vitamina F tiene una acción beneficiosa en las patologías inflamatorias y degenerativas.

Se utiliza especialmente en:

- El síndrome premenstrual, en el que la PGE_1 regula la acción de las hormonas; en estos casos, se suele administrar asociada a la vitamina B_6 y al cinc.

- Las afecciones benignas y malignas de mama en sinergia con la vitamina A.
- La patología cardiovascular, gracias a su acción anticolesterolemiante, antihipertensiva y antiagregante plaquetaria, es decir, antitrombosis. En estos casos, es interesante asociar también la vitamina E y el selenio.
- El eccema, el asma, las alergias.
- La artritis y la poliartritis reumatoidea.
- La esclerosis en placas, de etiología desconocida, en la que el aporte de vitamina F actúa probablemente sobre la impermeabilidad de las membranas y sobre la estructura de la mielina, favoreciendo la síntesis de la PGE_1 antiinflamatoria. Las terapias con vitamina F deben asociarse con una reducción significativa del consumo de grasas saturadas (a menos de 20 gramos por día).

Recientemente, algunas publicaciones han destacado la acción beneficiosa de la reducción de los ácidos grasos saturados y el interés de aportar ácidos grasos poliinsaturados en las patologías desmielinizantes (de las que forma parte la esclerosis en placas). Esto corrobora los trabajos de la doctora Kousmine, quien dio más importancia a las grasas que a las proteínas, consideradas hasta entonces el principal punto de mira de un sistema inmunitario aberrante.

Como anécdota, cabe señalar que, en Francia, se ha obligado recientemente a los fabricantes de leche maternizada a añadir ácidos grasos poliinsaturados en sus productos. ¡Cuánto tiempo perdido y cuántos daños previsibles se podrían haber evitado!

Vitamina K

La vitamina K es necesaria para la biosíntesis de ciertos factores de coagulación en el hígado y ejerce una acción antihemorrágica.

La vitamina K tiene un doble origen:

- Alimentario (hígado, col, espinacas, lechuga, cereales germinados, trigo, zanahorias, etcétera).
- Endógeno, gracias a su síntesis por las bacterias intestinales.

Debido a que se trata de una vitamina muy extendida en la naturaleza, su carencia es rara y, generalmente, se produce como consecuencia de una alteración en la absorción intestinal; o de una patología biliar (hepatitis, colecistitis, etcétera); o bien a causa de una alimentación desequilibrada, asociada a un tratamiento antibiótico de larga duración. Ello se traduce en hemorragias espontáneas. Dicho defecto se corrige administrando vitamina K en inyectables.

Es una vitamina muy sensible a la luz, a los oxidantes y al medio básico. No se conoce su estabilidad en los modos de cocción.

Las necesidades diarias son del orden de 12 microgramos en los lactantes, y de 50 a 140 miligramos en los adultos y en la mujer embarazada; estas cantidades se encuentran en 30 a 100 gramos de hígado, en 25 a 70 gramos de col o espinacas y en 80 a 500 gramos de carne.

La vitamina K está indicada en la prevención de las carencias en el niño prematuro y en el recién nacido, así como en la prevención de accidentes hemorrágicos operatorios en individuos predispuestos a ello.

LAS VITAMINAS HIDROSOLUBLES

Las vitaminas B

Vitamina B_1 o aneurina o tiamina

Su importancia se puso de manifiesto históricamente, debido a la patología del beriberi, que se asoció al consumo exclusivo de arroz descascarillado. Las carencias de esta vitamina (contenida sobre todo en la cutícula del arroz) pueden producir síntomas variables que van, desde una simple alteración del estado general, asociada a irritabilidad, pérdida del apetito y adelgazamiento; hasta una afectación profunda del tejido nervioso (polineuritis) y del corazón, con aparición de edemas que pueden conducir incluso a la muerte.

Actualmente, sus carencias están en relación, sobre todo, con el alcoholismo, la toma de la píldora anticonceptiva, el embarazo, el tabaquismo, la diabetes, algunas patologías intestinales y hepáticas y fiebres de larga duración.

Los efectos de la escasez de esta vitamina se explican por su papel fundamental en el metabolismo de los glúcidos, permitiendo su mejor aprovechamiento energético y evitando la acumulación de ácidos intracelulares.

La tiamina interviene igualmente en:

- El metabolismo de los lípidos y las proteínas.
- La síntesis de la urea.
- La inactivación hepática de los estrógenos.
- La síntesis de la acetilcolina y de la adrenalina, transmisores de las células del sistema nervioso.

La vitamina B_1 está presente en casi todos los tejidos animales y vegetales, en particular en la levadura de cerveza, el germen de trigo, el hígado, los riñones, los cereales integrales y las algas. Las necesidades diarias son del orden de 0,3 miligramos en el lactante, de alrededor de 1,5 miligramos en el adulto y el adolescente, y de hasta 1,8 miligramos en la mujer embarazada, para la que puede ser preciso pensar en un suplemento (por ejemplo, 10 gramos de levadura de cerveza...). Debido a que las reservas son mínimas, es necesario un aporte diario de dicha vitamina.

La cocción en agua y en el microondas causan pérdidas importantes de la misma (alrededor de un 37 %). La congelación preserva la vitamina B_1.

Vitamina B_2 o lactoflavina o riboflavina

La vitamina B_2 está muy extendida en la naturaleza; interviene en numerosas funciones enzimáticas necesarias para la respiración celular y en la utilización de los ácidos grasos y de los aminoácidos (proteínas).

Ésa es la razón por la que tiene un papel indispensable en el desarrollo de los tejidos, principalmente de aquellos que tienen un fuerte índice de renovación celular, como las mucosas, los tejidos epiteliales y las células sanguíneas (en las que interviene fijando el hierro a la hemoglobina). También actúa sobre la retina y participa en la inactivación de los estrógenos por el hígado.

La carencia es prácticamente desconocida, ya que es sintetizada por las bacterias del intestino. No obstante, en algunas patologías como el alcoholismo, en el lactante nutrido con leche no maternizada y en la atresia biliar, su carencia puede ser la causante de disfunciones, como fisuras labiales, hipervascularización de la córnea y atrofia de las papilas linguales (lengua lisa).

Las fuentes alimentarias de la vitamina son, esencialmente: la levadura de cerveza, el germen de trigo, el hígado, los huevos, las carnes, y los pescados, el yogur y el queso blanco.

Las necesidades varían entre 1 y 1,8 miligramos por día (en 100 gramos de hígado, 1 litro de leche, 300 a 500 gramos de huevos y de queso).

Es muy sensible a la luz (se pierde un 85 % en la leche expuesta durante 2 horas al sol) y es relativamente resistente al calor.

Vitamina B_3 o vitamina PP o niacina

Esta vitamina corresponde a dos compuestos hidrosolubles, el ácido nicotínico y la nicotinamida, de actividad vitamínica bastante idéntica. Es la precursora de sustancias que intervienen en las reacciones de oxidorreducción del organismo o, dicho de otra forma, en la respiración celular.

Su carencia es la causante de la pelagra, enfermedad que se manifiesta con síntomas como astenia; alteraciones dermatológicas e intestinales, como diarrea y sangre en heces; e incluso psicológicas, como delirio, alucinaciones y confusión mental.

Biológicamente, es la causante de la anemia de tipo hipocrómica.

Su carencia suele ser debida a un desequilibrio en la alimentación (exceso de azúcar y de café), o a una alimentación no asimilable por el organismo (maíz), o a la toma de ciertos tipos de medicamentos, como INH y DOPA. También se observan insuficiencias en alcohólicos, fumadores y enfermos de cáncer de colon.

Se encuentra en la mayoría de los alimentos, sobre todo en la levadura de cerveza, los cereales integrales, la carne y el pescado. Sin embargo, la vitamina presente en algunos cereales, como el maíz, no puede ser asimilada por el organismo.

Las necesidades diarias van desde 6 miligramos en el bebé (hasta los 12 meses), hasta 15 a 18 miligramos en el adulto y 20 miligramos en la mujer embarazada o lactante (cantidades que se encuentran, por ejemplo, en 100 gramos de hígado, de carne o de pescado, y en 20 gramos de levadura de cerveza).

En principio, durante la cocción se pierden cantidades pequeñas (alrededor del 20 %), pero pueden ser de hasta el 50 % si se cocina, por ejemplo, un caldo.

De todas las vitaminas del grupo B, es la más resistente a la cocción.

Vitamina B_5 o ácido pantoténico

Presente en todas las células, el ácido pantoténico forma parte de la coenzima A, necesario para numerosas síntesis, en particular en el metabolismo energético (ciclo de Krebs). Interviene igualmente en la síntesis de grasas a partir de hidratos de carbono, en la del colesterol y de las hormonas esteroides (cortisol), necesitando la presencia de las vitaminas H y ácido fólico.

Su carencia es excepcional y originaría síntomas como fatigabilidad asociada a insomnio, mala resistencia a las infecciones y pérdida de la memoria. En un estadio más avanzado se han descrito dolores abdominales, calambres, síndrome de los pies ardientes, pérdida del cabello, etc.

Sus fuentes alimentarias son numerosas; proviene esencialmente de las carnes, del pescado y de los huevos. Las cantidades más importantes se encuentran en las huevas de pescado (caviar), la jalea real, el hígado, la levadura los riñones y los champiñones.

Las necesidades requeridas son de: 2 miligramos en el lactante, 3 miligramos en el niño hasta los 3 años y de 7 a 10 miligramos a partir de los 10 años, aunque las variaciones son importantes en función del estado nutricional y hormonal. En el adulto, estas cantidades representan aproximadamente 100 gramos de hígado o 500 gramos de carne, de huevos o de cereales.

Las pérdidas por la cocción son del orden del 20 al 40 %, ya que la vitamina B_5 es sensible al calor.

Vitamina B_6

La vitamina B_6 es la vitamina del metabolismo de las proteínas y, más concretamente, de la síntesis de los aminoácidos y de los ácidos nucleicos (ADN y ARN); se presenta bajo tres formas:

- Como piridoxina en el reino vegetal: cereales integrales y germinados (germen de trigo), alubias, lentejas, plátanos, verduras de hoja verde, col, puerros, etcétera.
- Como piridoxal en el reino animal: hígado, riñones, yema de huevo, carnes, pescados, leche materna, etcétera.
- Como piridoxamina en las levaduras.

Esta vitamina interviene en:

- La síntesis de cromosomas (ADN y ARN).
- La estructuración de las membranas celulares y del sistema nervioso.

- El metabolismo de los ácidos grasos insaturados.
- La síntesis del grupo hemo (como por ejemplo el de la hemoglobina presente en los glóbulos rojos).
- La síntesis de la adrenalina, la hormona del estrés.

Su carencia está a menudo relacionada con el alcoholismo y puede desencadenar, según su intensidad, los siguientes síntomas:
- Alteraciones en el desarrollo y el crecimiento.
- Alteraciones nerviosas, que van desde el simple olvido de los sueños, a la apatía, la depresión, vértigos, convulsiones o afectación de los nervios periféricos; dichos efectos pueden ser debidos a un defecto en la síntesis de neurotransmisores.
- Lesiones seborreicas (cabello graso), glositis (lengua depapilada, roja y lisa).
- Anemia hipocrómica microcitaria y descenso de las defensas inmunitarias.

Su aporte no sólo corrige estos síntomas, sino que puede resultar benéfico en las hipoglucemias (ya que la vitamina B_6 interviene en la tolerancia a la glucosa), en la sordera del oído interno, en los vértigos de Ménière, en los tratamientos de rayos X y en los de algunos antituberculosos (INH) o isoniacida.

Además, asociada al cinc y al aceite de onagra, se ha mostrado beneficiosa en el tratamiento del síndrome premenstrual (tensión mamaria, dolores de vientre, etc.).

Las necesidades en el adulto varían del orden de 2 a 4 miligramos por día, cantidad que puede estar contenida en alrededor de 50 gramos de germen de trigo o 250 gramos de carne, pescado, hígado...; sin embargo, dichas necesidades aumentan con el consumo de proteínas, la utilización de contraceptivos orales, el embarazo y la lactancia, el tabaco, el alcohol y el consumo de azúcar refinado.

La cocción puede originar pérdidas por dilución en el agua usada al efecto. Aparte de esto, la vitamina B_6 es bastante estable al calor. Ello ilustra el interés de una cocción suave al vapor.

Vitamina B_8 o vitamina H

La vitamina B_8 o biotina interviene esencialmente en el metabolismo de los glúcidos y de los ácidos grasos. Proviene de dos fuentes:

- Alimentaria: levadura, hígado, riñones, yema de huevo, champiñones, judías, lentejas, carne, pescado, quesos, lácteos, etcétera.
- Bacteriana, sintetizada por la flora intestinal.

Al estar presente en muchos alimentos, su carencia en el ser humano es muy rara. Ocasiona entonces síntomas comunes a otras carencias de vitaminas del grupo B.

Aparte de su utilización en el medio hospitalario en la alimentación de tipo parenteral (por vía intravenosa), se ha propuesto la administración de biotina en el tratamiento de diversas alteraciones del cabello: alopecia, calvicie o hiperseborrea (cabello graso).

Vitamina B_9

Más conocida como ácido fólico, la vitamina B_9 resulta indispensable en el proceso de multiplicación celular. Interviene de hecho en la síntesis de los ácidos nucleicos (cromosomas), gracias a su acción sobre las purinas y las pirimidinas. Estas sustancias, por medio de la vitamina B_{12}, se fijan a un azúcar, la ribosa, para formar un ácido nucleico, elemento base del cromosoma. El ácido fólico interviene igualmente en la formación de los glóbulos rojos y en la síntesis de aminoácidos.

Sus fuentes principales son: las levaduras, el hígado, las hojas verdes de las verduras (espinacas, berros, canónigos), el resto de hortalizas verdes, la alubia verde, las lentejas, los quesos, los huevos, los espárragos, etcétera.

Su carencia es la más frecuente entre las de las vitaminas en los países desarrollados. En Francia, el 95 % de la población tendría un aporte inferior al 80 % de las dosis recomendadas y de un 5 a un 25 % de las mujeres presentan una anemia megaloblástica debida a la carencia de folatos.

La sintomatología consiste en alteraciones digestivas y neurológicas, asociadas biológicamente a una anemia macrocitaria no regenerativa, una leuconeutropenia y una trombocitopenia (insuficiencia de glóbulos blancos y de plaquetas).

Su aporte protege de los parásitos intestinales y previene la aparición de canas y la psoriasis (en asociación con la vitamina C).

Las necesidades en el adulto son del orden de 200 microgramos (0,4 miligramos por día), aproximadamente, que se encuentran, por ejemplo, en 100 gramos de hígado, 8 gramos de levadura de cerveza o 150 gramos de espinacas. En la mujer embarazada son del orden de 400 microgramos, por lo que son necesarios suplementos.

Los folatos son sensibles al calor, a la luz, a los ácidos, a las bases, a los oxidantes y a los reductores. Sus pérdidas pueden llegar a ser de un 95 % durante las preparaciones culinarias.

Vitamina B_{12}

Descubierta recientemente, esta vitamina también se denomina cianocobalamina y su fórmula recuerda a la de la hemoglobina, pero, en lugar de presentar en el centro un átomo de hierro (o de magnesio en el caso de la clorofila), contiene un átomo de cobalto.

Desempeña un papel importante en la hematopoyesis (producción de glóbulos rojos en la médula ósea), en el sistema nervioso, en el metabolismo de las grasas y de los azúcares y, en combinación con el ácido fólico, en la síntesis de los ácidos nucleicos.

Las fuentes son exclusivamente animales: hígado, riñones, pescado (en particular las sardinas), carnes, huevos, quesos y lácteos.

Su carencia es excepcional, ya que las reservas hepáticas son suficientes para un período de 3 a 8 años. Sin embargo, se puede producir por malnutrición o por un régimen vegetariano estricto, así como en ciertas patologías digestivas que afectan al factor intrínseco segregado por el estómago y al cual se debe unir la vitamina B_{12} para atravesar la barrera intestinal.

El efecto es una anemia perniciosa por déficit en la producción y la maduración de los glóbulos rojos, los cuales se vuelven más frágiles y menos aptos para desempeñar su papel de transportadores de oxígeno. Esta anemia se asocia a síntomas como astenia, irritabilidad, depresión y glositis.

Biológicamente, se observan las mismas alteraciones que en la carencia de folatos (anemia macrocitaria y leuconeutropenia).

La vitamina B_{12} es sensible a los ácidos y a las bases, a la luz y a la humedad. Las pérdidas son del orden del 25 al 30 % por los métodos de cocción tradicionales.

Su toma se propone cuando existan síntomas de carencia y, además, en las neuritis, las polineuritis y los dolores reumáticos.

No existen casos de hipervitaminosis asociados a la vitamina B_{12}. No obstante, se evita prescribirla a dosis elevadas

(1.000 miligramos por día) en las patologías cancerosas, pues podría favorecer la proliferación de algunas de sus células.

La vitamina C

Se ha escrito mucho sobre la vitamina C o ácido L-ascórbico, pues ya que en la época de los romanos se sabía que el escorbuto aparecía en navegantes, cuando en su dieta había carencia de fruta y hortalizas frescas durante un tiempo prolongado. Más recientemente, la investigación de Linus Pauling, premio Nobel de química y de la Paz, puso en evidencia la necesidad de prescribir dosis importantes de esta vitamina. Los trabajos de Pauling fueron, sin embargo, criticados por algunos de sus colegas, quienes afirmaban que no había demostrado la eficacia de la vitamina C en los cánceres y el sistema inmunitario. Esta ceguera, más o menos deliberada, fue criticada severemente por Linus Pauling.

Hoy día, se pone claramente de manifiesto que la administración de la vitamina C en pacientes cancerosos aumenta su supervivencia de forma significativa.

En septiembre de 1990, la Dra. Gladys Bloch, durante un simposio celebrado en Washington, mostró los diferentes estudios que se han realizado en humanos referentes a la vitamina C y su relación con el cáncer: «En numerosos tumores, existen cada vez más pruebas del efecto protector anticanceroso que ejerce la vitamina C. Estadísticamente, dicho efecto es significativo en el 75 % de los estudios. Se ha observado que un consumo insuficiente de vitamina C duplica el riesgo de padecer de enfermedad y que el 25 % de la población (estadounidense) está en situación de riesgo». En Francia esta tasa es del 40 %.

En dicho simposio, también se señaló el papel de la vitamina C como antioxidante, depuradora de los radicales libres, hipocolesterolemiante y protectora cardiovascular. Sin embargo, los asistentes cuestionaron el papel de la vitamina C como terapia coadyuvante de los tratamientos de radio y quimioterapia aplicados al cáncer para disminuir su toxicidad.

Sin necesidad de esperar estos resultados, la doctora Kousmine había percibido el interés del tema tras la publicación de los trabajos de Linus Pauling. Comenzó a prescribir dosis importantes de vitamina C a sus pacientes, comprobando que la toleraban bien, incluso a dosis de hasta 10 gramos e incluso mayores, pero observando sobre todo que se encontraban mejor.

Cada día ponemos énfasis en el efecto beneficioso que ejerce dicha vitamina a dosis de entre 0,5 y 2 gramos por día, sobre el estado general, aportando una mayor resistencia a las infecciones.

La vitamina C es hidrosoluble y está muy extendida en la naturaleza. Se trata de un ácido cuya estructura recuerda a la de un azúcar simple, la glucosa. De hecho, el ácido ascórbico no es una vitamina para un gran número de especies animales, ya que la pueden sintetizar en el hígado a partir de la glucosa. Esta capacidad para sintetizar la vitamina C ha desaparecido en el ser humano a lo largo de su evolución, por lo que necesita de su aporte.

El ácido L-ascórbico tiene funciones de catalizador biológico y de transportador de hidrógeno (favoreciendo las reacciones bioquímicas); está íntimamente ligado a los mecanismos de respiración celular y es necesario de forma continua en un gran número de procesos de degradación y de síntesis.

Sus fuentes alimentarias son numerosas. A continuación se dan, a título de ejemplo, algunos valores por 100 gramos:

• Contenido muy alto:	
– bayas de rosa silvestre o escaramujo	3.000 miligramos
– grosella negra, brécol, perejil, pimientos	130 a 200 miligramos
• Contenido alto y medio:	
– col, coliflor	50 a 70 miligramos
– kiwis	30 a 200 miligramos
– fresas, cítricos	30 a 70 miligramos
– hígado	7 a 45 miligramos
• Contenido bajo:	
– patatas, peras, melocotón, uvas, etcétera	2 a 15 miligramos
– hortalizas en general	
– carnes, pescados, lácteos, etc.	

En cuanto a las carencias de vitamina C, aunque actualmente apenas se ven casos de escorbuto, se estima que un 40 % de la población francesa tiene un aporte diario insuficiente de dicha vitamina. Clínicamente se manifiesta por una tendencia mayor a la fatiga, una mayor sensibilidad al estrés, un mayor número de infecciones y una disminución de la tolerancia a la glucosa. Recordemos que el escorbuto, forma histórica de carencia de vitamina C, se manifiesta por: una inflamación de las encías, que se vuelven sangrantes; posteriormente, los dientes se descarnan y caen; se producen hematomas que progresan desde los pies a las caderas, con inflamación y ulceración de las piernas, diarrea, estado letárgico, etc.

Propiedades de la vitamina C

- **Acción antiestrés.** Interviene en la síntesis de las hormonas suprarrenales, implicadas en el estrés. Las necesidades de vitamina C aumentan, por lo tanto, durante la respuesta a esta situación.
- **Curación de heridas y llagas.** Permite la síntesis del colágeno, uno de los principales componentes de los tejidos de sostén que da resistencia y flexibilidad al hueso, así como elasticidad, suavidad y firmeza a la piel. Los bordes de las heridas tienen un elevado consumo de vitamina C, lo cual prueba esta estimulación. En cuanto a la asociación de calcio y vitamina C, acelera la curación de las fracturas en un 30 % y permite la mejoría de los dolores lumbares.
- **Acción antianémica.** Favorece tanto la absorción de hierro y su utilización en la hemoglobina de los glóbulos rojos, como su almacenamiento. Además, permite activar el ácido fólico (en asociación con la vitamina B_{12}), el cual también interviene en la fabricación de los glóbulos rojos.
- **Regulación metabólica y hormonal.** Participa en el metabolismo de las grasas, de los azúcares y de las proteínas. Actúa sobre la insulina y mejora la tolerancia a los azúcares. Por otro lado, previene las enfermedades cardiovasculares, al reducir el colesterol «malo» por una aceleración de su transformación en hormonas esteroides y en ácidos biliares.
- **Papel antiinfeccioso.** Un gramo de vitamina C reduce la duración de una gripe en un 30 %, gracias a su acción cualitativa y cuantitativa sobre los linfocitos implicados en la destrucción de las bacterias y los virus. Favorece la síntesis de anticuerpos y protege a las células contra los efectos destructores de los radicales libres.

- **Acción antitóxica.** Combate de forma eficaz los efectos tóxicos de los metales pesados (plomo, mercurio, arsénico, aluminio), así como de las toxinas bacterianas animales, de los pesticidas (DDT, lindano), etc. No hay que olvidar que dichas sustancias son conocidas por su acción cancerígena De ahí el interés de su aporte en los fumadores: de hecho, se considera que un paquete de cigarrillos destruye un gramo de vitamina C.
- **Papel anticanceroso.** Esta propiedad, que ya fue observada por Linus Pauling, deriva de todo lo dicho hasta ahora. Los tratamientos anticancerosos actuales, bien sean la cirugía, la radioterapia o la quimioterapia, van dirigidos a la erradicación del tumor. Estos tratamientos frecuentemente actúan sobre un paciente con grandes carencias de tipo crónico, tienen como efecto un aumento del estrés y de las toxinas liberadas. Además, la cirugía va precedida a menudo de un ayuno y, a veces, requiere transfusiones sanguíneas (¡sin vitamina C!), que dan lugar a cicatrices y pueden desencadenar complicaciones mecánicas e infecciosas.

En cuanto a las radiaciones, pueden ser comparables a una quemadura profunda con producción de radicales libres, muy agresivos para las células, y de desechos tóxicos, que son eliminados a través del hígado.

La quimioterapia es la causante de la formación de tóxicos celulares. La vitamina C actúa estimulando la desintoxicación hepática y renal, reforzando así el sistema inmunitario y la acción de ciertos tipos de quimioterapia.

Si añadimos a todo ello la alimentación hospitalaria, que la mayoría de las veces no se adapta a las necesidades del paciente, y también el estado de debilidad con náuseas y vómitos, que hace que los enfermos no se alimenten de forma adecuada, se comprende que es absolutamente necesaria la suplementación vitamínica.

Necesidades de vitamina C

- De 35 a 60 miligramos por día en el lactante y el niño pequeño.
- De 60 a 100 miligramos por día en el adolescente y en el adulto.

Dichas dosis varían en función de la susceptibilidad individual (el escorbuto es excepcional en las mujeres); a menudo son necesarias cantidades mayores.

A la vista de estos valores, que son modestos, es deprimente constatar que un 40 % de la población francesa no llega a las dosis requeridas.

Las reservas son mínimas, por lo que se recomienda un aporte regular. La teoría de que la vitamina C es eliminada dos horas después de su ingestión es errónea. En los pacientes de cáncer sólo se encuentra un 30 % y, a veces, es necesario administrar dosis considerables de esta vitamina para encontrarla en la orina.

La vitamina C es la más frágil de las vitaminas. Es sensible a la oxidación del aire, al calor y a la luz. Su degradación puede ser del 90 al 100 % durante la cocción prolongada, en el mantenimiento de los alimentos al calor o durante su recalentamiento. De ahí el interés por comer ensaladas recién preparadas y fruta acabada de recoger. Hay que evitar las hortalizas que han sido almacenadas varios días en el escaparate o en un refrigerador. Del mismo modo, las conservas o los congelados tienen menos contenido en vitamina C.

El ácido ascórbico, que se encuentra habitualmente como suplemento, es de origen sintético y, a menudo, es una combinación de los ácidos D y L-ascórbico. Es más util la aportación de vitaminas naturales, ya que su actividad es mayor, debido a la presencia de otras vitaminas y oligoelementos (flavonoides). En cuanto a la forma de prescripción, si se quiere administrar, por ejemplo, una cantidad de 5 a 15 gramos por día, se puede elegir entre:

- El ácido ascórbico, que tiene el inconveniente de aportar un exceso de ácido, que puede tamponarse con un poco de bicarbonato.
- El ascorbato de sodio, el cual no aporta ácido, pero cuyo contenido en sodio es un inconveniente durante los tratamientos a base de cortisona.
- El ascorbato de calcio, que no presenta ninguno de estos inconvenientes, pero cuyo precio es elevado.

Si se prescriben dosis altas, se tomará diluyendo la cantidad necesaria (de 1 a 3 cucharadas) en medio litro de agua y bebiéndola a sorbos, siempre que la última toma sea antes de las tres de la tarde, con el fin de evitar efectos sobre el sueño. De todas formas, lo más normal es que produzca una acción positiva sobre el sueño y los efectos indeseables suelen ser raros.

COMPUESTOS EMPARENTADOS

El ácido paraaminobenzoico (PABA) o vitamina B_{10}

Es una vitamina emparentada con las vitaminas del grupo B que entra en la constitución del ácido fólico (vitamina B_9).

Se encuentra en la levadura de cerveza, los cereales integrales, el germen de trigo, el hígado y las avellanas.

Las necesidades son del orden de 5 a 80 miligramos por día.

Se utiliza en la prevención de las arrugas, la pérdida del cabello y su encanecimiento (en asociación con el cobre, la vitamina B_9 y la vitamina C).

El ácido pangámico

Es bien conocido por los deportistas, quienes lo utilizan por su capacidad para facilitar la utilización del oxígeno por parte de los tejidos y neutralizar el ácido láctico que se forma en los músculos durante un esfuerzo, evitando que se produzcan agujetas.

Se encuentra de forma natural en la levadura de cerveza, la carne de vaca, el arroz integral, las pipas de girasol, etc.

Los bioflavonoides o flavonas o vitamina P

Esta vitamina actúa sobre los capilares sanguíneos y refuerza las paredes vasculares de las arterias y de las venas, aumentando su resistencia y disminuyendo su permeabilidad.

Está contenida de forma natural en la cáscara de los cítricos, en la grosella negra, en las cerezas y en los albaricoques maduros, y actúa protegiendo a la vitamina C de su degradación, favoreciendo su asimilación. De ahí el interés de tomar vitamina C de forma natural, ya que es más eficaz a dosis menores.

Las necesidades oscilan entre 50 y 500 microgramos por día (0,05 a 0,5 miligramos).

El inositol y la colina

Son los principales constituyentes de la lecitina de soja y se encuentran igualmente en los cereales integrales, el hígado, la yema de huevo cruda, el germen de trigo y los sesos.

Están en relación con el metabolismo de las grasas y son útiles por su efecto hipocolesterolemiante; actúan asimismo sobre el tejido nervioso y son utilizados tanto en los regímenes de adelgazamiento como en el tratamiento de la calvicie masculina.

El inositol tiene una acción hipocolesterolemiante y su carencia es la causa de la esteatosis hepática, de la lipomatosis y de la pérdida de cabello. Sus necesidades diarias varían entre 500 y 1.000 miligramos.

La colina es necesaria para la buena conducción del impulso nervioso y previene la esteatosis hepática. Su carencia es la causa de la arteriosclerosis y de las alteraciones de la memoria. Sus necesidades diarias son del orden de 300 a 700 miligramos.

LOS ELEMENTOS QUÍMICOS

Al igual que las vitaminas, los elementos químicos son indispensables para garantizar las funciones de las células y deben ser aportados de una forma equilibrada con la alimentación. El interés de la mayoría de ellos ha sido descubierto muy recientemente.

El conocimiento tardío de estas sustancias se explica por el hecho de que algunos han sido considerados durante mucho tiempo tóxicos y también por la dificultad de dosificarlos de forma adecuada. De hecho, pueden ser indispensables a una determinada dosis, pero tóxicos a dosis superiores e interferir incluso en la absorción de otro elemento químico.

Por ello, es necesario un buen conocimiento de las acciones de estos elementos, así como de sus eventuales interacciones para utilizarlos de forma terapéutica.

En cuanto a los oligoelementos, que se precisan en dosis cuasi infinitesimales, pueden actuar siguiendo diferentes mecanismos:

- Participando en las reacciones enzimáticas. Actúan entonces como cofactores enzimáticos. En este caso, los oligoelementos pueden formar parte de la misma estructura enzimática (metaloenzima) o fijarse de forma reversible a una enzima para activarla, a veces de forma muy específica. Hay que recordar que una enzima es una sustancia capaz de provocar y/o acelerar una reacción química en el organismo; sin ella la vida sería imposible, considerando la lentitud de la mayoría de estas reacciones. Las enzimas son los catalizadores de las reacciones bioquímicas.

- Participando en la formación de los tejidos de sostén del organismo. Sería el caso, por ejemplo, del calcio, el fósforo y el flúor para los huesos, y del yodo en las hormonas tiroideas.

A continuación, resumimos los principales elementos químicos indicando el papel que ejercen, el efecto de sus carencias, sus fuentes, sus necesidades y sus antagonismos. Esta última cuestión es esencial en terapéutica, pues conduce a proponerlos en proporciones variables en relación a otros o de forma secuencial.

El calcio (Ca)

El calcio es un elemento bien conocido. Ejerce su papel en los tejidos de sostén y en la formación, crecimiento y mantenimiento de la estructura del hueso y de los dientes. Participa igualmente en la contracción muscular, así como en la creación y transmisión del impulso nervioso, gracias a su acción sobre la permeabilidad celular. El organismo humano contiene alrededor de 850 gramos, de los cuales, sólo 0,5 gramos se encuentran en la circulación.

La carencia está a menudo relacionada con la falta de ejercicio físico, con el estrés (que aumenta la acidosis, factor importante en las pérdidas cálcicas y en el mayor requerimiento de calcio por la multiplicación de los impulsos nerviosos), con un régimen demasiado rico en grasas y en carnes, y con la carencia de vitamina D. Se manifiesta clínicamente mediante síntomas que suelen agruparse bajo el término inadecuado de espasmofilia: palpitaciones, insomnio, calambres, nerviosismo, disnea o falta de aire, temblores y entumecimiento de los brazos y de las piernas. También es causante de la osteoporosis, de las caries dentales, de las uñas quebradizas e incluso del raquitismo.

Las fuentes alimentarias están muy extendidas. Entre ellas se encuentran la leche y los productos lácteos, el pescado (sardina, salmón), las espinacas, las hortalizas verdes, las almendras, etcétera.

Las necesidades varían entre 800 y 1.200 miligramos diarios, de los cuales la mitad es excretada por la orina y las heces. Su asimilación está favorecida por las vitaminas A, C, D y F, así como por el hierro, el magnesio y el fósforo, pero en cantidades pequeñas, pues su exceso resulta, por el contrario, perjudicial.

El magnesio (Mg)

Es también un mineral muy conocido y tiene igualmente un papel mixto, de sostén y de catálisis. Su metabolismo está íntimamente ligado al calcio, el fósforo y el potasio.

Participa de forma activa en la síntesis de las proteínas y de los ácidos nucleicos (ADN y ARN). Actúa a nivel de la permeabilidad y del equilibrio bioeléctrico de las membranas celulares, en particular, en las del corazón, el esqueleto y el tejido nervioso.

El organismo humano contiene alrededor de 30 gramos de magnesio, de los cuales el 70 % está asociado al calcio y al fósforo a nivel del hueso. La mayor parte del magnesio se encuentra en el interior de las células, de ahí el interés de la medición intracelular, mejor reflejo de las reservas que la medición en plasma.

La carencia está generalmente ligada al estrés, a los excesos alimentarios (carne, café, azúcares refinados, grasas, alcohol), a la utilización de contraceptivos orales y al exceso de calcio. Se manifiesta clínicamente con síntomas similares a la espasmofilia, como nerviosismo, temblores, taquicardia, astenia, insomnio, depresión, irritabilidad, etc., y también por calambres musculares, contusiones e hipertensión arterial.

El magnesio se encuentra en alimentos como cereales integrales, frutos oleaginosos (en particular las almendras), hortalizas verdes, algas, mariscos, habas y garbanzos.

Las necesidades se estiman entre 200 y 750 miligramos diarios. Su asimilación está favorecida por las vitaminas B_6, C y D, así como por el calcio, el fósforo y la cisteína.

El flúor (F)

El flúor es un mineral conocido por sus funciones de protección de la caries dental y por su papel indispensable en la formación y el desarrollo de los huesos.

No es recomendable su aportación de forma sistemática, debido a sus peligrosos efectos secundarios en el hígado y en el páncreas. Ciertas publicaciones anglosajonas han descrito incluso un mayor número de casos de patologías de tipo canceroso en personas que habían recibido sistemáticamente altas dosis de flúor durante su infancia.

Las necesidades se estiman en 0,5 miligramos diarios. Como principales fuentes alimentarias cabe citar el marisco, las algas, el té, el trigo, el arroz, la cebada, los albaricoques, la uva, etcétera.

A veces es utilizado en asociación con el calcio y la vitamina D para tratar la osteoporosis.

El fósforo (P)

Tiene también una acción determinante en la formación de los dientes y de los huesos. Participa igualmente en el desarrollo de las células, en el metabolismo energético (producción de ATP a partir de grasas y azúcares) y en el metabolismo del calcio. Dichas acciones son muy importantes para las células nerviosas y óseas, así como en la formación de las células sanguíneas.

La carencia se manifiesta en pocas ocasiones y suele ser debida a un exceso de hierro o de magnesio inorgánico (por ejemplo, abuso de medicamentos antiácidos), a un exceso de azúcar o a la acción tóxica del aluminio. Clínicamente, se manifiesta por raquitismo, pérdida de apetito, alteraciones de tipo nervioso y aumento del peso corporal.

Las necesidades son del orden de 800 a 1.300 miligramos diarios. Entre las fuentes alimentarias se encuentran casi todos los alimentos (aves, carnes, pescados, nueces, cereales integrales, leguminosas, zanahorias, espinacas, etc.), en los que el fósforo se encuentra en forma de fosfatos.

La asimilación se favorece por la presencia de las vitaminas A, D y F, así como por la del hierro y el manganeso.

El hierro (Fe)

Es un oligoelemento conocido por su papel en la producción de los glóbulos rojos, donde interviene en la síntesis de la hemoglobina y en el transporte del oxígeno; pero también tiene un papel fundamental en numerosas reacciones bioquímicas relacionadas con la respiración celular, en la estimulación del sistema inmunitario, en la resistencia al estrés y en el crecimiento del niño.

La absorción requiere un buen funcionamiento del aparato digestivo, y su transporte y almacenaje dependen de proteínas específicas sintetizadas en el hígado.

Los estados inflamatorios crónicos producen, por otro lado, un consumo interno excesivo de este mineral.

La carencia está a menudo relacionada con un aumento de sus requerimientos (embarazo y lactancia), con hemorragias visibles (reglas muy abundantes y/o frecuentes) u ocultas, con una alimentación carencial o demasiado rica en fosfatos, cinc y cobre, con el abuso de café o alcohol, etc. Se suele manifestar clínicamente por anemia ferropénica (disminución de la hemoglobina disponible en los glóbulos rojos debido a un descenso del hierro en el organismo) o con síntomas como fatiga, palidez cutánea y de las mucosas, dificultad para respirar y sensación de debilidad muscular. También puede originar infecciones de repetición, disminución de los niveles de concentración, fragilidad de las uñas, estreñimiento y sensación dolorosa en la lengua.

El consumo excesivo puede ser el causante de hemocromatosis y depositarse en los órganos (hígado, corazón, páncreas).

La absorción es débil y está favorecida por las vitaminas C, B_9 y B_{12}, y por el calcio y el cobalto. El cobre, a dosis bajas, estimula su utilización pero la inhibe a dosis elevadas.

Por otra parte, el cinc, el fósforo y el manganeso tienen una acción antagonista con el hierro.

Las necesidades varían mucho de un individuo a otro, según existan o no inflamaciones, hemorragias, etcétera; a menudo se requieren dosis precisas.

Como fuentes alimentarias del hierro cabe citar las carnes, los cereales integrales, el hígado, las vísceras, los frutos secos, las legumbres, el cacao, los huevos, las verduras, etcétera.

El cobre (Cu)

El cobre es un elemento esencial en la respiración celular y tiene un papel fundamental en procesos como la síntesis de la hemoglobina, la utilización de la vitamina C, la activación de las defensas inmunitarias que intervienen en la lucha contra las bacterias y los virus, la regulación del estrés, la pigmentación de la piel y del cabello, y la formación del tejido conjuntivo (cartílago del hueso, cicatrices). Participa también en el funcionamiento de la glándula tiroidea y de las glándulas suprarrenales. Protege las células, al ser capaz de estimular la producción de la enzima superoxidodismutasa (o SOD), cuya función es inactivar los radicales libres, sustancias muy reactivas y destructoras de las membranas celulares.

La carencia se presenta en pocas ocasiones; podría aparecer por una alimentación muy desequilibrada (a base de leche únicamente) o de tipo parenteral (por vía intravenosa). Se manifestaría clínicamente por un estado de debilidad general, anemia, lesiones cutáneas y una mayor tendencia a las infecciones.

Los excesos en la ingestión de cobre se producen, sin embargo, a menudo, y pueden manifestarse por alteraciones cardiovasculares, anemia por alteración de las reservas de hierro, lesiones a nivel hepático, alteraciones del cristalino, etcétera.

Estos excesos suelen estar relacionados con el estrés, la toma de estroprogestativos, y el consumo de agua de grifo (tuberías de cobre).

A partir de 10 miligramos diarios, se pueden observar síntomas tóxicos, como diarreas y vómitos.

Cabe destacar una enfermedad genética denominada enfermedad de Wilson, que se origina por una acumulación de cobre en las arterias y en los tejidos. Por todo ello, se trata de un oligoelemento cuya administración se debe efectuar con cuidado.

Su asimilación está favorecida por la presencia de cobalto, hierro y cinc; e inhibida por el cinc y el manganeso en exceso, el calcio, el molibdeno y la plata.

Existe una acción antiinfecciosa sinérgica entre el cobre (2 miligramos) y el manganeso a dosis bajas (200 microgramos). La asociación de vitamina C, cinc y manganeso actúa como antídoto del cobre.

Las dosis diarias recomendadas son del orden de 1 a 3 miligramos.

Como fuentes naturales de cobre cabe citar el marisco, el hígado, las legumbres, las nueces, el trigo, los frutos oleaginosos, el maíz, la cebada, los espárragos, etcétera.

El cinc (Zn)

Presente en muchas reacciones de tipo enzimático, el cinc es un metal esencial, cuyas funciones, sin embargo, están a menudo subestimadas.

Ejerce un papel preponderante en la síntesis de las proteínas relacionadas con los sistemas hormonal; genético (ADN, ARN); de la sexualidad (estimulación en la producción de espermatozoides, del líquido seminal, de la testosterona), e inmunitario (maduración de los linfocitos T, estimulación de los linfocitos B, que favorecen a su vez la producción rápida y masiva de anticuerpos específicos dirigidos contra un cuerpo extraño, y estimulación de la producción en el hígado de proteínas antirradicales).

El cinc permite igualmente estabilizar la insulina, hormona que interviene en el metabolismo de los azúcares y de las grasas, y tiene una acción positiva en la lucha contra los radicales libres en las membranas celulares.

Su acción beneficiosa en la cicatrización y el acné se conoce también desde hace mucho tiempo.

La carencia de cinc es frecuente en la población y puede estar relacionada con:

- Una alimentación basada exclusivamente en cereales, ricos en fitatos y en fosfatos, los cuales inhiben la absorción del cinc.
- Una alimentación demasiado refinada, que reduce de forma importante el contenido de cinc de las sustancias ingeridas.
- El exceso de abonos empleados en el cultivo de los vegetales impide el almacenamiento de las sales minerales contenidas en el suelo.
- Los tratamientos farmacológicos o quirúrgicos (diuréticos, resección intestinal...).
- El alcoholismo y el estrés, que favorecen las pérdidas urinarias de cinc.
- El exceso de cobre o de calcio, el déficit de fósforo, los contraceptivos orales, que actúan como antagonistas del cinc.
- Un aumento de sus necesidades (embarazo, crecimiento rápido, pubertad).

Las carencias se manifiestan con numerosas alteraciones, entre las que cabe citar las siguientes:

- Alteraciones del crecimiento (enanismo en jóvenes iraníes que se alimentaban exclusivamente de pan blanco y habas y que, por otro lado, tenían una transpiración abundante y padecían parasitosis).

- Alteraciones de la fertilidad masculina (disminución del número y la movilidad de los espermatozoides, descenso de las concentraciones de testosterona).
- Problemas de la piel y de las faneras (retardo de la cicatrización, manchas blancas en las uñas, dolores articulares, acné, eczema, alopecia con pérdida de las cejas, etcétera).
- Disfunciones de la inmunidad (infecciones otorrinolaríngeas de repetición, acción sobre los linfocitos).
- Tendencia hipoglucémica y diabetes (donde interviene el cinc junto con el cromo).
- Alteraciones neurológicas, que van desde una pérdida del sentido del gusto y un descenso de la visión nocturna, a la depresión e incluso la esquizofrenia.
- Disminución del HDL-colesterol, lipoproteína que se encarga de transportar el colesterol, y ejerce un papel protector frente al ateroma.

Las fuentes principales de cinc son los cereales integrales (trigo, cebada), la yema de huevo, la carne, el hígado, el marisco, la levadura, etcétera.

Las necesidades son del orden de alrededor de 15 miligramos por día.

La asimilación de cinc está favorecida por las vitaminas A, B_6 (ésta se asocia a menudo con cinc en las terapias que utilizan este elemento) y C, y también por el cobre y el calcio (en dosis bajas) y, sobre todo, por el fósforo y el cromo.

El cromo (Cr)

La síntesis del factor de tolerancia a la glucosa o GTF (Glucose Tolerance Factor) es realizada por la flora bacteriana en presencia de cromo.

La GTF incrementa específicamente la acción de la insulina, hormona hipoglucemiante sintetizada por las células del páncreas. Por esta razón, el cromo debe ser utilizado en los siguientes casos:

- En las hipoglucemias y en la diabetes: la utilización secuencial del cinc y del cromo permite estabilizar la insulina favoreciendo su acción en las células sobre las que actúa dicha hormona. Desgraciadamente, la secreción de insulina conlleva un incremento en las pérdidas de cromo, lo

cual puede llevar a una desestabilización de la insulina y a un menor efecto sobre las células: de ahí la importancia de dicho oligoelemento en este tipo de patologías.
- En la prevención de las enfermedades cardiovasculares y de la hipertensión arterial: el aporte de 2 miligramos de cromo por día durante un mes origina una disminución del colesterol de más de un 12 %, en comparación con individuos que no toman dicho suplemento.

Las concentraciones bajas de cromo en sangre son un buen marcador de patología coronaria.

Son fuentes alimentarias del cromo la levadura, el germen de trigo, los cereales integrales, la carne, el marisco, los huevos y el tomillo.

Las necesidades varían entre 50 y 250 microgramos por día, siendo mayores en las mujeres embarazadas y en los ancianos.

La asimilación está favorecida por la vitamina C e inhibida por el hierro y el cinc (debido a que utilizan el mismo transportador; por ello en terapéutica hay que evitar su prescripción).

El manganeso (Mn)

A diferencia de lo que ocurre con el resto de oligoelementos, las concentraciones de manganeso en el organismo permanecen más o menos constantes. Por ello, su determinación en sangre permite apreciar fielmente las reservas en el organismo.

Este oligoelemento interviene en numerosas reacciones de tipo enzimático, no todas ellas bien conocidas. Está relacionado directamente con:

- La síntesis de colágeno en el tejido conjuntivo y de sostén.
- La regulación del metabolismo de la glucosa y de las grasas.
- La protección de las membranas celulares (la superóxido-dismutasa-intramitocondrial utiliza el manganeso para protegerlas de los efectos nocivos de los radicales libres).
- La regulación de los neurotransmisores cerebrales (con lo cual se favorece la memoria y mejora la resistencia a la fatiga) y de los reflejos musculares.
- La síntesis de los ácidos nucleicos (ADN y ARN).
- Los mecanismos de la coagulación, actuando sinérgicamente con la vitamina K.

Estas funciones explican también los efectos de la carencia:

- Retardo del crecimiento, debilidad de los ligamentos, dolores articulares y lesiones en los cartílagos; pudiendo llegar a producirse incluso alteraciones en la estructura ósea y artritis.
- Alteraciones neurológicas leves, como olvido de los sueños, o más graves, como convulsiones, crisis de epilepsia o un síndrome similar al Parkinson.
- Disfunciones en la coagulación.
- Intolerancia a la glucosa similar a la de la diabetes.
- Esterilidad.

Las necesidades son de 1 miligramo en el niño, de 4 a 8 miligramos en el adolescente y de 2 a 3 miligramos en el adulto.

El manganeso está presente, sobre todo, en los vegetales; los alimentos que lo contienen en mayor proporción son el té, los cereales integrales, las verduras de hojas verdes y la levadura.

La asimilación es favorecida por la vitamina A. Su absorción puede ser disminuida por el hierro, que utiliza la misma proteína transportadora, así como por el calcio y el cinc.

Al igual que el cinc, el manganeso es antídoto del cobre, por lo que en algunos casos se prescriben juntos, pero preferentemente de forma secuencial.

El cobalto (Co)

Es el oligoelemento que ocupa el centro de la molécula de vitamina B_{12}. Su acción está íntimamente ligada al metabolismo de dicha vitamina y al del hierro.

De hecho, la cianocobalamina (o vitamina B_{12}) tiene una estructura idéntica a la molécula hemo (parte integrante de la hemoglobina y cuyo papel es esencial en el transporte del oxígeno por los glóbulos rojos), excepto en un detalle: la cianocobalamina contiene en el centro un átomo de cobalto, mientras que el hemo presenta en el centro un átomo de hierro (¡y la clorofila, un átomo de magnesio!).

La presencia de cobalto en algunas enzimas que poseen cinc parece inhibir la acción de dichas enzimas.

Entre las fuentes alimentarias, cabe destacar algunos productos de origen animal, carne, leche y marisco.

No se conocen las necesidades precisas.

El hierro y el cobalto utilizan el mismo lugar de fijación intestinal. Sin embargo, la afinidad del cobalto parece ser más importante que la del hierro. Por ello, la absorción del hierro disminuye en presencia de cobalto.

El exceso en la absorción de cobalto es eliminado por la orina.

El selenio (Se)

Considerado un mineral tóxico durante mucho tiempo, el selenio tiene un papel fundamental en la eliminación de los radicales libres y en la de ciertos metales tóxicos, como el mercurio. Por ello, actúa en sinergia con la vitamina E.

La carencia de selenio puede originar una disminución de las defensas inmunitarias y la aparición de enfermedades cardiovasculares (insuficiencia cardíaca, infarto de miocardio, aumento del riesgo de trombosis), envejecimiento prematuro de la piel y, en general, disminución de la fertilidad.

Su responsabilidad en las patologías de tipo canceroso no está aún del todo establecida, pero parece que puede ser una de sus consecuencias.

Por otra parte, se ha demostrado que existe una relación entre la concentración de selenio y lesiones en la retina en el diabético y las cataratas. El exceso de selenio puede originar, asimismo, problemas cardíacos y favorecer la caries dental en niños menores de 10 años. De ahí la importancia de realizar una prescripción prudente y la determinación de su concentración total en sangre.

Las fuentes de selenio son el germen de trigo, el arroz integral, la cebolla, la levadura, la piña y la carne. El contenido en selenio de los alimentos depende sobre todo de la riqueza del suelo de cultivo.

Las necesidades varían entre 50 y 150 microgramos diarios.

El silicio (Si)

Desempeña un papel importante en el metabolismo de los tejidos de sostén. En particular, fortalece los huesos, favoreciendo su calcificación, y proporciona mayor elasticidad a la piel. Además, probablemente tenga una acción beneficiosa sobre la hipófisis.

Las carencias están producidas por el estrés, el alcohol, el café o la cortisona, y se manifiestan por un retraso en la consolidación de las fracturas, un mal estado general de salud con la piel envejecida, uñas y pelo sin brillo y quebradizos; inflamación de los tendones, y patología cardiovascular debida a esclerosis prematura de las arterias.

El silicio está presente en la piel y la cáscara de la fruta y de los cereales, en el ajo y en las cebollas chalota. Una fuente rica en este oligoelemento, fácilmente asimilable y muy conocida en terapéutica, es la planta denominada cola de caballo.

Las necesidades diarias de silicio no han sido aún establecidas.

El níquel (Ni)

El níquel actúa sobre la estructura de las membranas, en el metabolismo de los ácidos nucleicos, en el metabolismo hepático y pancreático, y con relación a la fertilidad.

Las carencias pueden originar cirrosis hepática e insuficiencia renal.

Las fuentes alimentarias son las espinacas, las coles, las cebollas, los cereales integrales (trigo y trigo sarraceno o alforfón) y los champiñones.

El molibdeno (Mo)

En la actualidad, no se conoce ninguna sintomatología ligada a la carencia de molibdeno.

Interviene en los metabolismos hepático y renal, en la formación de los glóbulos rojos, en la protección contra la caries dental, en el sistema nervioso, y en el metabolismo de oligoelementos tales como el cobre y el hierro. Se encuentra en los cereales integrales, las hortalizas de hojas verdes y la levadura de cerveza.

El azufre (S)

Está presente en la estructura de ciertos aminoácidos (cisteína y metionina), por lo que interviene en numerosas funciones metabólicas.

Ejerce su acción beneficiosa en las mucosas (sinusitis, problemas de tipo ORL y bronquitis de repetición), en la artrosis (el cartílago es rico en aminoácidos azufrados), en la insuficiencia hepática y en problemas de piel (eccema, acné e hiperseborrea o piel muy grasa).

Se encuentra en todos los alimentos ricos en proteínas: carnes y huevos, pero también en las alubias secas, la cebolla, el ajo, etc.

El vanadio (Va)

Se cree que interviene en el crecimiento del cabello, la protección dentaria y, sobre todo, la prevención de los ataques cardíacos ligados a depósitos de colesterol en las arterias.

Las fuentes alimentarias son el aceite de oliva prensado en frío, el perejil, la soja, los huevos y las zanahorias.

El litio (Li)

Su acción es bien conocida en los estados maníaco-depresivos. Facilita recuperar una mayor estabilidad emocional.

Se encuentra principalmente en verduras como la col.

El yodo (I)

Actúa, sobre todo, en la síntesis de las hormonas tiroideas, que intervienen en el metabolismo de las grasas y del colesterol, la termorregulación, los sistemas de defensa y el crecimiento.

Son particularmente ricos en este mineral las algas, los berros, el ajo, la alubia verde y los crustáceos.

El sodio (Na)

Se trata de un mineral muy extendido en la naturaleza y que además está presente en todas las comidas en forma de sal de mesa o cloruro de sodio. Su acción principal consiste en mantener los diferentes líquidos del organismo en los sectores que les corresponden. Así, la presencia de gran cantidad de sodio extracelular mantiene las concentraciones plasmáticas en los vasos sanguíneos.

Actúa junto con el potasio manteniendo la carga eléctrica (polarización) adecuada en las membranas celulares, lo cual es indispensable para la transmisión de los impulsos nerviosos. Su papel es, por lo tanto, determinante para la estabilización de la tensión arterial y de un tono muscular adecuado.

En situaciones en las que existan pérdidas importantes de sodio, por ejemplo por transpiración, diarreas, vómitos o toma de diuréticos, se observa un síndrome de deshidratación con sed intensa, taquicardia, hipotensión arterial, estreñimiento, piel fláccida, fatiga, calambres musculares, etc., que podrían conducir a la muerte.

A la inversa, un exceso de sodio, presente en ciertas patologías renales o en tratamientos con cortisona, se manifiesta por un síndrome de hiperhidratación con edema generalizado, obnubilación e hipertensión arterial. Este caso es más raro, ya que suele eliminarse el exceso de sodio a través de los riñones.

Las necesidades están ampliamente cubiertas con un aporte de 1 a 3 gramos diarios y es más frecuente que se produzca un exceso que una deficiencia.

El potasio (K)

Participa junto con el sodio en el mantenimiento de la carga eléctrica de la membrana celular, gracias a la acción de la bomba sodio/potasio (que hace que salga el sodio y se introduzca el potasio en la célula). Dicha bomba utiliza la energía que le suministra el metabolismo celular (en forma de ATP).

Por ello, el mantenimiento del equilibrio biológico (u homeostasis) precisa de una producción energética adecuada para el mantenimiento de la vida, que es una lucha constantemente renovada contra la tendencia natural al trastorno (entropía).

El descenso de las concentraciones de potasio en el plasma sanguíneo puede ser debido a diarreas, vómitos, transpiración excesiva, la toma de ciertos diuréticos, algunos regímenes mal planificados o el abuso de laxantes.

Se manifiesta clínicamente por fatigabilidad con calambres en las pantorrillas, pérdida de memoria, piel seca, contracciones y espasmos musculares, y enlentecimiento del ritmo cardíaco, que además se vuelve irregular.

Un exceso de potasio, presente en el curso de determinadas patologías, resulta perjudicial para el corazón. En general, los riñones mantienen las concentraciones de potasio en la sangre en valores prácticamente constantes.

Las necesidades de potasio son del orden de 100 a 450 miligramos por día y suelen estar ampliamente cubiertas con el consumo de mariscos, hortalizas, cereales integrales, legumbres, albaricoques, plátanos, etcétera.

LOS METALES TÓXICOS

Se encuentran en el medio ambiente y son contaminantes.

El plomo (Pb)

La presencia de plomo en el organismo interfiere con los procesos enzimáticos, especialmente en el tejido nervioso y la médula ósea.

El plomo es el causante de un cuadro de intoxicación (denominado saturnismo), cuyos síntomas son debilidad, apatía, fatiga, palidez, molestias abdominales (cólicos) y estreñimiento, pudiendo llegar incluso a originar una anemia importante, alteraciones neurológicas e insuficiencia renal irreversible.

Antiguamente, el origen de esta intoxicación eran las cañerías de agua y los cubiertos de plomo y estaño.

En la actualidad, su origen puede ser múltiple:

- Gases de escape ricos en tetracloruro de plomo.
- Pinturas a base de plomo (se ha dado a conocer recientemente un caso de intoxicación colectiva en niños que chupaban lápices de cera, que tienen sabor dulce).
- Periódicos y revistas impresos en color.
- Pesticidas y abonos.
- Lápices de carbón.
- Vajilla.
- Humo del tabaco.

Sus antídotos son las vitaminas C y E, el calcio, el hierro y los aminoácidos azufrados (cisteína y metionina).

El mercurio (Hg)

Ejerce su acción tóxica sobre el sistema nervioso central y la vaina de los nervios.

Los signos de intoxicación se manifiestan clínicamente por pérdida del apetito y de peso, dificultades en la masticación, alteraciones de la deglución y gingivitis.

En el aspecto neurológico se constata emotividad acrecentada, temblores y convulsiones y pérdida de la sensación de dolor.

Además, las fuentes de intoxicación son cada vez más numerosas. Cabe citar:

- La intoxicación declarada en Japón por el consumo de pescado procedente de la bahía contaminada de Minamata (el tóxico estaba concentrado en este alimento).
- El creciente uso de pilas de mercurio en los relojes, las calculadoras, los aparatos electrónicos, etcétera.
- Los empastes dentales a base de mercurio, de los cuales se debe siempre desconfiar.
- Refinamiento de hidrocarburos, fungicidas, tintes para el cabello, termómetros, barómetros, etcétera.

El cadmio (Cd)

La intoxicación por cadmio es la más insidiosa. Este metal reemplaza, progresivamente, al cinc en las enzimas que precisan este elemento, impidiendo su acción.

El cuadro clínico es comparable al del déficit de cinc, con síntomas como: hipertensión arterial por afectación renal, pérdida del gusto y del olfato, y disminución del apetito.

El cadmio proviene esencialmente del humo del tabaco, lo cual explica, en parte, su toxicidad y su poder cancerígeno. También se encuentra en el agua potable contaminada por tuberías galvanizadas, en ciertas pinturas y soldaduras, en los crustáceos marinos provenientes de mares contaminados, y en los acumuladores y pilas de cadmio.

Sus antídotos son las vitaminas C, E y B_6, el cinc (++), el calcio, el selenio y los aminoácidos azufrados.

LOS METALES FÁCILMENTE TÓXICOS

El aluminio (Al)

Propuesto por la oligoterapia reaccional como regulador del sueño y el nerviosismo en niños, el aluminio puede revelarse como fácilmente tóxico. Los síntomas se manifiestan en el sistema nervioso central (convulsiones), el sistema digestivo (cólicos) y alteraciones en el crecimiento (raquitismo).

El uso, cada vez mayor, de utensilios de cocina fabricados con aluminio es la principal fuente de intoxicación.

El arsénico (As)

Empleado antiguamente en algunas enfermedades venéreas, el arsénico quizá desempeñe un papel en la formación de los glóbulos rojos de la sangre.

El arsénico puede interferir con las enzimas causantes de la producción de energía celular. Los síntomas de intoxicación se manifiestan con el siguiente cuadro clínico:

- Fatigabilidad con pérdida de la sensibilidad al dolor.
- Caída del cabello y aparición de manchas negras en la piel.
- Dolores abdominales intensos acompañados de diarreas abundantes.

Las fuentes de donde proviene principalmente son los diferentes tipos de pesticidas, herbicidas e insecticidas. Sus antídotos son la vitamina C, el yodo, el selenio y los aminoácidos azufrados.

PRESCRIPCIÓN DE OLIGOELEMENTOS Y VITAMINAS

Siempre debe hacerse teniendo en cuenta las muy numerosas interferencias posibles. Se basará principalmente en:

- La patología presente.
- El interrogatorio del paciente (modo de vida, costumbres, etcétera).
- Los síntomas clínicos.
- El examen clínico encaminado a buscar los signos de carencia o de intoxicación.
- En ocasiones, por las determinaciones de las concentraciones corporales.

La práctica de la prescripción consiste en dar consejos de tipo dietético y/o prescribir vitaminas y oligoelementos deficitarios, sinérgicos o antagonistas.

La prescripción de vitaminas

No es nuestra intención citar todas las vitaminas, sino recordar simplemente que:

- La vitamina A, en forma de retinol, y la vitamina D presentan un riesgo potencial de sobredosis, por lo que es necesaria la administración bajo vigilancia médica.
- Las vitaminas más activas suelen ser las naturales.
- La carencia de algunas vitaminas es rara (vitaminas B_2, B_5, B_8, etcétera) mientras que la de otras es frecuente (C, F, B_9, etc.).
- El aporte de dosis altas de algunas vitaminas (A, E, C, F, etc.) puede resultar beneficioso en ciertas patologías.
- Los efectos de una vitamina pueden esconder la carencia de otra.

Las vitaminas se presentan en unidades, bien en comprimidos o, a veces, en inyectables, ya sean de origen sintético o natural véase la tabla al final de este capítulo).

- Un ejemplo de combinación de vitaminas es el Rovigon (30.000 UI de vitamina A + 70 miligramos de vitamina E).
- Un ejemplo de mezcla ortomolecular es el CH-Vital (vitaminas A, B_1, B_2, B_5, B_6 + extractos de hígado y de páncreas [B_{12}] + vitaminas D_2 y E + calcio + magnesio + oleato de arginina).

A continuación, ofrecemos algunos ejemplos de las prescripciones corrientes (atención: ¡son sólo ejemplos y la automedicación está prohibida!):

1) Prevención de la arteriosclerosis y de la hipercolesterolemia (por día):
    - vitamina E: 500 a 1.000 miligramos
    - vitamina C: 1 a 2 gramos
    - vitaminas B_1, B_3
    - vitamina A o betacaroteno
    - vitamina F, aceite de pescado de mar frío (EPA)
    - carnitina
    - selenio
    - cinc

- silicio
- magnesio...

2) Diabetes
   - cinc y cromo alternativamente
   - manganeso
   - selenio
   - vitamina A
   - vitamina C
   - vitamina E

3) Anemia ferropénica
   - vitamina B (en particular B_{12})
   - vitamina C (natural)
   - hierro (en oligoelementos o asociado a la vitamina C)
   - cobre
   - molibdeno

4) Fatiga-estrés
   - vitaminas B_1, B_6, B_{12}
   - vitamina C natural
   - vitamina D
   - vitamina F (aceite de onagra o de borraja y aceites de primera presión en frío)
   - cinc
   - calcio (más asimilable en forma natural)
   - magnesio
   - lecitina de soja
   - manganeso
   - cobalto
   - silicio
   - fósforo...

5) Psoriasis
   - vitamina A (hasta 10.000 UI por día)
   - vitamina C (2 gramos por día)
   - vitamina B_{12}
   - manganeso
   - lecitina de soja,
   - cisteína,
   - ácido fumárico

CONCLUSIÓN

Este viaje al país de los micronutrientes, las vitaminas, los oligoelementos y otras sustancias emparentadas demuestra hasta qué punto este tipo de elementos son indispensables en el mantenimiento de una buena calidad de vida. Permite también comprender mejor que las carencias ligadas a las modificaciones profundas de nuestros hábitos alimentarios (cultivo intensivo, refinamiento de los alimentos, platos ya preparados, conservantes, etcétera) pueden afectar a nuestra salud.

Como, además, sufrimos de estrés (factor importante que provoca también pérdida de vitaminas y oligoelementos) y de una contaminación medioambiental cada vez más importante, se ha constatado un aumento significativo de patologías de tipo degenerativo en los países desarrollados.

La esperanza de vida ha aumentado gracias a las mejoras en la higiene, pero se observa un estancamiento del índice de esperanza de vida, a causa de las múltiples agresiones de las cuales somos, a la vez, instigadores y... víctimas.

Lo más triste de todo es que, con nuestra conducta, arrastramos a los países del Tercer Mundo: la deficiente alimentación de los países industrializados corre paralela con un avance del hambre en los países menos favorecidos.

De hecho, la sobrealimentación en carne existente en la dieta del mundo occidental obliga a algunos países a incrementar la producción de alimentación para el ganado (principalmente soja y cereales)... mientras que ellos no siempre tienen suficiente comida para sí mismos. Ello lleva también a que, en estos lugares, se utilicen pesticidas prohibidos en los países desarrollados..., que encontraremos sin saberlo en nuestras mesas.

La aparición de una conciencia ecológica es la consecuencia de que, por fin, nos hemos dado cuenta de que vivimos en un planeta muy pequeño y de que cada uno de nuestros actos puede llegar a tener consecuencias insospechadas.

Además, la forma de alimentación que hemos recomendado –reflejo de la conciencia ecológica actual– va a formar parte de la «ecología» íntima de cada uno de nosotros. Ésa es la razón por la que deberá presentar unas características lo más próximas a la naturaleza, única garantía de buena salud.

Vitaminas liposolubles	Dosis diaria recomendada	Fuentes naturales (por 100 gramos)	Síntomas de carencia	Acción inhibida o alterada por
A o retinol	Adulto: 2.500 a 10.000 UI Niño: 1.500 a 4.500 UI (según la edad)	RETINOL • aceite de hígado de bacalao, fletán, atún (18.000 a 30.000 UI) • hígado de animales (1.500 a 18.000 UI) • huevos, leche, mantequilla	• ceguera nocturna y deslumbramiento (pudiendo llegar hasta la perforación de córnea) • piel seca y rugosa • cabellos sin brillo y quebradizos • sequedad de las mucosas • disminución de las defensas inmunitarias • alergia • disminución de la fertilidad	• tabaquismo • alcohol • luz + oxígeno • hortalizas y frutas deshidratadas • cocción con mucha agua (–20 % de caroteno) • laxantes a base de parafina • alimentación pobre en lípidos y grasas (¡regímenes!)
Carotenos: betacaroteno		BETACAROTENO • zanahoria cruda (1.000 a 3.500 UI) • berros, espinacas, brécol • mango, melón, albaricoque, melocotón, naranja		
D **D_2 o ergocalciferol (alimentario)** **D_3 o colecalciferol (alimentario y de síntesis endógena)**	• de 0 a 6 meses y, luego, a partir de 4 años: 400 UI (o 10 microgramos) • de 6 meses a 4 años • mujer embarazada • lactancia: 600 UI	D_2 y D_3 • aceite de hígado de bacalao, fletán, salmón • pescado graso: anguila, atún, sardinas • yema de huevo • hígado de ternera, vaca D_3: sol	• raquitismo • tetania hipocalcémica • osteomalacia	• régimen pobre en grasas («anticolesterol») • laxantes (parafina) • falta de exposición solar

Vitaminas liposolubles	Acción favorecida y preservada por	Indicaciones	Observaciones, precauciones y contraindicaciones	Productos en venta en comercios (no exhaustivo)
A o retinol **Carotenos: betacaroteno**	• alimentación adecuada en grasas y proteínas • calcio, cinc • colina • vitaminas C, E, D, F y B	• crecimiento • alergias • cicatrización • alteraciones y fatiga visual • lucha contra la infección • arteriosclerosis • prevención anticancerosa • fotoprotección • alteraciones de la piel (acné, queratinización)	• se deberá preferir el betacaroteno, ya que no presenta riesgo de sobredosis • riesgo de sobredosis con sequedad de la piel y de las mucosas, mialgias, dolores óseos, cefaleas, somnolencia diurna e insomnio... • ¿riesgo teratogénico posible? (en dosis de hasta las 25.000 UI por día en la mujer embarazada)	• Avibon (oral) • A 313 • ROVIGON: 30.000 UI vit. A 70 miligramos vit. E • Difrarel: 5 miligramos de betacaroteno *Naturales*: • VIT. A 10.000 UI • VITALYS (Nature PLus) • VITALL +
D **D_2 o ergocalciferol (alimentario)** **D_3 o colecalciferol (alimentario y de síntesis endógena)**	• exposición solar	• raquitismo, osteomalacia • falta de sol • prevención (niños, embarazo, lactancia) • tratamientos anticonvulsivantes • hemodiálisis • hipocalcemia • hipoparatiroidismo	favorece la absorción de la vitamina A y refuerza el sistema inmunitario riesgo de sobredosis con: • hipercalcemia, • hipercalciuria • náuseas, vómitos • dolores musculares y óseos • calcificaciones, anorexia, sed intensa	*Naturales*: • Sterogyl (D2) en gotas o en ampollas • Vitamina D 400 UI (Vitalys) • Vitall + *Precursores y metabolitos activos:* • Dedrogyl (25-OH-D_3) gotas • Aalfacalcidol en cápsulas y gotas Compuestos Uvésterol (A, D, E, K)

Vitaminas liposolubles	**Dosis diaria recomendada**	**Fuentes naturales (por 100 gramos)**	**Síntomas de carencia**	**Acción inhibida o alterada por**
E **d-L-alfa-tocoferol**	(1 UI = 1 mg de d-L-alfa-tocoferol) Lactante: 3 mg Niños de 1 a 3 años: 5-7 mg Niños de 4 a 9 años: 10-15 mg A partir de los 10 años: de 12 a 15 mg	Aceites de primera presión en frío: • germen de trigo (120-250 UI) • girasol (50-60 UI) • lino, pepitas de uva (8-40 UI) Frutos y semillas oleaginosas: • avellanas, almendras, nueces, pistachos (20-30 UI) • cereales integrales • pescado graso (1-2 UI) • verduras (0,1-2 UI)	• fatiga muscular • alteraciones de tipo trófico (lentigos seniles) • anemia hemolítica • alteraciones de tipo neurológico (visión): cataratas • ateromas • hipercolesterolemia	• parafina • cocción prolongada en medio acuoso • calor, luz • tabaquismo • alcohol • prematuridad • insuficiencia biliopancreática
Vitamina F (*cis-cis*) **• Ácido linoleico** **• Ácidos alfa y gamma-linolénico** **• Ácido araquidónico**		• Aceites de primera presión en frío: girasol, soja, onagra • leche humana • germen de trigo • onagra, borraja, lino, nueces • pescado, cacahuetes, guisantes, almendras, aguacates	• piel seca, rugosa en las extremidades • uñas quebradizas • eccema, alergia	• alcohol, tabaco • radiaciones • ácidos grasos saturados • déficit en vitamina B_6 cinc y magnesio • exceso de azúcares • catecolaminas (estrés) • calor/oxidación
Vitamina K o fitomenadiona o filoquinona	Lactante: 12 mg Niños de 6 a 12 meses: 10-20 µg Niños de 1 a 3 años: de 15 a 30 µg De 10 a 20 años: de 50 a 100 µg Adultos: de 70 a 140 µg	Hígado (100-800 µg) Col verde (200- 600 µg) Espinacas (100- 600 µg) Coliflor/brécol (50-300 µg) Lechuga (80-200 µg) Carne (40-200 µg)	• púrpura • hemorragias	• aceite de parafina • aceite rancio • luz • oxidantes • bases

Vitaminas liposolubles	Acción favorecida y preservada por	Indicaciones	Observaciones, precauciones y contraindicaciones	Productos en venta en comercios (no exhaustivo)
E **d-L-alfa-tocoferol**	• vitaminas A y C • selenio y cinc	• antienvejecimiento • ateromas • hipercolesterolemia • prevención del envejecimiento cutáneo • esterilidad • miopía evolutiva • colagenosis • cicatrización (+ vit. C)	• puede potenciar la acción de las antivitaminas K (anticoagulantes) • las reservas en el organismo son a muy corto plazo	*Naturales* • Nature Plus: 200 UI (aceite puro de soja) • Vitall +: E 200 UI• E 400 UI (acetato de d-L-alfa-tocoferol) *En farmacia* • Toco 500 (acetato de alfa-tocoferol) • Tocomina (100 UI de d-L-alfa-tocoferol) • Ephynal (100 UI de d-L-alfa-tocoferol)
Vitamina F (*cis-cis*) **• Ácido linoleico** **• Ácidos alfa y gamma-linolénico** **• Ácido araquidónico**	• vitaminas E, B_6 • cinc y selenio	• piel seca, escamosa • alergia, asma, eccema • poliartritis • esclerosis en placas • síndrome premenstrual • mastopatías • disminución de las defensas inmunitarias (alteraciones del sistema ORL) • disminución de la fertilidad • hipercolesterolemias	• a menudo son necesarias dosis elevadas: de 6 a 30 g • es útil su asociación con las vitaminas E, B_6 y el selenio	Aceites de primera prensión en frío de calidad y bien conservados • Aceite de onagra: por ejemplo, • Bionagrol 3000 (+ vit. E) • Bionagrol + utilizado para la prevención cardiovascular y el colesterol • Bioleína * Aceite de borraja (ácido erúcico)
Vitamina K o fitomenadiona o filoquinona		• alteraciones de la síntesis hepática de factores de la coagulación	población de riesgo: • recién nacidos • mala absorción, • insuficiencia hepática	Inyectables (sólo en el medio médico)

Vitaminas hidrosolubles	Dosis diaria recomendada	Fuentes naturales (por 100 gramos)	Síntomas de carencia	Acción inhibida o alterada por
B_1 o tiamina	Lactante y niños: 0,3 a 0,7 mg Adultos: 1,3 a 1,5 mg Mujer embarazada: 1,8 mg	levadura, germen de trigo, cereales integrales, algas, hígado	• beriberi: depresión, fatiga, irritabilidad, polineuritis y edema cardíaco	• alcoholismo • píldora anticonceptiva, tabaco, hormonas, diabetes, • fiebre prolongada • cirugía
B_2 o riboflavina	Lactante + niño: 0,4 a 1 mg Adulto: 1,5 a 1,8 mg	levadura, germen de trigo, hígado, huevo, carne, pescado, yogur, queso blanco	• fisuras labiales • hipervascularización de la córnea • atrofia de las papilas linguales	• alcoholismo, desnutrición • afecciones biliares (atresia) e intestinales • anomalías metabólicas • lactancia de bebés con leches no maternizadas
B_3 o niacina o PP	Lactante + niño: 6-14 mg Adulto: 15 a 18 mg Mujer embarazada: 20 mg	levadura, cereales integrales, carne, pescado	• Pelagra: – astenia, dermatitis – glositis, estomatitis – diarrea, rectorragia – delirio, alucinaciones	• alcoholismo, malnutrición • exceso de azúcares y de grasas
B_5 o ácido pantoténico	Lactante + niño: 2-7 mg Adulto: 7 a 10 mg	carne, pescado, huevos, huevas de pescado, jalea real, hígado, levadura, riñones, champiñones	es excepcional: • fatiga, insomnio • pérdida de la memoria • sensibilidad a las infecciones • dolores de tipo abdominal	• alcoholismo • gran desnutrición • nutrición parenteral exclusivamente

Vitaminas hidrosolubles	Acción favorecida y preservada por	Indicaciones	Observaciones, precauciones y contraindicaciones	Productos en venta en comercios (no exhaustivo)
B_1 o tiamina	• vitaminas B_2, C, E, B_9, B_3 • azufre, manganeso	• beriberi (rara) • encefalopatía de Gayet-Wernicke • polineuritis, algias • neuritis retrobulbar • regulador del sistema nervioso y de la glucemia	• no produce hipervitaminosis • sensible a la cocción con agua y en el microondas (–40%) • determinación en sangre total y en la orina	B_1 Roche Comprimidos: 100-250 mg Inyectables: 100-500 mg
B_2 o riboflavina	• vitaminas B_3, B_6, C • fósforo	• desnutrición, alcoholismo • alteraciones metabólicas • coadyuvante en la queilitis, boqueras, glositis, seborrea, acné rosáceo	• no hay riesgo de hipervitaminosis • sensible a la luz • resiste bien al calor • determinación en sangre y orina	B_2 Comprimidos: 10 mg Inyectables: 10 mg
B_3 o niacina o PP	• vitaminas B_1, B_2, B_6 • fósforo • triptófano	• carencias en el aporte • enfermedad de Hartnup • carcinoide del intestino delgado • tratamientos con INH y DOPA	• hepatotoxicidad moderada (–5 g/día) • la vitamina PP que contiene el maíz no es asimilable • pérdidas débiles a la cocción • determinación en orina	PP Comprimidos: 500 mg
B_5 o ácido pantoténico	• vitaminas B_6, B_8, B_9, B_{12}	• alopecia (+ B_8) • alteraciones en las faneras, cicatrización, afecciones bronquiales y de los senos	• no hay riesgo de hipervitaminosis • sensible al calor • determinación en sangre	B_5 Comprimidos: 100 mg Inyectables: 500 mg Pomada, aerosol

Vitaminas hidrosolubles	Dosis diaria recomendada	Fuentes naturales (por 100 gramos)	Síntomas de carencia	Acción inhibida o alterada por
B_6 o piridoxina o piridoxal o piridoxamina	Lactante + niño: 0,3 a 1,6 mg Adulto: 2 a 2,5 mg Mujer embarazada: 2,2 mg	levadura, germen de trigo, hígado, riñón, carne, pescado, lentejas, plátano, alubias secas	• retraso en el crecimiento • alteraciones neurológicas: apatía, depresión • vértigos, convulsiones • hiperseborrea • glositis • anemia microcitaria	• alcoholismo • tratamientos por INH • contraceptivos orales
B_8 o biotina	Lactante + niño: 35 a 90 µg Adulto: 100 a 300 µg	levadura, hígado, riñón, yema de huevo, champiñones, alubia seca, lentejas, carne, pescado, queso, lácteos, frutos oleaginosos (nueces)	es excepcional: • astenia, anorexia • adelgazamiento • hipotonía • eritrodermia descamativa del lactante	
B_9 o ácido fólico	Lactante + niño: 30 a 300 µg Adolescente + adulto: 400 µg Mujer embarazada: 800 µg	levadura, lechuga, espinacas, berros, hortalizas, judías verdes, lentejas, queso, huevos, espárragos	• anorexia, náuseas, diarrea • estomatitis, glositis • dermitis • alteraciones psíquicas • neuropatías periféricas • anemia macrocitaria • leuconeutropenia	• afecciones intestinales: enfermedad celíaca, Crohn, esprue, resecciones quirúrgicas • embarazo • hemólisis • anticonvulsivantes • antimitóticos

Vitaminas hidrosolubles	Acción favorecida y preservada por	Indicaciones	Observaciones, precauciones y contraindicaciones	Productos en venta en comercios (no exhaustivo)
B_6 o piridoxina o piridoxal o piridoxamina	• vitaminas B_2, B_5, ácido gamma-linolénico • magnesio • cinc	• desnutrición, • alcoholismo • embarazo • tratamientos por INH • contraceptivos orales • neuritis, parestesias, calambres	• en tratamientos con dosis muy fuertes (2-4 g por día) durante varios meses, se han podido observar neuropatías de tipo periférico que desaparecen al suspender el tratamiento • determinación: en sangre y orina • estable al calor	B_6 Comprimidos: 250 mg Inyectables: 250 mg
B_8 o biotina	• vitaminas B_2, B_3, B_5, B6, A	• nutrición parenteral • enfermedad hereditaria del metabolismo de la biotina • alopecia (+ vit. B_5) • hiperseborrea (+vit B_5) • calvicie (+ vit. B_5)	• sintetizada por la flora intestinal • determinación de la lactacidemia, amoniemia y citrulinemia	B_8 Comprimidos: 5 mg Inyectable: 5 mg
B_9 o ácido fólico	• vitaminas B, en general, y vitamina B_{12}, en particular	• alcoholismo • embarazo • ancianos • prematuridad • patología de tipo intestinal • tratamientos anticonvulsivantes y anticancerosos • ayuda a proteger contra parásitos intestinales • cabello canoso • psoriasis (+ vit. C)	• determinación en plasma y eritrocitos • sensible a la cocción, calor, ácido-base, oxidación	Comprimidos: 5 mg Inyectables: 50 mg

Vitaminas hidrosolubles	Dosis diaria recomendada	Fuentes naturales (por 100 gramos)	Síntomas de carencia	Acción inhibida o alterada por
B_{12} o cianobalamina	Lactante + niño: 0,5 a 2 µg Adolescente + adulto: 3 µg Mujer embarazada: 4 µg	hígado, riñón, pescado, carne, huevo, queso, lácteos	*Anemia perniciosa (Biermer)*: • astenia, anorexia • irritabilidad, depresión, glositis • anemia macrocitaria no regenerativa • leuconeutropenia	• vegetarianismo estricto • patologías que afectan al factor intrínseco (pancreatitis, Biermer, gastrectomía) • patologías de tipo intestinal (Crohn, resección, pululación microbiana)
C o ácido L-ascórbico	Lactante + niño: 35-60 µg Adolescente + adulto: 60-100 µg Mujer embarazada + lactante: 80-100 µg	*Muy alto contenido:* • bayas de escaramujo • brécol, perejil, pimiento, grosellas negras *Contenido alto y medio:* • col, coliflor, • kiwi, fresas, cítricos • hígado *Contenido débil:* • otras frutas, hortalizas, • carne, pescado	• Escorbuto: – encías sangrantes – pérdida de la dentadura – hematomas que avanzan de los pies hacia la cadera – edema y úlcera en las piernas – apatía • fatiga, debilidad • infecciones de repetición • encías sangrantes • hipoglucemias	• estrés • malnutrición, ayuno • infecciones • cirugía • tabaco, café • heridas, cicatrices • alimentos en conserva, congelados • cocción prolongada • intoxicaciones (pesticidas, polución) • estrógenos • aspirina

Vitaminas hidrosolubles	Acción favorecida y preservada por	Indicaciones	Observaciones, precauciones y contraindicaciones	Productos en venta en comercios (no exhaustivo)
B_{12} o cianobalamina	• vitaminas B en general, B_9, C • aminoácidos	• vegetarianismo estricto • Biermer • patologías del factor intrínseco e intestinales • neuritis • polineuritis • algias de tipo reumático	• determinación de la cobalamina • sensible a los ácidos, bases, la luz y la humedad • evitar tomarla en dosis altas (1000 µg/día) en patologías de tipo canceroso	Comprimidos: 0,25-1-3 µg Inyectables: 1-2-5-10-20-50 mg Complejos de vitamina B + inositol + colina
C o ácido L-ascórbico	• vitaminas A y B • Bioflavonoides (vitamina P)	• estrés • cirugía (cicatrización) • infecciones • gripe • anemia por falta de hierro • quemaduras • hipoglucemia • hipercolesterolemia • intoxicación por metales, pesticidas • cáncer • radiaciones	• no hay riesgo de sobredosis • muy sensible a la cocción, que puede causar hasta un 100 % de pérdidas	*Vitamina C natural:* C % Nature + Vitalys: • C crystal a granel (Cynnorrhodon) • C 1.000-500 µg (acción prolongada) • C 1.000-500 µg C % RCS Vitall +: • C 500 (acción retardada) • C 1.000 (escaramujo) Acerola + ... *Sintética:* • Acido ascórbico • Laroscorbine: Compr.: 500 y 1.000 mg Inyectable: 500 y 1.000 mg • Ascorbato de sodio a granel • Ascorbato de calcio a granel

CAPÍTULO 5

LA HIGIENE INTESTINAL

DR. PHILIPPE-GASTON BESSON

En el libro *El método Kousmine*, el capítulo sobre la higiene intestinal comienza con una serie de testimonios que reflejan el asombro que produce, en algunos pacientes, abordar en la consulta la cuestión de la higiene intestinal. Sin embargo, posteriormente, se ha extendido la práctica de irrigaciones colónicas, y aunque la prescripción de lavativas rectales no se realiza aún de forma habitual, ya no sorprende tanto a los pacientes a los que se aconseja su práctica.

Estas técnicas de higiene corporal ya se conocían hace siglos y formaban parte de todas las medicinas de tipo tradicional, medicinas en las que se consideraba aún al individuo en su totalidad. La medicina moderna ha «parcelado» paulatinamente al ser humano y ha perdido su visión global. Ésa es la razón por la cual un dermatólogo o un neumólogo no comprenden la finalidad de la higiene intestinal para tratar un acné rebelde o un asma bronquial crónica.

Pero cada vez resulta más evidente que las enfermedades muchas veces no se manifiestan en el lugar donde se originan y que las causas suelen ser multifactoriales, sobre todo en el caso de las enfermedades crónicas.

Desde este punto de vista, la higiene intestinal es un medio necesario para ayudar al organismo a reequilibrarse, muy eficaz en la práctica y que encuentra su aplicación adecuada en la terapia global del individuo. En este capítulo veremos numerosos ejemplos de ello.

EL PAPEL DEL COLON

La superficie total del intestino es de alrededor de 50 m^2. Esto significa que nuestro cuerpo está mucho más en contacto con su contenido que con el mundo que nos rodea. Por esto, deberíamos estar más interesados por lo que ocurre en nuestro intestino y, en particular, en nuestro colon. El colon es un órgano excretor que no secreta jugos digestivos. Constituye la última etapa de tránsito de las materias de desecho y su misión consiste en llevar al exterior los elementos de la alimentación que no han sido asimilados por el organismo durante el proceso de la digestión. Su papel principal es el de reabsorber el agua, con el fin de concentrar las materias fecales, que están aún en estado líquido a la salida del intestino delgado. «El mecanismo de concentración de las materias fecales es de una precisión asombrosa. Se debe absorber un 86 % de agua para que las heces tengan una consistencia normal. Si se absorbe el 88 %, las heces serán demasiado duras, y si la absorción es sólo del 82 %, serán demasiado fluidas», explica la doctora Kousmine.

LA MUCOSA INTESTINAL

En el intestino, la mucosa de revestimiento está formada por una sola capa celular con un espesor de 25 a 30 milésimas de milímetro. Inmediatamente por debajo de dicho revestimiento, se encuentran los capilares sanguíneos y linfáticos. Las materias contenidas en el intestino delgado están pues separadas de los capilares por una membrana muy fina y frágil que se renueva cada dos días. Esta capa celular constituye, por lo tanto, un delgado filtro cuya integridad depende de numerosos factores alimentarios: un exceso de mantequilla (rica en ácido butírico), de grasas animales saturadas, de grasas vegetales refinadas y, sobre todo, una carencia de aceites vírgenes de primera presión en frío, ricos en ácidos grasos poliinsaturados. Todo ello hace que aumente la permeabilidad de las membranas celulares del organismo y, en particular, las del intestino, que son especialmente finas.

«Mientras la delgada membrana del intestino tiene una estructura normal, estamos suficientemente protegidos contra la reabsorción eventual de microbios y toxinas; pero si nos alimentamos mal, dicha membrana se torna anormalmente porosa y deja pasar multitud de bacterias y toxinas. El hígado, que recibe la sangre, y los ganglios linfáticos, que reciben la linfa intestinal, funcionan a modo de filtros. Si neutralizan los gérmenes y las toxinas, no pasa nada; pero si sus funciones se desequilibran de forma crónica, aparecen enfermedades graves» (Dra. Kousmine).

EL ESTADO DEL INTESTINO Y SUS CONSECUENCIAS SOBRE LA SALUD

La mayoría de los pacientes que padecen patologías de tipo crónico y degenerativo presentan alteraciones intestinales desde hace años, incluso mucho antes de declararse la enfermedad por la que acuden a nuestra consulta. El principal síntoma que refieren suele ser el estreñimiento crónico, que les ha obligado a utilizar laxantes a diario. La finalidad de los laxantes (incluso los compuestos a base de plantas) es la de estimular químicamente las membranas del intestino forzándolas a funcionar. Como consecuencia, los músculos intestinales se debilitan y se origina en el paciente una situación de dependencia hacia este remedio. Existen muy pocas personas con un tránsito intestinal normal.

Paulatinamente, dichas alteraciones digestivas crónicas alteran la salud. Algunos síntomas pueden ser debidos a la disfunción crónica del tránsito intestinal. Así, no es raro que, si ya se padecían alteraciones digestivas de tipo crónico, más adelante puedan aparecer patologías como: fatiga, insomnio, problemas nerviosos y mentales, dolores menstruales o artritis. A largo plazo, un mal funcionamiento del tránsito intestinal puede incluso desembocar en enfermedades más graves: cardiacas, cáncer, reumatismos graves, degeneraciones del tejido nervioso, etcétera.

Disminución de la absorción de vitaminas

El intestino necesita de 18 a 24 horas para eliminar las materias provenientes de la nutrición. Si el tránsito intestinal no se realiza de forma correcta, los desechos se depositan tapizando poco a poco la pared intestinal en determinadas localizaciones. Según el doctor Irons, especialista estadounidense en higiene intestinal, «estos depósitos de materias fecales pueden alcanzar varios centímetros de espesor y ¡llegar a tener la consistencia de un neumático! Con el tiempo, estos depósitos impiden la absorción y la penetración de vitaminas y sales minerales en el organismo. Así, las alteraciones intestinales crónicas pueden ser la causa de una carencia nutricional, independientemente de la calidad de la alimentación o de la cantidad de vitaminas absorbidas». ¡Sería una pena tener cuidado en cuidar la alimentación y tomar vitaminas si se limita su eficacia sólo por descuidar la higiene intestinal!

El exceso de mucosidad enmascara síntomas de tipo alérgico

Durante los últimos años, se ha demostrado la responsabilidad de un gran número de proteínas alimentarias en numerosos problemas físicos y psicológicos (alergias cerebrales). El sobreconsumo de un alimento es la primera causa de una alergia alimentaria. Cualquier alimento consumido de forma cotidiana puede provocar una alergia, sobre todo si no se puede pasar ni un día sin él. Esto ocurre especialmente con los alimentos deficitarios desde el punto de vista nutricional (chocolate, harina, azúcar blanco, café, colorantes alimentarios...).

Como consecuencia, el intestino segrega mucosidad para protegerse de dichas sustancias. Normalmente, esta capa de moco intestinal reduce la absorción de alergenos, protegiendo así el organismo; pero en este caso, las reacciones alérgicas que podrían aparecer durante la absorción del alergeno son reemplazadas por alergias enmascaradas, de las que es difícil saber su origen.

Otra consecuencia de este proceso es la irritación crónica de la pared intestinal por estancamiento de la materia de desecho, lo cual causa inflamación y espasmos intestinales. Este cuadro dificulta aún más el tránsito intestinal y agrava las carencias nutricionales.

Pero la consecuencia más grave de todo ello es el envenenamiento tóxico crónico, ligado a un desarrollo de gérmenes patógenos. Se trata de una verdadera forma de autointoxicación.

FERMENTACIÓN/PUTREFACCIÓN

Los microorganismos que entran en la composición de las materias fecales son de tipos muy variados, algunos aerobios y otros anaerobios. Se estima que la flora microbiana representa alrededor de un tercio de la masa fecal. La actividad microbiana es máxima en el ciego y disminuye progresivamente después.

Los microorganismos que se encuentran en el ciego son capaces de sintetizar numerosas vitaminas (vitaminas K y del grupo B: ácido pantoténico, biotina, ácido fólico, vitamina B_{12}), lo cual permite que el organismo resista más tiempo con una alimentación de tipo carencial.

En el ciego del ser humano se producen fenómenos similares a los que se desarrollan en el tubo digestivo de los animales hervíboros, aunque de una amplitud menor. La actividad microbiana ataca la celulosa de los alimentos. Esto no sólo permite utilizar las materias nutritivas liberadas, sino también los productos de degradación de la celulosa.

Los microorganismos segregan enzimas que degradan el almidón, la celulosa y las materias protídicas:

- Los glúcidos experimentan un proceso de fermentación ácida que se acompaña de una eliminación de CO_2. Se transforman así en ácidos orgánicos diversos (ácido láctico, ácido butírico, ácido propiónico, ácido acético, ácido succínico), de los cuales una parte se reabsorbe y es utilizado por el organismo.
- Las proteínas sufren un proceso de putrefacción. En función de su estructura compleja dan como consecuencia productos mucho más variados: amoníaco, aminas, fenoles, indol, escatol, hidrógeno sulfurado. La putrefacción (al contrario que los procesos de fermentación) origina productos básicos. Los productos de putrefacción son, al contrario que los de fermentación, casi todos más o menos tóxicos (ptomaínas).

Fisiológicamente, existe un verdadero antagonismo entre la fermentación y la putrefacción. Mientras que las bacterias de fermentación se desarrollan bien en un medio ácido, las de putrefacción no soportan esas condiciones. La fermentación es un proceso de protección y mientras las fermentaciones de tipo ácido permanezcan activas en el intestino, no se producirán putrefacciones o éstas serán mínimas.

En general la fermentación ácida comienza en la segunda parte del intestino delgado, se acumula en la parte terminal y adquiere su máxima intensidad en el ciego. Los ácidos orgánicos que se forman durante este proceso son parcialmente neutralizados por las secreciones alcalinas de la mucosa. Una parte de ellos es absorbida y utilizada por el organismo. En estado normal, el contenido del ciego permanece ácido, con lo que se evita el desarrollo de gérmenes de putrefacción en dicha zona.

Cuando la materia fecal en formación abandona el ciego y el colon ascendente, se aproxima a la neutralidad y apenas contiene glúcidos aprovechables por la flora intestinal humana. Como consecuencia, los microorganismos de la fermentación mueren progresivamente y comienzan a desarrollarse los de la putrefacción. De este modo, la masa fecal se convierte en alcalina. Pero si, por el contrario, la casi totalidad de los glúcidos de los alimentos ha sido digerida y absorbida antes de que el contenido intestinal llegue al ciego, los procesos de putrefacción se convierten rápidamente en preponderantes.

Tanto la deficiente alimentación actual, en la que predominan la carne y los azúcares, como la masticación incompleta, ligada a comidas ingeridas con prisa, proveen al intestino de materia intestinal rica en proteínas animales mal digeridas.

En caso de estreñimiento crónico, y debido a que el tránsito intestinal es entonces más lento, las heces tendrán una consistencia demasiado seca y desaparecerán los lactobacilos. Los lactobacilos forman parte de la flora intestinal ácida y constituyen una barrera natural contra las bacterias de putrefacción, cuyo desarrollo está favorecido por un medio más alcalino. Con su desaparición, desaparece también la barrera de protección ácida. Aprovechando la disminución de la flora acidófila, los gérmenes de putrefacción ascienden hacia el intestino delgado, donde se desarrollarán, dando lugar a síntomas como meteorismo e hinchazón abdominal y siendo, sobre todo, los causantes de la producción de sustancias extremadamente tóxicas: las ptomaínas.

Los procesos de putrefacción no sólo se producen por los residuos de las proteínas alimentarias, sino también, y sobre todo, a expensas de las proteínas de las secreciones, y las descamaciones de la mucosa intestinal y de las bacterias. Se liberan así aminoácidos, para iniciarse posteriormente dos procesos bien conocidos en el desarrollo de los productos de putrefacción: la descarboxilación y la desaminación.

La descarboxilación de los aminoácidos da lugar a la formación de aminas: ornitina, lisina, tirosina e histidina, las cuales originan la putrescina, la cadaverina, la tiramina y la histamina, respectivamente. De igual forma, se producen el mercaptano, el hidrógeno sulfurado, el amoníaco, el escatol y el indol.

Los productos de putrefacción son todos más o menos tóxicos. La fracción absorbida por la mucosa intestinal llega directamente al hígado a través de la vena porta. El hígado, mediante su potente acción química, es capaz de transformar las sustancias tóxicas de origen intestinal. Así oxida el indol en indoxil (indoxilsulfato e indoxilglucuronato) y el benceno en fenol (fenolsulfato y fenolglucuronato). Estas sustancias pierden su toxicidad y son eliminadas por la orina. La medición en orina es un índice fiel de estimación de la intensidad de los procesos de putrefacción a nivel intestinal.

Estas disfunciones se pueden evitar fácilmente. Basta con que la ración alimentaria diaria contenga alimentos ricos en hidratos de carbono cubiertos por una capa celulósica (por ejemplo, cereales). La fruta y las hortalizas, en particular las zanahorias, las manzanas y las algarrobas, permiten luchar también eficazmente contra el proceso de putrefacción.

Influencia de las bacterias intestinales sobre la salud

Bacterias y sales biliares

Los bacteroides, las bifidobacterias y los clostridios producen hidrolasas capaces de desconjugar las sales biliares dando lugar a sales biliares libres. De entre estas últimas, el metilclorantreno es muy cancerígeno.

Sales biliares → Ácidos biliares → Metilclorantreno

Como hemos visto, una alimentación rica en grasas es capaz de desequilibrar el equilibrio bacteriano del intestino a favor de una flora de putrefacción. Paralelamente, se produce un aumento del flujo biliar como consecuencia de este exceso de grasas que contribuye a la alcalinización del intestino a nivel del duodeno. Ello favorece el ascenso de los gérmenes patógenos a dicho nivel (*Clostridium paraputrificum*), dando lugar a la transformación de los ácidos biliares en cocarcinógenos y en carcinógenos (uno de los mecanismos del cáncer de colon).

➤

➤

Bacterias y esteroides hormonales

Ciertas bacterias son también capaces de desconjugar los esteroides para volver a producir esteroides activos, lo cual da lugar a un ciclo enterohepático muy complicado. Actualmente, se conocen dos hidroxilasas, ocho oxidorreductasas y dos desconjugasas bacterianas. Esta formación de estrógenos activos a partir de ciertos alimentos favorece la producción de mastosis.

Bacterias, alimentos y cáncer

Existen ciertas sustancias precancerígenas que se encuentran en los alimentos y en los conservantes alimentarios: colorantes, aditivos y contaminantes. La flora del colon es muy activa metabólicamente y da lugar a la formación de numerosas enzimas que pueden facilitar la transformación de estas sustancias precancerígenas en cancerígenos activos: beta-glucuronidasa, beta-glucosidasa, beta-galactosidasa, nitrorreductasa, azorreductasa, 7-alfa-deshidroxilasa y colesterol deshidrogenasa.

La ingestión repetida de un mismo alimento que contiene sustancias precancerígenas induce a una selección de la población bacteriana que transformará dichas sustancias, con lo que se originará un posible cáncer en un periodo de tiempo más o menos largo.

Bacterias y colesterol

Las bacterias intestinales intervienen en el metabolismo del colesterol y provocan la formación de coprostanol reducida menos soluble y menos absorbible. En esta molécula desaparece el doble enlace entre los átomos de carbono 5 y 6; y la orientación de los ciclos A y B alrededor del eje de los átomos de carbono 5 y 10 es *cis*, mientras que en el colesterol es *trans*.

Finalmente, la bilis destruida por *Clostridium* no podrá ejercer su función. Se originará una esteatorrea crónica, que conllevará una eliminación masiva de vitamina B_{12} y de calcio.

Así, un exceso de alimentos grasos y demasiado ricos en proteínas dará lugar a carencias, por eliminación intestinal, de elementos minerales y vitamínicos; mientras que una alimentación menos rica aportará una mejor asimilación de dichos elementos. Ésta es la razón por la que existen carencias vitamínicas en personas que están sobrealimentadas.

ALIMENTACIÓN E INTESTINO

Ante todo, hay que beber lo suficiente. No seguir esta recomendación es a menudo una de las principales causas del estreñimiento crónico. Si no se bebe bastante, las heces tendrán una consistencia demasiado seca y se acabará padeciendo estreñimiento.

Alimentos enemigos del intestino

El azúcar blanco

Favorece la proliferación bacteriana a nivel intestinal. En particular, la flora colibacilar. Facilita la producción de ácido oxálico, causante, al igual que el ácido úrico, del reumatismo.

El alcohol

Sería el responsable de ciertos cánceres de colon y de recto, según estudios recientes llevados a cabo en Noruega.

La carne

Está desprovista de fibras celulósicas. Si se mastica poco, se digiere mal y es la causante de procesos de putrefacción intestinal. Se ha observado un aumento de la frecuencia de cánceres de colon en los principales países grandes consumidores de carne.

Las grasas saturadas

Se trata de grasas animales, aceites comerciales, margarinas, etcétera.

Las grasas saturadas estimulan anormalmente la producción de bilis, lo que incrementa la producción de ácidos biliares. Por otra parte, su consumo en exceso modifica la flora intestinal y aumenta su concentración en bacterias, que tienden a favorecer la conversión de sales biliares en sustancias cancerígenas. Las grasas vegetales sólidas, extrañas a la naturaleza, aumentan las necesidades de vitamina F, originando una alteración de los procesos inmunitarios.

El gluten

«Está equilibrado por la vitamina E, contenida en el grano de trigo crudo y en los de cebada, centeno, avena, trigo sarraceno: cuando el grano de cereal se muele y se cuece, se produce la destrucción de dicha vitamina. El gluten forma entonces una sustancia pastosa que se adhiere a la pared intestinal. Ello enlentece el paso de los alimentos, favorece la putrefacción intestinal e impide la absorción de las vitaminas del grupo B» (doctor Soleil).

Las harinas refinadas

Favorecen el endurecimiento de las heces, sobre todo si la alimentación es pobre en fruta y hortalizas.

La nata y la mantequilla

Hacen más porosa la pared del intestino y más permeable a las bacterias que se encuentran en él.

Alimentos que favorecen la producción de gases intestinales

- Alimentos bien tolerados
  - carne, aves, pescado
  - lechuga, pepino, brécol, aguacate, avocado, coliflor, tomate, espárragos, aceitunas, calabacín
  - melón, uvas, fresas, frambuesas, bayas
  - arroz, cereales tostados o hinchados pasteles secos (a evitar los pasteles hechos con grasas vegetales)
  - nueces, avellanas
  - huevos, chocolate, sorbetes de frutas
  - agua
- Alimentos medianamente flatulentos
  - pastelería
  - patatas
  - berenjenas
  - limón
  - manzanas
  - pan
- Alimentos muy flatulentos
  - cebollas
  - judías secas
  - apio
  - zanahoria
  - uvas pasas
  - plátanos
  - albaricoques
  - zumo de ciruelas
  - bretzel*
  - germen de trigo
  - coles de Bruselas
  - alcachofas

* El bretzel es pasta alsaciana en forma de ocho y espolvoreada con sal y comino. *(N. del T.)*

Observaciones: la producción de gas metano (CH_4) en el colon continúa siendo un misterio. Se produce exclusivamente en el colon durante el metabolismo bacteriano anaerobio y se difunde a la sangre. Sólo la mitad de la población produce metano. Este gas se origina durante la noche y la alimentación no es un factor que influya en su producción.

Alimentos favorables para el intestino

Grasas no saturadas

Están contenidas en aceites vegetales vírgenes prensados en frío.

Ricas en vitamina F, fortalecen la impermeabilidad de la pared intestinal.

Fibras vegetales ricas en celulosa

La celulosa tiene una función de lastre para el bolo alimentario que atraviesa el intestino. Es una materia sólida que no es asimilada por el organismo, pero que estimula el intestino permitiendo su buen funcionamiento.

«Desde hace algunos años, los estudios epidemiológicos han fijado su atención en los riesgos que acarrea una alimentación desprovista de fibras. El enlentecimiento importante del tránsito intestinal que ello desencadena favorecería la aparición de divertículos en el colon. Existe, por otro lado, una correlación muy significativa entre la creciente frecuencia de cánceres de colon en los países industrializados y la alimentación pobre en fibras. Por esto, la prevención de este tipo de afecciones parece pasar por un aumento del consumo de fibras vegetales» (doctor A. Mossé).

LAS HECES NORMALES

Si el intestino está sano, se debería ir dos veces al día al cuarto de baño y tener unas heces con una buena consistencia. «Las heces normales en el ser humano deben tener la forma de una salchicha de 4 centímetros de espesor y de 15 a 20 centímetros de longitud» (doctora Kousmine).

Su color varía en función del tipo de alimentación. Son marrones cuando predomina una alimentación de tipo carnívoro y más claras en caso de régimen lactovegetariano. Se debe defecar con facilidad, sin esfuerzo y sin tiempo de espera, generalmente una vez por la mañana después del desayuno y otra vez después de la comida o de la cena.

«Unas heces normales están formadas, principalmente, por la descamación del epitelio intestinal, una masa más o menos importante de bacterias, sustancias de las que el organismo se desprende a través de la bilis, por el jugo pancreático y por la excreción a través de la mucosa intestinal. Contienen también, entre otras cosas: fibras vegetales formadas por celulosa y lignina, muy resistentes a la acción bacteriana. Son homogéneas, excepto en las zonas donde hay fibras vegetales duras y no comestibles, como la piel de la uva y de las almendras, y los restos vegetales mal masticados» (doctora Kousmine).

Si la alimentación es correcta, las heces apenas tienen olor.

LOS LAXANTES IRRITAN EL INTESTINO

El empleo de laxantes no resuelve ningún problema de estreñimiento, sino que lo agrava, creando rápidamente un estado de dependencia. Aunque la toma de mucílagos constituye un mal menor, los purgantes en infusión a base de hojas de sen o de frángula, el cloruro de magnesio, y otros supositorios con extracto de bilis, provocan dos grandes inconvenientes:

- Una atracción de agua hacia el tubo intestinal, lo cual origina una evacuación de heces líquidas, a menudo irritantes. Ello se acompaña de una pérdida de oligoelementos y de sales minerales. Debido a estas inflamaciones repetidas se crea un estado de dependencia conocido bajo el nombre de enfermedad de los laxantes, en la que la mucosa intestinal adquiere una coloración negruzca (melanosis cólica).
- Dicha atracción de agua intraintestinal está provocada por un estado de inflamación y de irritación de la mucosa intestinal, debido al empleo de laxantes, cuya utilización repetida favorece la aparición de otra enfermedad intestinal: la colitis espasmódica. Se trata de una alternancia entre estreñimiento y diarrea, acompañada de dolores de tipo espasmódico y de hinchazón abdominal.

En este contexto únicamente el ayuno, la aplicación propia de enemas intestinales suaves y un cambio en la alimentación pueden poner fin a éste. Además, los enemas actúan inmediatamente favoreciendo el mecanismo de eliminación fisiológico.

LA TÉCNICA DEL ENEMA RECTAL

Si la forma de alimentarse es la causa principal del mal funcionamiento intestinal, no basta con mejorar la alimentación.

De hecho, una persona que se ha alimentado mal durante años ha alterado las funciones de su intestino, de tal forma, que ya no es suficiente modificar los hábitos alimentarios para resolver el problema. Ninguna afección crónica desaparece hasta que el colon se haya limpiado totalmente con la aplicación de enemas rectales regulares durante el tiempo que el médico estime necesario, en función de los criterios clínicos enseñados por la doctora Kousmine.

Se aplicarán, al principio, de una a tres veces por semana, durante un periodo de entre 2 y 6 meses, según el tipo de patología y las indicaciones médicas.

Material necesario para aplicar un enema:

- Un irrigador para enemas de 2 litros, provisto de un tubo de plástico con un grifo en la parte distal y dos cánulas de plástico duro blanco (la más larga de las dos cánulas es para realizar enemas rectales y la otra, más corta, es una cánula vaginal).
- Eventualmente un catéter rectal de plástico transparente. Este catéter rígido posee un embudo de color que se adapta a la parte distal del tubo, a continuación del grifo. No está incluido en el conjunto anterior; hay que adquirirlo como accesorio en las farmacias.

Material necesario para la instilación de aceite:

- Una jeringa de 50-60 mililitros, de las utilizadas para sondajes.
- Una sonda rectal de caucho de 30 centímetros, que se adapta a la extremidad de la jeringa de sondaje.

Preliminares importantes

Antes de comenzar, es importante tener en cuenta que:

- El enema se aplica por la noche, antes de acostarse. No se debe cenar o bien hacerlo de forma ligera.
- El enema se aplicará de una sola vez con la totalidad de los 2 litros y no en dos veces con un litro cada vez. Es la única forma de que el agua llegue hasta el lado derecho del colon (ciego).
- La instilación de aceite debe estar precedida siempre por un enema. Es inútil realizar una instilación de aceite sin haber limpiado el colon.

Modo de aplicar el enema

Preparar una tisana de manzanilla echando 5 bolsitas (u 8 cabezas de la flor) en 2 litros de agua hirviendo. Dejar enfriar hasta una temperatura conveniente (de 35 a 37 °C).

En algunos países se puede comprar el extracto concentrado de camomila listo para su uso (en Suiza el producto se llama: Kamilosan Liquidum). Basta con poner 2 cucharadas soperas del mismo en agua tibia y la lavativa estará preparada inmediatamente.

Ponerse a cuatro patas en el fondo de la bañera, con la cabeza hacia abajo y desnudo (se puede llevar una camiseta). Si no es posible adoptar esta postura, uno puede tenderse boca abajo en la cama, con la mitad inferior del cuerpo colgada. El irrigador debe estar colocado aproximadamente a 50 centímetros por encima del ano, procurando no producir el efecto sifón por tener el tubo demasiado largo.

Para aplicar el enema, se puede utilizar la cánula de plástico blanco y duro que se adjunta con el irrigador o bien el catéter rectal de plástico flexible transparente (que hay que adquirir como accesorio), el cual es más largo y puede introducirse más profundamente. De este modo, se evitan los dolores y los espasmos provocados por la llegada demasiado rápida del agua, que dilata la ampolla rectal.

Después de la introducción de la cánula (o del catéter), se abre el grifo y se deja pasar la totalidad (2 litros) del agua con la manzanilla. No se debe evacuar hasta que se haya introducido toda el agua.

Mientras se introduce el agua, y con el fin de evitar espasmos dolorosos durante la aplicación de la lavativa, es importante respirar bien con una respiración abdominal superficial, haciendo jadeos semejantes a los que efectúan las mujeres durante el parto y realizando, al mismo tiempo, masajes en el vientre.

Con la mano que queda libre, se hacen masajes en el colon, en la parte más baja del abdomen, en una superficie de 6 a 7 centímetros. Se ponen los dedos como si se estuviese tocando el piano o como si se amasase pan. Cuando se encuentre una zona rígida, presionar fuertemente, ya que son restos de materias fecales que deben eliminarse.

Se continúa dando masajes subiendo progresivamente por la parte izquierda del abdomen, hasta que se palpan las costillas. Luego se rodea el ombligo y se sube por la parte derecha hasta las costillas. Se vuelve a comenzar y se continúa hasta que se hayan introducido los 2 litros.

Si durante la aplicación del enema se sienten retortijones, espasmos o ganas intempestivas de evacuar, asegurarse primero de que el agua está a la temperatura correcta. El agua demasiado caliente o demasiado fría provoca espasmos dolorosos. Si no es el caso, espirar profundamente y los espasmos cesarán de inmediato. Si éstos no desaparecen, se puede interrumpir la llegada del agua durante unos instantes para continuar cuando cesen los dolores y los espasmos.

Cuando finalice la aplicación del enema, se puede evacuar inmediatamente, lo cual se producirá en varias fases durante un tiempo aproximado de veinte minutos.

Instilación del aceite

Antes de comenzar a aplicar el enema, se debe dejar preparada la jeringa con aceite de la siguiente forma:

- Aspirar con la jeringa de 50 a 60 mililitros de aceite de girasol virgen. Después de eliminar completamente el aire, se ajusta el embudo de la sonda rectal de caucho de 30 centímetros a la parte distal de la jeringa. A continuación, se deja en el lavabo en agua tibia, con el fin de calentar el aceite hasta una temperatura conveniente (de 30 a 35 °C). De esta forma, el aceite se calentará lentamente mientras se aplica el enema.

- Cuando el agua del enema se haya vaciado por completo, introducir la sonda rectal tan profundo como sea posible y situar al paciente en la cama, apoyado sobre el lado derecho. Vaciar la jeringa. Posteriormente, el paciente no se deberá levantar de la cama. El aceite comenzará a fluir y se extenderá por la pared intestinal a lo largo del colon transverso. Como si fuera un «supositorio líquido», se absorberá en gran parte durante toda la noche. Sin embargo, una cantidad de este aceite se eliminará al día siguiente, con las primeras heces.

Al cabo de un cierto número de instilaciones, el aceite ya no es absorbido por el organismo durante la noche, con lo que se elimina en su mayoría al día siguiente. En este caso, se espaciarán las instilaciones, aunque se continúen los enemas al ritmo necesario (por ejemplo, se puede hacer una instilación cada 2, luego cada 3 y después cada 4 enemas).

Observaciones

Los enemas se pueden aplicar a diario durante 8 a 10 días al comienzo de ciertas patologías que necesitan una acción terapéutica inmediata y rápida. Es el caso, por ejemplo, de los cánceres agudos de acceso evolutivo, las crisis de esclerosis en placas o la poliartritis crónica evolutiva.

Si el acceso agudo de la enfermedad está controlado o si la patología tratada no necesita una intervención rápida, se aplicará el enema dos veces por semana, incluso cuando el enfermo no tenga molestias digestivas patentes.

La duración será determinada por el médico, en función de ciertos criterios clínicos: estado de la lengua, olor de las heces, regularización del tránsito intestinal, estado general, etcétera.

Generalmente, suele ser necesario aplicar enemas de forma regular durante un período de 2 a 4 meses, con el fin de obtener una acción terapéutica. Después se podrán interrumpir de acuerdo con el médico que las ha prescrito, pero se podrán aplicar nuevamente y de forma espontánea por parte del enfermo, si se constatan de nuevo ciertas molestias como:

- Evolución de la enfermedad.
- Heces de mal olor.

- Reanudación de las alteraciones intestinales (hinchazón abdominal, gases, estreñimiento...).
- Interrupción de la alimentación sana seguida hasta entonces.

A veces, cuando uno está invitado a comer, por respeto a las conveniencias sociales, es difícil rechazar los alimentos propuestos. Por ello, después de acudir a comidas de cumpleaños, bodas, fiestas de familia, etc., se recomienda imperiosamente aplicarse un enema al día siguiente, acompañado con una monodieta de arroz o de patatas cocidas.

Al cabo de cierto tiempo, ya no será necesario aplicar los enemas. Pero se aconseja volverlos a usar tan pronto como se manifiesten de nuevo los síntomas mencionados. De hecho, éstos demuestran la presencia en el intestino de una flora microbiana de putrefacción patógena, que puede ser el preludio de una agudización de la enfermedad si el intestino no se descarga rápidamente.

En el tratamiento de una poliartritis crónica evolutiva, los enemas son de importancia capital, ya que es indispensable efectuar una buena limpieza del intestino antes de comenzar la cura con vacunas. Si no se hace, el enfermo se expone al riesgo de padecer una crisis, asociada a una hiperestimulación del sistema inmunitario.

Enemas en niños

También es posible aplicar enemas a un niño, utilizando el material apropiado:

- Hasta los 2 años, una pera de 90 mililitros para bebés.
- De 2 a 4 años, una pera de 250 mililitros llena hasta la mitad.
- Después de los 4 años, una pera de 250 mililitros llena completamente.

Al igual que para el adulto, se aplica el enema con agua con manzanilla. Se pone el niño boca arriba con las piernas elevadas. Se introduce la cánula de la pera de goma para enemas en el ano y se vacía el agua suavemente, haciendo pequeños masajes en el vientre del niño. Luego, se le pone de inmediato en el orinal para que evacue.

La instilación de aceite se hace, igual que en el adulto, con la jeringa y la sonda rectal (que se puede adquirir de un diámetro más pequeño). Luego hay que tener cuidado al poner un pañal al niño.

CONTRAINDICACIONES DE LOS ENEMAS

Existen circunstancias particulares en las cuales se debe limitar la práctica de las lavativas rectales. Por ello, en los casos indicados a continuación, es necesario pedir consejo al médico, con el fin de evitar posibles errores:

Contraindicaciones absolutas

- La **oclusión intestinal** es una urgencia quirúrgica que obliga a una hospitalización inmediata. La sintomatología se caracteriza por dolores abdominales importantes, acompañados de estreñimiento pertinaz y de la desaparición de los gases intestinales.
- El **síndrome apendicular** también es una urgencia quirúrgica. Un dolor circunscrito en la fosa ilíaca derecha, acompañado de estreñimiento, fiebre y vómitos, debe ser atendido inmediatamente por un médico. Hay que abstenerse de toda automedicación.

Contraindicaciones relativas

La colitis ulcerosa es una contraindicación relativa. Se debe evitar la aplicación de enemas rectales durante los periodos de crisis; sin embargo, fuera de estos periodos de inflamación aguda, los enemas vuelven a estar indicados. Durante los momentos de crisis, los pequeños enemas a base de cortisona ejercen una potente acción antiinflamatoria, permitiendo a menudo detener rápidamente la crisis. Pero, fuera de este periodo, se aconseja aplicar los enemas según la técnica explicada anteriormente, aunque mezclando, con el aceite de girasol virgen tibio utilizado para la instilación, una cucharadita (de las de café) de la siguiente fórmula:

- Aceite esencial de tomillo: 5 gramos.
- Aceite esencial de geranio: 5 gramos.

- Aceite esencial de niauli: 5 gramos.
- Aceite de margarita q.s.p.: 125 mililitros.

Esta mezcla de aceites esenciales tiene propiedades antiinflamatorias, antisépticas, cicatrizantes y relajantes. Se ha revelado muy eficaz por su potente acción terapéutica.

La crisis hemorroidal aguda es también una contraindicación relativa. El obstáculo mecánico producido por las hemorroides puede impedir la aplicación del enema. Conviene saber que las hemorroides son debidas, generalmente, a un estreñimiento y a una sobrecarga hepática. Por lo tanto, una vez regulada la crisis con un tratamiento médico apropiado, habrá que tratar las dos causas responsables de la patología.

LA IRRIGACIÓN COLÓNICA

La irrigación colónica, o hidroterapia del colon, consiste en un enema del colon de gran capacidad. Permite una limpieza completa, más profunda que un simple enema. Durante la sesión, de aproximadamente una hora, se utilizan de 100 a 150 litros de agua en varias aplicaciones.

Esta técnica es posible gracias a un aparato sofisticado, conectado al grifo y que, equipado con un sistema de filtros, descompresores, manómetros y mitigadores, permite obtener un agua suave, pura, con un caudal y una presión estables a lo largo de todo el tratamiento.

El agua se introduce a través de una cánula que tiene una doble función: un tubo pequeño que permite la llegada del agua y uno más grande que facilita la evacuación de las materias fecales. Accionando una válvula que controla la apertura o cierre de la llegada del agua, se provoca, mediante golpes sucesivos, la evacuación de la totalidad de las materias contenidas en el colon, sin esfuerzo y sin dolor.

El descubrimiento de esta sofisticada técnica no es reciente. Ya Ambroise Paré (siglo XVI) se refirió por primera vez a ella. En el siglo XIX, el médico alemán Brosch ideó un aparato que se considera el antecesor de los actuales. Posteriormente, la técnica ha sido desarrollada, sobre todo, por médicos estadounidenses: James W. Wiltsie, Joseph E. G. Waddington y V. E. Irons. Éstos se han esforzado por poner a punto el aparato y permitir su comercialización en las mejores condiciones de seguridad y confort.

El doctor V. E. Irons es conocido, sobre todo, por haber practicado más de 20.000 irrigaciones sin haber tenido jamás ningún problema. Este investigador ha insistido en el hecho de que este método permite la fragmentación de las materias fecales endurecidas que se han depositado a lo largo de los años en el colon. La alimentación actual ensucia el intestino, no sólo porque es refinada (lo cual enlentece el tránsito y prolonga el tiempo de permanencia en el intestino), sino también porque induce la producción de mucosidades. El intestino segrega moco cada vez que una sustancia lo irrita. Dicha mucosidad constituye, como ya hemos visto, su medio de protección; sin embargo, con el transcurso de los años y debido a sucesivos errores alimentarios, presenta tendencia a solidificarse, transformándose en una costra que se adhiere a la mucosa y dificulta el paso de la materia (al disminuir el diámetro intestinal). Esto ocurre con tanta frecuencia que el doctor Irons ha precisado:

«Un colon normal y sano es, hoy día, una especie en vías de extinción. Simplemente, ¡ya no existe...! Actualmente ¡el único lugar donde aún se puede ver un colon normal es un libro de anatomía! Considero que un colon enfermo e intoxicado es una causa desconocida de envejecimiento prematuro. El envejecimiento comienza aquí y, cuanto, más avanzada esté la intoxicación, más rápidamente envejece la persona. Un colon enfermo acorta la juventud, agota las reservas de energía y conduce pronto a la muerte. Según mi opinión, la intoxicación del colon es la única enfermedad importante en Estados Unidos. Es la causante del mayor número de problemas de salud que cualquier otra causa».

Sesión de irrigación colónica o hidroterapia del colon

El paciente, desnudo, se instala cómodamente en la mesa de exploración. Se cubre con un paño o una manta. En una primera fase, se coloca al paciente sobre un lado con las piernas flexionadas. El terapeuta deberá verificar la ausencia en el ano de placas, fisuras o hemorroides en crisis aguda, lo que dificultaría y haría imposible el examen. El tacto rectal permitirá determinar la orientación que habrá que dar a la cánula. A continuación, se la introduce lentamente y sin forzar. Luego, se instalan los tubos de llegada del agua y de salida de las materias fecales (es el mismo tubo), conectados al aparato que está fijo a la pared. Después, se coloca al enfermo boca arriba. Ya no se podrá mover hasta finalizar el examen.

La técnica consiste en llenar y vaciar el intestino del enfermo. El examen dura aproximadamente 45 minutos, durante los cuales la apertura y cierre alternativos de la salida del agua permite el lavado intestinal y la evacuación de las materias residuales, todo ello sin notar ninguna sensación desagradable ni sentir dolor. A lo largo del tratamiento, es posible variar la temperatura entre 20 y 40 °C, así como la presión del agua. Esto tiene como finalidad estimular el intestino. Habitualmente se suelen practicar a la vez masajes de colon, que ayudan a detectar las zonas de tensión o de molestias y ayuda a la fragmentación de las materias fecales.

La frecuencia del tratamiento depende del estado de salud del enfermo, cuestión que debe evaluar el médico. Se aconseja realizar varias sesiones y dejar entre ellas un espacio de varios días (de 3 días a una semana); raramente se notan resultados en la primera sesión, siendo lo más frecuente que comiencen a apreciarse transcurridas las 3 primeras sesiones.

La hidroterapia del colon, no sólo permite una limpieza completa de la mucosa intestinal, sino que constituye también un método de diagnóstico, incluso de la presencia de parásitos intestinales insospechados. Según el aspecto, el color y el estado de las materias fecales se puede apreciar mejor el buen o mal funcionamiento intestinal. El paciente, al comprobar la posibilidad de verificar el estado de sus heces, comprenderá muy rápidamente las razones de las molestias por las cuales ha llegado a la consulta. La hidroterapia permite al paciente sentirse «limpio» y notarse «nuevo» y «ligero». Desaparecen la hinchazón abdominal, los gases y otras molestias de diversa índole. El paciente, no sólo nota mejoría en el plano intestinal, sino también en los órganos vecinos (vejiga, útero, ovarios, riñones). Se trata de una verdadera cura de limpieza y desintoxicación.

Esta técnica puede ayudar también a la preparación del intestino antes de practicar un examen de colonoscopia, lavados baritados, ecografía abdominal, urografía intravenosa, escáner o RMN abdominal.

Contraindicaciones de la irrigación colónica

Esta técnica presenta algunas limitaciones, que se enumeran a continuación:

- Tras hemorragias importantes.
- Necrosis por irradiación abdominal.
- Patologías inflamatorias intestinales agudas.
- Estados hemorroidales importantes.
- Adherencias pelvianas.
- Úlceras y sospecha de perforación digestiva.
- Alteraciones cardíacas graves.
- Intervenciones quirúrgicas recientes sobre el abdomen.
- Hipertensión arterial grave.
- Cáncer de colon.
- Antecedentes de síncopes cardíacos.
- Después del tercer mes de embarazo.
- Hernias abdominales.
- Fisuras y fístulas anales.

TRUCOS Y CONSEJOS

A continuación, se incluyen trucos y consejos que ayudarán a algunas personas a practicar de forma regular su higiene intestinal.

Existen bolsas de viaje para hacer enemas. Son muy prácticas porque se pueden meter en la maleta y, de este modo, llevarse fácilmente en los desplazamientos.

Existen ampollas de aceite de onagra para añadir a la crema Budwig y que se pueden utilizar en los países en los que no existe aceite de lino, o para ciertas patologías como la esclerosis en placas. En este caso, también se aconseja practicar las instilaciones de aceite añadiendo una ampolla de aceite de onagra en la jeringa de aceite de girasol.

CAPÍTULO 6

EL EQUILIBRIO ÁCIDO-BASE

DR. PHILIPPE-GASTON BESSON

Hablar de equilibrio es hablar de tendencias contrarias que convergen hacia una armonía, un estado ideal de estabilidad. Podemos decir que se alcanza un equilibrio cuando no hay movimiento, cuando las dos fuerzas que se oponen son de tal magnitud que anulan sus efectos contrarios. Se trata del equilibrio estático.

Pero no hay vida sin un movimiento, sin cambios, sin modificación constante de los elementos que la componen. El equilibrio en el mundo vivo únicamente puede ser dinámico.

No podemos hablar, por lo tanto, de valores exactos, sino de tendencias, siendo el equilibrio de la vida un desequilibrio en vías de perpetuo restablecimiento.

El estudio del equilibrio ácido-base nos lleva, por lo tanto, a considerar la dinámica entre la tendencia hacia la acidez, por un lado, y hacia la alcalinidad, por otro, ya que son fuerzas contrarias en el seno de un organismo vivo.

Se observa en el ser humano un ritmo pendular ácido-base diferente en función de los diversos tejidos y sistemas que se consideren, pero que son interdependientes entre sí. El conjunto es el reflejo de una adaptación constante de la vida a las condiciones interiores y exteriores del cuerpo, adaptación que, por otro lado, es una condición para conservar la salud.

Los diferentes aparatos y sistemas orgánicos implicados en esta regulación son:

- El aparato digestivo.
- La sangre.
- Los tejidos mesenquimatosos.
- El hígado.

Y estas interacciones están reguladas por:

- Los pulmones.
- Los riñones.

No entraremos en la descripción teórica de los mecanismos de los diferentes sistemas –ha sido desarrollada con detalle en un libro reciente dedicado a esta dinámica ácido-base–, sino que explicaremos únicamente los aspectos prácticos.

DEFINICIÓN

Antes que nada, cabe definir los términos *ácido* y *básico* o *alcalino*.

Denominamos pH a la unidad de medida del grado de acidez o alcalinidad de una solución. Estamos habituados a decir que un ácido es un dador de protones y que una base es un aceptor de protones o un dador de electrones.

De una forma más simple, el pH es la cifra que mide el grado de acidez o alcalinidad de un líquido. Estos valores están comprendidos entre 0 y 14:

- De 7 a 0 se considera de acidez creciente.
- El 7 corresponde a un estado neutro.
- De 7 a 14 se considera de alcalinidad creciente.

Los líquidos biológicos que tienen un pH inferior a 7 se denominan soluciones ácidas y, a la inversa, los líquidos biológicos con un pH superior a 7 se denominan soluciones básicas o alcalinas.

Como veremos más adelante, se comercializan tiras reactivas que cambian de color al introducirlas en un líquido. El color indica, gracias a una escala colorimétrica, una cifra que corresponde al pH del líquido. Así, resulta fácil y rápido determinar el valor de la acidez o la alcalinidad de un líquido.

EL APARATO DIGESTIVO

Los alimentos son transformados a lo largo del tubo digestivo y triturados para poder ser absorbidos y asimilados por el organismo. Dichos procesos químicos de degradación se producen por la acción de los jugos digestivos, los cuales «imponen» su pH específico al bolo alimentario a lo largo de la travesía de éste por el tubo digestivo.

En el estómago, se encuentra el pH más bajo (es decir, más ácido) de todo el aparato digestivo. Inmediatamente después del paso por el estómago, esta acidez es corregida por las secreciones del intestino delgado, de la vesícula biliar y del páncreas, cuyos jugos digestivos son de naturaleza alcalina. Al final del intestino delgado, y en la primera parte del colon (ciego), los alimentos se vuelven de nuevo ligeramente ácidos, y son otra vez alcalinos al final del colon.

Todos estos valores del pH corresponden a necesidades biológicas. Los valores ácidos del estómago permiten la acción de la pepsina estomacal, que es la encargada de fragmentar las proteínas en polipéptidos. Luego, en el duodeno, la tripsina pancreática transforma los polipéptidos en aminoácidos, la lipasa pancreática degrada las grasas una vez emulsionadas por la bilis y la amilasa pancreática continúa el trabajo que empezó la amilasa salival en la degradación de los hidratos de carbono. Todas estas enzimas necesitan un medio alcalino para actuar. Finalmente, en el colon, los valores ligeramente ácidos del pH permiten el desarrollo de una flora bacteriana denominada acidófila (es decir, que le «gusta» la acidez), cuya función es importantísima. Mediante la fermentación que produce, se puede finalizar el proceso de digestión de los azúcares y las proteínas.

Si en cualquiera de los segmentos citados no se respetan las condiciones adecuadas, disminuye la función de los jugos, con lo que el proceso digestivo es incompleto. Se altera también la relación con los mecanismos digestivos siguientes. Por ello, es de gran importancia que los valores sucesivos del pH del tracto digestivo sean respetados, con el fin de permitir el buen funcionamiento de todo el conjunto.

Es importante insistir sobre los tipos de floras intestinales que pueden desarrollarse y volverse dominantes en el colon. Una de ellas, de carácter ácido, es la flora que en condiciones normales debe predominar; la otra es basófila, no debe predominar. Estas cuestiones han sido desarrolladas con detalle en el capítulo 5 al tratar de la higiene intestinal.

Consecuencias prácticas

- Si el medio alimentario es demasiado ácido en el duodeno, la digestión de grasas, azúcares y, sobre todo, de las proteínas en esta zona será incompleta. Su descomposición se producirá, por lo tanto, en el intestino delgado y en el colon, es decir, demasiado tarde. El proceso de fermentación normal será reemplazado por un proceso anormal de putrefacción, el cual es la causa del estreñimiento, de la producción de gases y de la hinchazón abdominal.
- Los cuerpos cosméticos, que dan un olor nauseabundo a las heces, son la consecuencia directa de la importancia de estos procesos de putrefacción en el colon, que dan lugar a la formación de ptomaínas tóxicas, causantes de autointoxicación. En condiciones normales, el hígado es capaz de neutralizarlas, conjugándolas, pero cuando se producen en gran cantidad, el hígado se sobrecarga y se desborda rápidamente. Las toxinas pasan entonces a la circulación general. La lengua aparecerá sucia, lo cual es un signo de la sobrecarga del trabajo hepático.

Aquí se ve ya una primera utilización de las sales alcalinas, que estimulan la secreción fisiológica ácida del estómago. De esta forma, y gracias al mecanismo de secreción gástrico, aumentan directamente las secreciones alcalinas del duodeno y de sus glándulas digestivas anexas.
Sin embargo, para evitar los fenómenos de putrefacción, también es necesaria una corrección de la alimentación:

- Ante todo, hay que evitar el consumo abusivo de azúcar blanco, que favorece la proliferación bacteriana patógena, en particular de una flora colibacilar, en el intestino.
- Se debe evitar el consumo excesivo de carne, principal causante de los procesos de putrefacción intestinal.
- La masticación es uno de los actos importantes del proceso digestivo. Es la que permite un buen comienzo de la digestión de azúcares y proteínas. Si no se mastican de forma correcta las proteínas cárnicas, sus restos mal digeridos producen un medio de cultivo favorable para el desarrollo de la flora de putrefacción, que rápidamente se torna dominante.
- El consumo de azúcares lentos y de fibras vegetales constituye un modo excelente para combatir los fenómenos de putrefacción intestinal. También es eficaz el consumo de cereales integrales, pobres en gluten, en cantidad razonable; así como de fruta (sobre todo manzanas) y hortalizas (zanahorias, algarrobas).

➤

➤

- Cuando se comprueba que se tiene la lengua cargada (sobre todo por la mañana) y que las heces desprenden mal olor, la práctica de enemas rectales de 2 litros permitirá evacuar rápidamente la flora intestinal patógena y liberar al hígado.
- De igual modo conviene tomar una cena ligera, con lo cual se alivia la actividad nocturna desintoxicación del hígado, permitiendo una eliminación más eficaz de la sobrecarga tóxica.

LA SANGRE

El pH de la sangre se encuentra estabilizado en 7,39. Sus variaciones son mínimas. El tejido sanguíneo es el más protegido de los tejidos orgánicos en lo que se refiere a las variaciones del pH. Posee seis sistemas de control y regulación de su equilibrio ácido-base muy eficaces. De hecho, el pH sanguíneo sólo puede variar, sin que se produzcan graves alteraciones metabólicas y de conciencia, en unos límites mínimos.

Fuera de los límites normales pero extremadamente reducidos del pH fisiológico, la vida ya no es posible. Así, cuando la sangre tiene un pH de 6,95, entramos en estado de coma, el músculo cardíaco se para y la muerte es inminente. Es el caso, por ejemplo, de una diabetes grave. En cambio, un pH de 7,7 se manifiesta con una gran irritabilidad y, en caso extremo, aparecen crisis de tetania y convulsiones, pudiendo llegar hasta la muerte.

A causa de su particular fluidez, el tejido sanguíneo, en constante movimiento, se adapta casi de inmediato a las variaciones de su equilibrio biológico, en general, y de su equilibrio ácido-base, en particular.

Al tejido sanguíneo le dedicaremos poca atención en lo que se refiere al equilibrio ácido-base. Está bien protegido y las variaciones del pH son muy ligeras. Es una necesidad biológica. Por el mismo hecho de su fluidez, la sangre es un medio, un disolvente y un transportador. Se comporta, por lo tanto, como un agente de unión entre los órganos y los tejidos, sin hallarse relacionado de forma importante con las variaciones en su composición.

A este respecto, cabe citar los trabajos del ingeniero francés Louis-Claude Vincent. Estudió profundamente las va-

Existen en la sangre seis sistemas tampón para mantener el equilibrio ácido-base:

• bicarbonatos/ácido carbónico	CO_3H-/CO_3H_2
• hemoglobinatos/hemoglobina	Hb-/HbH
• oxihemoglobinatos/oxihemoglobina	HbO_2-/HbO_2H
• proteinatos/proteínas	Prot-/ProtH
• fosfatos bifásicos/fosfatos monofásicos	PO_4H-/PO_4H_2
• ácidos orgánicos débiles disociados	RCOO-/RCOOH

De hecho, todos los sistemas que garantizan el equilibrio ácido-base de la sangre funcionan según un mismo modelo. El proceso es siempre idéntico:

Un ácido débil disociado en forma de anión R- está disponible para fijar un ion H+. En caso de acidosis, se produce un desplazamiento de la reacción hacia una forma no disociada, en que el ion H+ está fijado a la molécula. Dicha disociación varía en función del pK.

La capacidad y la eficacia del sistema tampón es el intervalo del pH, en el cual la molécula se encuentra en forma ionizada en la solución.

Por ejemplo, para el sistema carbonatos/ácido carbónico, en el cual el pK = 6,1, la capacidad tampón se sitúa para un pH de entre 5,1 y 7,1.

De esta forma, cada sistema tiene un pK propio, es decir, está jerarquizado; por lo que sólo intervendrá en un valor dado de pH. Así, sucesivamente y de forma «acumulativa», se van solicitando los diferentes sistemas para paliar las variaciones eventuales del pH sanguíneo.

riaciones del pH sanguíneo, su resistividad y su potencial óxido-reductor, llegando a la conclusión de que, en un estado de salud ideal, el pH sanguíneo tendía hacia valores ácidos. Veremos el porqué más adelante.

LOS ÓRGANOS DE REGULACIÓN

Los órganos de eliminación son numerosos, pero los que están más especializados en la eliminación de los desechos ácidos son los riñones y los pulmones.

Los ácidos provienen, sobre todo, de la digestión de las proteínas. Existen químicamente dos tipos de ácidos:

- Los ácidos denominados «volátiles» (o «débiles» u «orgánicos»). Son los ácidos cítrico, oxálico, pirúvico, acetilacético, etcétera, los cuales provienen de la degradación de las proteínas vegetales y se transforman en ácido carbónico. Éste se elimina a través de los pulmones, en forma de gas carbónico. Su eliminación es fácil, rápida y muy adaptable (el hombre normal en reposo elimina 200 ml de CO_2 por minuto, es decir, 288 l diarios).
- Ácidos denominados «no volátiles» (o «fuertes» o «minerales»). Son los ácidos úrico, sulfúrico y fosfórico, que provienen de la degradación de las proteínas animales. Se eliminan a través de los riñones. Su eliminación es difícil, lenta y poco adaptable (100 nmol H+/día).

El riñón es capaz igualmente de eliminar algunos ácidos volátiles débiles que circulan en forma libre, pero su tarea principal se orienta a la eliminación de los ácidos no volátiles.

Consecuencias prácticas

Sabiendo todo lo anterior, es fácil comprender que una alimentación cárnica es más acidificante que un régimen vegetariano. Una alimentación equilibrada debe contener, sobre todo, ensaladas, hortalizas, cereales, leguminosas y fruta. Esto se refiere, principalmente, a los enfermos y a los convalecientes, ya que este tipo de alimentación reducirá el trabajo de eliminación de los riñones, permitiendo a las fuerzas de curación actuar para luchar contra la enfermedad.

EL MESÉNQUIMA

Se denomina mesénquima (o tejido de sostén o tejido conjuntivo) a la estructura tisular que recubre los órganos nobles. Su papel de tejido de soporte es bien conocido. Permite la respiración celular, la alimentación y la hidratación de los tejidos nobles, así como la eliminación de los desechos del metabolismo celular. Pero su actividad fisiológica es mucho más amplia. De hecho, el organismo se comporta como un productor o generador de ácidos. Si dicha producción no da como resultado ácidos eliminables (por ejemplo, por falta de vitaminas u oligoelementos), o si existe una sobrecarga de la acidez total (ácidos de la alimentación + ácidos provenientes de las células), el exceso es expulsado al tejido conjuntivo, donde es almacenado.

El mesénquima es, por lo tanto, el sistema tampón más importante del organismo. Su estructura le permite comportarse como una especie de esponja metabólica, que almacena los desechos metabólicos ácidos que el riñón y los pulmones no han podido eliminar cuando se han rebasado sus capacidades funcionales.

La sobrecarga ácida suele ser importante, sobre todo durante el día. Es la consecuencia del aporte alimentario y de la actividad física. Por la noche estas dos fuentes productoras de ácidos cesan. Es durante el sueño cuando el mesénquima envía, a la corriente circulatoria, el exceso de desechos metabólicos ácidos que ha ido almacenando durante el día.

Consecuencias prácticas

Si únicamente pudiésemos realizar un cambio en nuestra alimentación, con el fin de facilitar la función de los órganos de eliminación en su misión nocturna de desintoxicación y de eliminación de ácidos, deberíamos elegir la cena.

Por ello, conviene cenar lo más temprano posible y evitar la carne. Debe ser una cena ligera.

Es necesario insistir en este importante punto: si se cena demasiado tarde y si además la cena es abundante, no se tendrá apetito a la mañana siguiente. Una comida demasiado copiosa y rica altera el sueño, imponiendo una cobrecarga de trabajo al aparato digestivo y a los órganos de eliminación durante la noche.

ALCALOSIS TISULAR/ACIDOSIS SANGUÍNEA

A menudo existe una gran confusión cuando se habla del equilibrio ácido-base. ¡El motivo es que se suele confundir sangre y tejidos!

Ahora se comprenderá mejor, ya que lo hemos explicado anteriormente, que cuando el pH de los tejidos tiende hacia la alcalosis, el pH de la sangre tiende hacia la acidosis.

De forma inversa, cuando el pH de los tejidos mesenquimatosos tiende hacia la acidosis, el pH de la sangre tiende hacia la alcalosis.

Es evidente que las variaciones en los valores del pH de los tejidos tienen mayor amplitud que las del pH de la sangre. Éste es obligado a permanecer en los estrechos límites compatibles con la vida, para lo cual se ayuda de los sistemas tampón y de la reserva alcalina.

En los tejidos existen grandes variaciones alternativas hacia la acidosis y hacia la alcalosis. Paralelamente, aunque de forma mucho menos marcada, existe el mismo movimiento en la sangre, pero orientado en sentido inverso.

Los trabajos de Louis-Claude Vincent mostraron que el estado de salud ideal corresponde a valores del pH sanguíneo que tiendan hacia la acidez. El pH sanguíneo tiende hacia valores ácidos, mientras que el pH de los tejidos mesenquimatosos lo hace hacia valores alcalinos.

Estas variaciones se producen de manera óptima durante la noche y a primera hora de la mañana. Estos periodos son los de máxima acidosis sanguínea pues, mientras dormimos, el organismo limpia los tejidos mesenquimatosos. Se trata de una fase de limpieza que corresponde a un proceso de curación.

Podríamos decir que el cuerpo «cae enfermo» durante el día, lo que corresponde a la tendencia hacia la acidosis de los tejidos mesenquimatosos y a la tendencia hacia la alcalosis de la sangre; mientras que, por la noche, la conciencia deja de funcionar para dejar paso al sueño y al ayuno. De igual modo, podríamos decir que, durante esta fase, el cuerpo «se cura», y se produce una tendencia hacia la alcalosis de los tejidos mesenquimatosos y hacia la acidosis de la sangre.

LA ACIDOSIS TISULAR Y SUS CONSECUENCIAS

Algunos síntomas aparecen de forma insidiosa en el organismo que padece acidosis tisular crónica. Se manifiestan poco a poco y no se les suele dar importancia, pues son aceptados como una parte de las pequeñas alteraciones normales de la vida. Éstos son los principales:

- Fatiga, sobre todo matutina.
- Alteraciones del sueño entre la 1 y las 3 de la madrugada.
- Regurgitaciones y pirosis.
- Alteraciones del apetito y bulimia.
- Estreñimiento.

- Migrañas frecuentes.
- Piel grasa, sobre todo la de la cara.
- Lengua sucia, sobre todo en la parte posterior.
- Mal aliento matinal.
- Hipertrofia amigdalar en los niños.
- Manos húmedas y frías (debido a una simpaticotonía que ocasiona hipertiroidismo funcional y un estado adrenérgico permanente).
- Transpiración abundante de los pies.
- Tendencia a la transpiración (sudores fríos).
- Menor resistencia al frío (tendencia a resfriarse fácilmente).
- Dolores musculares; musculatura, de nuca y hombros, dura y dolorosa.
- Bronquitis crónica con formación de mucosidad.
- Leucorrea (pérdidas blanquecinas).
- Falta de entusiasmo.

De forma general, toda enfermedad crónica se acompaña de un estado de acidosis tisular. Pero ciertas patologías son más características de un estado «ácido». Son las siguientes:

- Los reumatismos.
- La diabetes.
- Las afecciones renales y vesicales.
- La enfermedad de Basedow (hiperfunción de la glándula tiroidea).
- Las enfermedades cancerosas en general.
- La leucemia.

COMPROBACIÓN DEL pH URINARIO

Llegamos a las cuestiones prácticas. Primero, hay que comprar tiras reactivas de medición del pH urinario. Estos papeles reactivos cambian de color en función del pH de los líquidos con los que entran en contacto. Mediante una escala colorimétrica indicada en el envase, es posible determinar el valor en cifras del pH, comparando el color del papel con dicha escala.

Los valores del pH urinario se deben tomar tres veces al día, durante varios días y anotarlos en una hoja similar a la incluida al final de este capítulo. En esta hoja se anota:

- La primera medición de la mañana, la segunda orina.
- La segunda, antes de la comida del mediodía.
- La tercera, antes de la cena.

Se debe orinar en un recipiente limpio y seco (que se ha de limpiar y secar después de cada utilización). Se moja un papel reactivo en la orina recién emitida y se lee inmediatamente el pH, comparando el color que adquiere el papel con la escala colorimétrica incluida en el envase del producto. Se anotan la cifra correspondiente y el día y la hora de la toma.

Esta medición permite observar y controlar las variaciones generales de los valores del pH a lo largo del día durante varios días.

¡La medición se debe realizar de 8 a 15 días consecutivos!

Si los valores encontrados en la medición son siempre, o muy a menudo, inferiores a 7 o 7,5, significa que el organismo tiene un exceso de desechos metabólicos ácidos, que afectan a los tejidos y dificultan sus funciones fisiológicas normales. En este caso, se aconseja:

- **En las personas sanas.** Es indispensable efectuar cambios en la alimentación. Sólo de esta forma se logrará una corrección progresiva de la acidosis tisular.
- **En las personas enfermas.** No es suficiente con corregir la alimentación. También es necesario tomar citratos alcalinos, siempre bajo prescripción y vigilancia médica.

LA CORRECCIÓN DE LA ACIDOSIS TISULAR

Los estudios de Sander han permitido, mediante la determinación del cociente de acidez, definir los valores del equilibrio ácido-base óptimo del organismo humano. Este cociente corresponde a un pH urinario comprendido entre 7 y 7,5.

La persona sana

Un organismo sano se caracteriza por realizar una actividad depurativa correcta, es decir, los órganos de eliminación, denominados emuntorios (riñones, pulmones, piel e intestino), son capaces de eliminar correctamente cualquier sobrecarga de tipo metabólico, por lo que su capacidad de desintoxicación es notable. Si no sobrecargamos constantemente dichos órganos, podrán eliminar fácilmente las sustancias que no necesita el organismo y, en particular, los desechos ácidos provenientes del metabolismo.

El cuerpo, en su funcionamiento normal, es un verdadero generador de ácidos, pero sus mecanismos fisiológicos están orientados de forma natural hacia una limpieza constante de este exceso de acidez.

Sin embargo, la alimentación actual, en la que predominan las proteínas cárnicas y la carencia en hortalizas y en ensaladas, favorece la acidez. Nuestros hábitos de vida, la mayor parte del tiempo sedentaria, contribuyen igualmente a la alteración de este equilibrio. Cada vez tendemos más hacia la acidificación de nuestros tejidos.

Los emuntorios, sometidos de forma constante a una sobrecarga de trabajo para desintoxicar el organismo, padecen una sobresaturación y comienzan a «fatigarse» de manera paulatina. Como consecuencia, disminuye su eficacia y el mesénquima se sobrecarga cada vez más de elementos ácidos, almacenando el exceso que no puede ser eliminado a través de los emuntorios. Aunque muchas personas son capaces de compensar este desequilibrio sin caer enfermas, se ha constatado que un número cada vez mayor de individuos presenta numerosos problemas de salud ligados al exceso de acidez tisular.

Mientras el organismo tiene aún una buena capacidad de eliminación, es fácil corregir la sobrecarga metabólica ácida: introduciendo cambios en la alimentación, realizando curas de limón y manteniendo una buena oxigenación.

La persona enferma

La evolución hacia la acidez tisular es una causa muy importante de problemas de salud y aleja a nuestro organismo del equilibrio ácido-base ideal. Recordando las diversas afecciones descritas en los capítulos 4 y 5, parece difícil encontrar un origen común a todas ellas. Sin embargo, en todas se observa un terreno idéntico: el exceso de acidez tisular, consecuencia de la pérdida del equilibrio ácido-base.

Se ha comprobado que cualquier enfermedad, sobre todo las patologías de tipo crónico, se acompaña de un desplazamiento del equilibrio ácido-base de los tejidos hacia los valores ácidos.

Esta tendencia a la acidosis tisular es aún mayor en los siguientes casos:

- En el transcurso de cualquier enfermedad, sobre todo crónica, por la anoxia tisular que origina.
- En periodos de estrés, que acrecientan la simpaticotonía, fuente de tensiones musculares productoras de ácido láctico.
- En procesos infecciosos.
- Durante la toma de medicamentos como: derivados de la aspirina (el ácido salicílico es un ácido carboxílico fuerte), morfina o antiinflamatorios no esteroideos.

Las curas alimentarias específicas, así como la toma de sales alcalinizantes, son una ayuda para el organismo, que, debilitado por la enfermedad, necesita ayuda exterior.

LA CORRECCIÓN A TRAVÉS DE LA ALIMENTACIÓN

Alimentos acidificantes

Los alimentos productores de ácidos contienen sustancias cuyo catabolismo origina la formación de nuevos ácidos. Es el caso de las proteínas, las cuales dan lugar a la formación de diversos ácidos (sulfúrico, fosfórico, clorhídrico, nítrico o úrico, uno de los productos finales de la degradación de proteínas). Estos alimentos productores de ácidos son básicos en nuestra alimentación. No es posible, por tanto, eliminarlos de la dieta, pues los aminoácidos constituyentes son indispensables para el buen funcionamiento de nuestro organismo.

Es importante, por lo tanto, vigilar las cantidades de proteínas absorbidas. El organismo necesita un aporte regular, pero en cantidades mucho menores de las que normalmente se toman. El ser humano actual tiene una sobrecarga permanente de proteínas. En un organismo normal, es perjudicial para la salud consumir más de 50 gramos de proteínas diarios. Todo exceso es susceptible de provocar una autointoxicación (incluso 20 gramos son a menudo suficientes). Pero el posible exceso se debe valorar individualmente, ya que depende de la capacidad metabólica y de la actividad física de cada individuo. Resulta evidente que, las personas que realizan un trabajo que requiera gran esfuerzo físico, o las que vivan en climas fríos, tolerarán mejor un régimen rico en proteínas, que las que tengan una vida sedentaria o vivan en climas más cálidos.

Los aminoácidos provenientes de la leche o sus derivados (queso, yogures...) producen pocos elementos acidificantes, ya que las sustancias a que dan lugar, como los cuerpos cetónicos y la urea, tienen un poder acidificante débil. Sin embargo, debe hacerse una excepción notable con el suero de leche. Si se mide el pH del suero fresco, se encuentran valores de 6,5 a 7, es decir, próximo a la neutralidad. Diez horas después, el suero tendrá un pH de 2 o 3 y se habrá, por lo tanto, acidificado.

Los aminoácidos que provienen de proteínas animales (carne, pollo, pescado...) contienen, como hemos visto, ácidos fuertes (ácidos fosfórico y sulfúrico) y también purinas, que aportan compuestos ácidos (ácido úrico). Son, por ello, fuertemente acidificantes. Como vimos en el capítulo 3, los ácidos fuertes sólo pueden ser eliminados a través de los riñones.

Los animales carnívoros, cuya alimentación está basada casi exclusivamente en la carne, poseen una enzima específica (urato oxidasa) que les protege de una sobrecarga por ácido úrico ligada al consumo importante de este alimento. En el ser humano, el consumo excesivo de proteínas animales es a menudo la causa de enfermedades úricas: reumatismos gotosos y litiasis renales.

Los cereales son igualmente productores de cuerpos ácidos, tanto si son integrales como refinados y cualquiera que sea la forma en la que se consuman.

Otras sustancias que contienen alcaloides, como el café (cafeína), el té negro (cafeína y teofilina) y el cacao (cafeína y teobromina), se clasifican como alimentos acidificantes al igual que el azúcar blanco, la harina blanca de trigo y las grasas refinadas. Esto explica que algunas personas vegetarianas que no consumen exclusivamente productos completos y comen demasiados cereales y muy pocas ensaladas y fruta, sufran de una hiperacidez idéntica a la de las personas que comen carne. Además, están desmineralizados, como consecuencia de dicha hiperacidez.

Como hemos visto, para equilibrar el aporte masivo y cotidiano de ácidos minerales, el organismo tiene que extraerlos de la reserva mineral. Los alimentos acidificantes son, por consiguiente, destructores de bases y, por ello, desmineralizantes.

Alimentos productores de ácidos

- Carnes, pescado, aves, caza.
- Embutidos, hígado, riñones, vísceras, sesos.
- Clara de huevo.
- Quesos fuertes y fermentados.
- Legumbres: lentejas, guisantes, alubia blanca.
- Espárragos, alcachofas, coles de Bruselas.
- Cacahuetes.

Alimentos muy acidificantes

- Azúcar blanco.
- Harina blanca y derivados: pan blanco, biscotes, pastelería, pasta.
- Sémola.
- Aceites refinados.
- Grasas endurecidas.
- Té, alcohol, café, chocolate.

Alimentos alcalinizantes

El régimen vegetariano aporta, generalmente, una gran cantidad de bases, provenientes de sales alcalinas, y de ácidos orgánicos débiles, contenidos en las verduras, las hortalizas y la fruta.

De forma general, se puede decir que los huevos y los cereales son acidificantes; y que la leche, las verduras, las hortalizas y la fruta son alcalinizantes.

La leche es un alimento bastante básico, pero hay que consumirla con moderación. Es preferible tomar productos lactofermentados (yogures, cuajada...), ya que la leche pierde gran parte de sus componentes vitales (vitamina C, modificación de sus proteínas) durante el proceso de pasteurización.

Los cereales, combinados con las leguminosas y los huevos, aportan al organismo la totalidad de los aminoácidos esenciales provenientes de sus proteínas y son, por lo tanto, alimentos indispensables en un régimen alimentario carente de carne. Sin embargo, al ser igualmente acidificantes, no deben ser consumidos en grandes cantidades.

Las verduras, las hortalizas, las ensaladas, la leche y la fruta aportan al organismo las sales minerales y los oligoelementos necesarios y son, además, alcalinizantes. Su consumo se debe preferir en aquellos casos en los que exista tendencia a la acidosis tisular. Estos alimentos apenas contienen elementos ácidos. En cambio, son muy ricos en sales minerales alcalinizantes.

La patata, preferiblemente de cultivo biológico, es un alimento productor de bases ideal. Es rica en calcio y potasio, que le confieren un pH alcalino considerable. Sin embargo, hay que tener cuidado, ya que una cocción poco apropiada puede destruir sus efectos beneficiosos. Desgraciadamente, la patata tiene mala reputación porque algunas personas creen que engorda... Si se cuece al vapor sin presión, guarda todas sus cualidades biológicas.

Las castañas también son frutos muy alcalinizantes, que deberían consumirse más a menudo en invierno. Acompañan muy bien a las hortalizas y en especial a la col.

Alimentos productores de bases

- Fruta.
- Hortalizas de hojas y de raíz.
- Hortalizas de tallo (excepto los espárragos).
- Cebollas, ajo.
- Patatas.
- Castañas.
- Soja y sus derivados.
- Yema de huevo.
- Hierbas aromáticas: perejil, tomillo, orégano, romero, cebollino.
- Zumos de fruta.
- Zumos de hortalizas.
- Caldo de hortalizas.
- Leche en polvo.
- Leche lactofermentada (fresca).
- Leche condensada no azucarada.
- Suero en polvo.
- Yogur natural.

¡Atención a las excepciones! Algunas hortalizas, como los espárragos, las alcachofas y las coles de Bruselas, son generadoras de ácidos. El espárrago es una yema; la alcachofa y las coles de Bruselas son flores. Siempre deben tomarse acompañadas de alimentos muy alcalinizantes, como las patatas o las castañas. Su consumo debe ser evitado por personas enfermas.

Las legumbres son generalmente ácidas, a excepción de la soja, que es básica.

Los frutos secos suelen ser básicos, a excepción de los cacahuetes, que son muy acidificantes debido a su riqueza en ácido úrico. También la mantequilla y el aceite de cacahuete son fuertes productores de ácidos.

Alimentos con equilibrio ácido-base

Existen algunos alimentos que no pertenecen a ninguno de los grupos antes citados. Se trata de nutrientes que tienen un buen equilibrio ácido-base, por lo que se recomienda su consumo a las personas enfermas.

Los principales alimentos con equilibrio ácido-base son los siguientes:

- Nueces frescas, alubia verde.
- Guisantes.
- Mijo y sus derivados.
- Pan de centeno integral.
- Cereales integrales.
- Germen de trigo.
- Pasta elaborada con harina de centeno integral.
- Mantequilla fresca de buena calidad.
- Azúcar integral.

Todos estos alimentos son ligeramente ácidos, pero constituyen una base de excelente calidad en una dieta equilibrada. Su tendencia algo ácida puede ser compensada si se condimentan o acompañan de hierbas aromáticas y aceites vírgenes.

Consejos prácticos para los enfermos

Hay que distinguir entre una enfermedad crónica y una enfermedad aguda, acceso o crisis evolutiva.

Enfermedad crónica
Los consejos son los mismos que los precedentes. Pero resulta muy aconsejable:

- Tomar en el desayuno la crema Budwig siempre que se tolere bien.* El consumo regular de cereales integrales crudos por la mañana aporta energía esencial para las fuerzas de curación.

➤

* La crema Budwig puede ser mal tolerada por algunas personas enfermas que tengan una fatiga de las funciones hepatovesiculares.

➤

- Ingerir un aporte regular de 2 cucharadas soperas* por día de aceite virgen de girasol o de cártamo. La dosis se debe repartir en las 2 o 3 comidas y tomarse junto con los alimentos.
- Beber entre 1 y 2 litros de líquido al día, con el fin de facilitar el drenaje del riñón, «lavarlo» y evitar que se depositen en él sustancias ácidas (litiasis renales).
- Comer menos proteínas de origen animal. Limitar el consumo de carne, pollo, pescado o huevos a un día de cada dos.
- Seguir definitivamente una cena muy ligera como regla de vida.

Enfermedad aguda o crisis evolutiva

Aquí las reglas son mucho más estrictas, aunque se puede practicar un régimen desintoxicante de 3 semanas.

En este régimen depurativo se deben excluir, necesariamente, las proteínas animales. Serán reintroducidas a partir de la cuarta semana, dos veces por semana al principio y, posteriormente, más a menudo, según las costumbres alimentarias de cada uno.

Durante este régimen dietético, se aconseja aplicar un enema rectal de 2 litros cada noche: la primera semana, y cada dos días, durante la segunda y la tercera semanas.

CONSEJOS GENERALES PARA UNA ALIMENTACIÓN SANA

¿Se pueden definir los criterios de un modelo de alimentación sana?

Sí, es posible enunciar las grandes líneas de una alimentación sana, válida para todos y que tenga la capacidad de preservar la salud y de equilibrar todos los parámetros vitales esenciales para el mantenimiento de un organismo sano.

De modo general, se puede decir que para llevar a cabo una alimentación sana es necesario:

- Aportar una cantidad suficiente de las sustancias básicas para el organismo, es decir, que aseguren el mantenimiento de la vida, el crecimiento, la renovación y la eliminación correcta de los desechos.

➤

* Es el equivalente de 12 a 25 gramos de ácidos grasos poliinsaturados en su forma *cis-cis*, biológicamente activa.

➤

- Mantener unos niveles calóricos suficientes para prevenir la obesidad.
- Preferir las proteínas de origen vegetal a las de origen animal.
- Tener un aporte de grasas como máximo de un 20 a un 30 % de la totalidad de calorías ingeridas. Estas grasas deben ser, exclusivamente, poliinsaturadas, obtenidas de aceites de primera presión en frío.
- Tomar, de forma cotidiana, vegetales con fibras.
- Reducir el consumo de sal y de alcohol.
- Consumir abundantes hortalizas sobre todo de la familia de las coles y las que sean ricas en betacaroteno (generalmente vegetales de color verde oscuro o amarillo anaranjado).
- Reducir la ingesta de azúcares rápidos y de almidones.
- Consumir cereales integrales y féculas.
- Evitar la cocción de carnes o pescados a la brasa o asados, así como la ingesta de alimentos quemados o «casi quemados».
- Reducir el consumo de café.
- Evitar el recalentamiento de los alimentos.
- Desechar las frituras y la reutilización de los aceites o de las grasas de cocción.
- Evitar el consumo de alimentos tratados (nitratos), así como el de alimentos ricos en aditivos y colorantes.
- Preferir los nutrientes ricos en antioxidantes (selenio, vitamina C, vitamina E).

La cura de limón

La cura de limón es un tratamiento excelente para corregir en un organismo sano una acidosis crónica. El limón es una fruta particularmente rica en ácido cítrico, por lo que se podría pensar que resulta acidificante para el organismo. Pero es, sobre todo, muy rica en sales minerales. Durante la absorción del zumo de limón, el ácido cítrico se elimina rápidamente por el pulmón en forma de ácido carbónico y las sales minerales que quedan son alcalinizantes.

En la práctica, se puede hacer la cura de la siguiente forma:

- Beber el zumo de un limón el primer día, el zumo de dos el segundo día, el zumo de tres el tercer día y así sucesivamente, hasta el décimo día, en el cual se bebe el zumo de diez limones a lo largo de todo el día.
- Posteriormente se va disminuyendo un limón por día: es decir, nueve limones el onceavo día, ocho el doceavo y así hasta el vigésimo día.

Esta cura se puede hacer dos veces al año. Es aconsejable realizarla coincidiendo con los cambios de estación, preferentemente en septiembre y en marzo.
Este tratamiento no es recomendable en una persona que padezca debilidad metabólica y que presente, sobre todo, debilidad en sus emuntorios. Su organismo no podrá oxidar el exceso de ácido provocado por la cura y esto podría ser la causa de una desmineralización.

La oxigenación

Andar al aire libre, hacer ejercicio físico, estancias largas en altitudes, o cualquier otra acción que active el metabolismo en general y acelere el ritmo respiratorio, ayudan a incrementar la eliminación de los ácidos débiles a través del pulmón.

Dichas actividades son esenciales porque contribuyen al mantenimiento de la salud, sobre todo si se acompañan con cambios en los hábitos alimentarios; sin embargo, aunque los beneficios de estas actitudes son muy evidentes, no suelen ser practicadas.

Un día de ejercicio físico al aire libre provoca una acidificación de la orina, debida, por un lado, al incremento del metabolismo muscular productor de ácido láctico y, por otro, al aumento general del metabolismo de base. Mediante la oxigenación se oxidan numerosos ácidos tisulares, lo cual permite su eliminación a través de los riñones.

La utilización de citratos alcalinos

En la mayoría de personas enfermas, la acidosis crónica no se puede corregir sólo con un régimen alcalinizante. Suele ser indispensable, además, la utilización de una mezcla básica de citratos alcalinos.

La corrección del pH se hará, por lo tanto, tomando regularmente citratos alcalinos en forma de polvo o de comprimidos. Estos citratos son sales básicas de ácidos débiles que se eliminan con rapidez a través de los pulmones en forma de ácido carbónico. Las sales básicas restantes permiten aumentar la reserva alcalina del individuo, agotada por una acidosis tisular crónica. Así, el exceso de ácidos es eliminado desde el mesénquima, donde está almacenada, hacia la circulación sanguínea, para ser eliminado poco a poco por los riñones. Se trata, sobre todo, de ácidos minerales fuertemente fijados, que no pueden ser eliminados por los pulmones.

Existen numerosos productos que ayudan al organismo a desacidificarse.

EL CONTROL DE LA DOSIS INDIVIDUAL

Si un estado de acidosis crónica requiere la ingesta de citratos alcalinos, se debe comenzar por la toma matinal diaria de una cucharadita de café o un comprimido de la mezcla recomendada por el médico. Se continuará controlando el pH regularmente tres veces al día.

Los resultados de los valores del pH urinario se han de corregir poco a poco. En el caso de que dicha única toma matinal no sea suficiente, se debe aumentar la cantidad de citratos, bien doblando la medida matinal (a 2 cucharaditas), bien tomando una segunda dosis antes de la comida del mediodía.

En general, en la mayoría de los individuos suele ser suficiente con dos tomas diarias.

Las sales alcalinizantes se ingieren diluidas en agua templada. Los comprimidos se tragan con un vaso de agua.

Una vez encontrada la posología adecuada (que, evidentemente, será diferente de un individuo a otro), se continuará con la toma de citratos de forma regular durante varios meses, incluso durante varios años (son necesarios, al menos, de 2 a 3 para corregir una acidosis de los tejidos).

El control urinario se hará, de forma seguida, una vez cada 15 días aproximadamente, con el fin de determinar si la posología sigue siendo la correcta.

Tabla de control del pH urinario

	1er día pH	2º día pH	3er día pH	4º día pH	5º día pH	6º día pH	7º día pH
mañana							
mediodía							
noche							

	1er día pH	2º día pH	3er día pH	4º día pH	5º día pH	6º día pH	7º día pH
mañana							
mediodía							
noche							

	1er día pH	2º día pH	3er día pH	4º día pH	5º día pH	6º día pH	7º día pH
mañana							
mediodía							
noche							

	1er día pH	2º día pH	3er día pH	4º día pH	5º día pH	6º día pH	7º día pH
mañana							
mediodía							
noche							

	1er día pH	2º día pH	3er día pH	4º día pH	5º día pH	6º día pH	7º día pH
mañana							
mediodía							
noche							

CAPÍTULO 7

LA REGULACIÓN INMUNITARIA

DR. PHILIPPE-GASTON BESSON

HISTORIA

Hipócrates (460-377 a. de C.) está considerado como el padre de la medicina occidental, por ser el primero que basó el tratamiento en la observación clínica. Posteriormente, Aristóteles (384-323 a. C.) inició estudios biológicos que buscaron la comprensión del origen de las enfermedades y la deducción de los tratamientos adoptados. El declive del Imperio romano provocó un periodo de confusión, así como la pérdida de importantes conocimientos médicos. A lo largo del siglo XII, el descubrimiento de textos médicos antiguos en las bibliotecas de los conventos inauguró una nueva era en el dominio de la ciencia y de la medicina.

Leonardo da Vinci (1452-1519) fue el primero en sentar las bases de la investigación moderna. La creación de un microscopio rudimentario, por el aficionado holandés Antoon van Leeuwenhoek (1632-1723), permitió ver las bacterias y otros organismos microscópicos por primera vez. El británico Robert Hooke (1635-1703) pudo describir, en 1665, las primeras células. Pero hubo que esperar más de un siglo para poder describir su estructura. La aparición de microscopios de mejor calidad permitió un aumento suficiente para poder formular la teoría celular. El británico Robert Brown (1773-1858) describió el núcleo de las células vegetales en 1831. Y en 1839, los biólogos alemanes Matthias Schleiden (1804-1881) y Teodoro Schwann (1810-1882) desarrollaron una teoría según la cual las plantas y los animales estaban formados por células compuestas de una membrana, un núcleo y un citoplasma.

El alemán Rudolph Wirchow (1821-1902) desarrolló, en 1855, su teoría sobre la multiplicación celular por divisiones sucesivas, lo cual le llevó a estipular que toda célula proviene de otra célula. Poco tiempo después, el fisiólogo alemán Johannes Mueller puso en evidencia las variaciones del aspecto celular en relación con las distintas enfermedades.

Pasteur, Koch y la doctrina del monomorfismo bacteriano

A finales del siglo XIX, los bacteriólogos Robert Koch (1843-1910) y Louis Pasteur (1822-1895) se hicieron famosos por sus trabajos en microbiología y pusieron las bases del monomorfismo. Esta doctrina enunciaba que las bacterias se mantienen de forma constante y definida, y que no pueden cambiar. Koch descubrió que ciertos bacilos eran los causantes, en el animal, de la tuberculosis y el cólera, por lo que desde entonces se admitió de forma general que un tipo específico de bacilo era capaz de desencadenar una enfermedad precisa. Poco tiempo más tarde, se descubrieron numerosos agentes bacterianos causantes, cada uno, de una enfermedad en concreto; dichos trabajos revelaron la diversidad y la importancia del mundo bacteriano.

En la misma época, el botánico y naturalista alemán Julius Cohn (1828-1898) contribuyó a la implantación de la teoría del monomorfismo, clasificando las bacterias en grupos y especies, en función de su morfología (estructura y forma) y de sus características bioquímicas (como se hace en botánica para las plantas). Estas personalidades, que dominaron el mundo científico de su época, tuvieron una gran influencia en las investigaciones posteriores en bacteriología. Desde entonces, un dogma básico fue que: cualquier colonia de una misma especie bacteriana únicamente puede presentar un aspecto.

En su época, además, esta corriente de pensamiento vino a completar perfectamente la teoría médica del positivismo, según la cual todo saber objetivo se basa en la observación sensorial de fenómenos naturales y de sus propiedades; ello llevó a la concepción intelectual de que sólo los tratamientos científicamente probados y reproducibles podían ser eficaces para tratar las enfermedades.

Los trabajos de Béchamp

Treinta años antes de la implantación del concepto de monomorfismo, el microbiólogo francés Antoine Béchamp, doctor en medicina, química y farmacia, descubrió, tras una serie de trabajos experimentales y de observaciones minuciosas, que toda célula animal o vegetal contiene pequeñas partículas, capaces, en ciertas condiciones, de evolucionar y formar bacterias que continúan viviendo incluso después de la muerte de la célula de la cual provienen. Antoine Béchamp denominó a estos pequeños elementos autónomos «microzomas».

Béchamp y Pasteur, que eran contemporáneos, se enfrentaron ferozmente, defendiendo sus teorías bacterianas ante los medios científicos de la época. Pasteur sostenía la teoría según la cual la causa primaria de cualquier enfermedad infecciosa son los microorganismos, invariables en su forma; dicha teoría fue rechazada por Béchamp. Para él, toda materia orgánica está sujeta a modificaciones naturales debidas a procesos normales de fermentación. Dichos procesos provocan, en condiciones patológicas, el desarrollo de microzomas, dando lugar a la formación de bacterias que tienen propiedades de putrefacción y fermentación. Según Béchamp, la enfermedad tiene un origen interno; oponiéndose así al punto de vista de Pasteur, según el cual todas las enfermedades están causadas por bacterias que invaden el cuerpo desde el medio exterior y que provienen de bacterias preexistentes, siendo estéril el medio interno de cualquier organismo vivo. Pasteur, que era químico, no comprendió bien la importancia capital del medio interno y la salud de un organismo como elemento clave de resistencia a la enfermedad.

En su lecho de muerte, Pasteur reconoció la pertinencia de los trabajos de su rival enunciando esta célebre frase: «Béchamp tenía razón, el microbio no es nada, el terreno lo es todo». En su libro *¿Béchamp o Pasteur?*, E. Douglas Hume describió y explicó admirablemente esta lucha. A pesar de los trabajos de Béchamp, la gran mayoría de los microbiólogos de principios del siglo XX fueron más influidos por los trabajos de Pasteur y la doctrina del monomorfismo microbiano, que aún domina en el pensamiento científico de la bacteriología moderna.

Tissot, Enderlein y el pleomorfismo bacteriano

Sin embargo, hacia finales del siglo XIX, algunos investigadores como Tissot, F. Hueppe, W. Kruse y Max Gruber, combatieron el monomorfismo y defendieron la concepción de la variabilidad y la adaptabilidad del mundo bacteriano a las condiciones del medio interno (pleomorfismo). Su teoría enunciaba que los microorganismos, en su desarrollo, pueden pasar por multitud de estadios diferentes y evolucionar de distintas formas a lo largo de un mismo ciclo de vida. Además, esta corriente de pensamiento sostenía que los componentes de la célula pueden formar microorganismos independientes y que las numerosas formas descritas son sólo la expresión figurada de la mutabilidad de una sola especie.

Los trabajos del profesor G. Enderlein (1872-1968), zoólogo y bacteriólogo, lo califican como uno de los líderes de la bacteriología no pasteuriana. Sus descubrimientos más importantes en relación a este tema fueron:

- La célula no es el constituyente de base del organismo vivo. Minúsculos elementos biológicos, denominados *protits* por Enderlein, viven dentro de la célula.
- La sangre no es estéril, porque contiene microorganismos capaces de desencadenar enfermedades en función de las condiciones del medio.
- Ciertos microorganismos se desarrollan según un ciclo evolutivo, estable, siempre semejante y, por lo tanto, verificable.

En su libro *Bakterien Cyclogenie,* Enderlein expuso con detalle la presencia de los microorganismos específicos en la sangre circulante y describió sus diferentes estadios de desarrollo. Durante las etapas iniciales de su evolución, estos microorganismos viven en armonía con las células sanguíneas y colaboran con ellas en sus funciones fisiológicas beneficiosas para la salud. Pero cuando las condiciones físico-químicas, bioelectrónicas y microcirculatorias les estimulan, dichos microorganismos, para sobrevivir, comienzan a progresar hacia los estadios de desarrollo más avanzados de su ciclo evolutivo, aproximándose al estadio microbiano y volviéndose patógenos, por lo que pueden ser la causa de enfermedades.

En esta época, otros autores publicaban también los resultados de sus investigaciones, corroborando así las afirmaciones de Béchamp y de Enderlein: en Estados Unidos, F. Leonis y N. R. Smith, en su libro *Studies on the life cycles of bacteria*; y en Alemania, K.B. Lehmann y J. J. Neumann, en su libro *Systematik und Handatlas*. Pero, en su época, estos trabajos no fueron aceptados por las instituciones científicas del momento y, además, fueron mal interpretados. Se consideró que Enderlein pretendía que todas las especies bacterianas estuviesen relacionadas unas con otras y que cualquiera de ellas fuese capaz de evolucionar y de transformarse en otra de forma arbitraria. En realidad, Enderlein creía que, en ciertas condiciones, una sola especie microbiana puede desarrollarse pasando por todos los estadios evolutivos, es decir, desde la forma ultramicroscópica, hasta la forma de hongo, pasando por diferentes estadios intermedios (ultravirus, microplasmas, micelios, levaduras, *filium*, bacterias...).

Sin embargo, era fácil observar metamorfosis dentro del reino animal y ver que la mariposa, durante su ciclo de desarrollo, pasa primero por un estadio de oruga y luego de crisálida; que la rana es primero un renacuajo, y que la mosca es primero un gusano..., pero Enderlein pronto se dio cuenta de que era difícil para sus contemporáneos entender claramente este concepto. Ello se debía al hecho de que, por un lado, las células son muy numerosas y se encuentran en diferentes fases de desarrollo y, por otro, un microorganismo puede quedar bloqueado en un mismo estadio evolutivo durante un largo periodo de tiempo antes de evolucionar a la siguiente forma.

De este modo, y volviendo a los trabajos de base que condujeron al monomorfismo, Enderlein se dio cuenta de que un error de metodología había sido el origen de algunos puntos de vista limitados de esta doctrina, como por ejemplo no tener en cuenta el factor tiempo. De hecho, la mayoría de las veces, los cultivos microbianos eran estudiados sólo durante uno o dos días, lo que hacía imposible observar las modificaciones de forma que se producían en periodos más largos. Y si, a pesar de todo, se notaban ciertos cambios en el aspecto de un cultivo, se hablaba entonces de una involución, de formas degenerativas, de mutaciones o de cepas impuras...

Entre 1906 y 1907, una publicación escrita por N. Neisser y R. Massini, referida a la observación de mutaciones posibles en una cepa colibacilar (*B. coli* mutable), volvió a desempolvar el debate. En 1914 Philip Eisenberg publicó una serie de trabajos sobre la variabilidad bacteriana. Posteriormente, un grupo de investigadores siguió trabajando en este campo, sobre todo en el estudio de las alteraciones sanguíneas que acompañan a los estados tumorales. El grupo se asoció en la

Agrupación Internacional de Biólogos del Cáncer y de la Leucemia. Se publicaron numerosos artículos referentes a este tema, pero ninguno reunió el suficiente interés para los medios oficiales como para cuestionar el dogma pasteuriano.

El doctor Enderlein consagró su vida a poner en evidencia la verdadera naturaleza de los procesos biológicos implicados en la enfermedad y y a concretar soluciones naturales basadas en la comprensión profunda del comportamiento de los microorganismos y de las bacterias en nuestro medio interno. Estos descubrimientos microbiológicos, aplicados al tratamiento de las enfermedades crónicas, permiten obtener resultados inesperados, que no se consiguen con la aplicación de las teorías pasteurianas.

Consecuencias de la doctrina del monomorfismo

Las bases de la quimioterapia antibacteriana y de la terapéutica modernas fueron formuladas siguiendo las teorías pasteurianas. Por un lado, el dogma de que el medio interno es estéril, llevaba a la conclusión de que las bacterias son enemigas potenciales del organismo y, por lo tanto, eventuales causantes de las enfermedades. Por otro lado, el dogma de que las especies bacterianas son fijas e inmutables abría las puertas a la posibilidad de instrumentalizar un medio de lucha específico y apropiado para cada una de las especies. Desde la época de Pasteur, el microbio se ha convertido en nuestro enemigo y hay que eliminarlo a cualquier precio.

Por ello, las especies bacterianas se seleccionan, cultivan y estudian en un medio artificial. Se someten a agentes terapéuticos para observar su comportamiento en presencia de estos productos. De dichos estudios se extraen conclusiones y estos agentes terapéuticos son utilizados en el ser humano para destruir estos mismos tipos de bacterias. Sin embargo, numerosos investigadores han señalado que: el comportamiento de una bacteria estudiada *in vitro* no tiene que ser necesariamente igual que el de la misma bacteria en el interior del organismo (*in vivo*). Sin embargo, hoy día, la lucha antibacteriana se rige según este esquema. Los productos obtenidos de estas investigaciones se denominan «antivida» (antibióticos) y es evidente que gracias a ellos se han salvado millones de vidas amenazadas por infecciones agudas. A lo largo de este siglo, desde el descubrimiento de las sulfamidas en 1935 y de la penicilina en 1943, miles de compuestos farmacéuticos, obtenidos la mayoría de ellos a partir de hongos, se han utilizado con fines terapéuticos.

EL TRATAMIENTO DE LAS ENFERMEDADES CRÓNICAS

Pero la utilización intensiva y casi sistemática de estos fármacos antimicrobianos para el tratamiento de infecciones crónicas ha provocado profundos desequilibrios en el ecosistema microbiano de nuestro organismo, fenómenos de resistencia a los antibióticos, el desarrollo de infecciones fúngicas crónicas como las candidosis y alteraciones de nuestro sistema inmunitario, además de haber inducido la aparición de enfermedades degenerativas. Si los antibióticos siguen siendo importantes en el tratamiento de las infecciones agudas en las que peligra la vida del enfermo, su utilización se ha extendido y se usan incluso en el tratamiento de infecciones leves. Sus efectos secundarios constituyen actualmente un verdadero problema en el mundo médico.

Además, esta prescripción sistemática ha alejado a la medicina de una de sus principales misiones: la prevención. Suprimiendo el síntoma no se resuelve el problema, tras el que suele haber siempre otro conflicto de fondo. A pesar de ello, son muchos los médicos que prescriben fármacos antiinfecciosos potentes para el tratamiento de infecciones crónicas, práctica que deberían aprender a evitar. Este mismo problema se manifiesta en el tratamiento de otras patologías crónicas, en las cuales el arsenal terapéutico químico da excelentes resultados en una intervención puntual; por ejemplo, durante una crisis aguda; pero a menudo no es adecuado para el tratamiento a largo plazo de patologías de tipo crónico. La aparición cada vez más frecuente de efectos secundarios, durante estos tratamientos, suele ser la complicación más inmediata, lo cual obliga generalmente a la interrupción de la medicación.

El dogma del monomorfismo, asociado a intereses económicos y a otros muchos factores, ha orientado poco a poco la medicina hacia la búsqueda de soluciones terapéuticas estándares, eficaces para una enfermedad y con resultados positivos para cada caso. Esta opción intelectual, que tiende a considerar solamente la enfermedad y sus síntomas, no ha dado los resultados esperados. La esencia del problema ha sido, según parece, sobreevaluada, incluso ignorada: el ser humano como naturaleza única y las múltiples manifestaciones de una misma enfermedad. El médico se ha convertido en un «ingeniero» de la salud, forma de pensar que proviene de un exceso de dogmatismo para el que el diagnóstico local y minucioso tiende a ser lo más importante en el tratamiento. Existen multitud de manuales médicos redactados en este sentido.

Mientras nos hallemos en el dominio de las enfermedades funcionales, es decir, enfermedades en las cuales los tejidos aún no están gravemente dañados por el proceso patológico, siempre será posible tratarlas por un método terapéutico no agresivo que respete las funciones fisiológicas del organismo. Cualquier tipo de terapia que tienda a dejar al organismo la posibilidad de volver a encontrar su propia capacidad defensiva considerará, antes al ser humano y su equilibrio general, que el síntoma. Esta actitud terapéutica opuesta al dogmatismo puede calificarse como «vitalismo». Suelen ser tratamientos individualizados, específicos, adaptados a cada caso y teniendo en cuenta la higiene general. Los medios que se aplican deben reconciliar al ser humano consigo mismo, haciendo que tome conciencia de sus errores; también le purifican y regularizan sus funciones. La terapéutica se considerará energética, informadora, funcional y reguladora. No debe rechazar el síntoma, sino permitir al organismo superarlo. Debe ayudar a la vida y no oponerse a ella.

LA MEDICACIÓN BIOLÓGICA

Los tratamientos de tipo biológico se están rechazando actualmente con el pretexto de que son difíciles de estandarizar. Se prefieren los productos sintéticos a los de tipo natural, argumentando que los primeros son más «limpios» y más fáciles de manipular. Cada año desaparecen de las listas o vademécums autorizados oficialmente una gran cantidad de medicamentos biológicos (vacunas, extractos de órganos, extractos microbianos, productos de origen vegetal, etc.), sin que sean reemplazados por ningún otro. El tema del virus de las vacas locas (estos animales desarrollaron una encefalopatía porque eran alimentados con extractos de origen animal, es decir, con sus propios restos no aprovechables, los cuales se reciclaban en el matadero en forma de polvo) ha servido de pretexto para prohibir una gran parte de los medicamentos de origen animal.

Al contrario que los de origen químico, los remedios de tipo biológico son muy activos, por lo que se utilizan siempre en dosis bajas. Tienden a estimular las reacciones «defectuosas» del organismo fatigado, que padece una enfermedad crónica. Activan de forma natural el metabolismo de las células sanas, y provocan reacciones saludables en la inmunidad y en el equilibrio humoral. Estas sustancias no tienen acciones directas, sino que actúan a través de las reacciones de curación del mismo organismo. Estos remedios constituyen una importante ayuda terapéutica, siempre que se complementen con medidas de higiene general y con remedios de naturaleza ortomolecular (oligoelementos, vitaminas, enzimas, cofactores y complementos dietéticos...).

LA UTILIZACIÓN DE REMEDIOS BIOLÓGICOS DE ORIGEN MICROBIANO

Numerosos terapeutas han comprendido que, si un tratamiento general se complementa con una terapia de tipo biológico, se pueden obtener mejores resultados, sobre todo en las enfermedades en las que la inmunidad está particularmente afectada, como las de tipo reumático.

El objetivo es utilizar cepas microbianas en forma de inyectables, con el fin de desplazar a la piel, en el lugar de la inyección, la reacción inmunitaria antígeno-anticuerpo que, en una enfermedad reumática crónica, suele localizarse en las articulaciones y ser la causante de una inflamación crónica que origina, con el paso del tiempo, dolores y deformidades progresivas. Esta terapia está basada en las técnicas de desensibilización clásicas utilizadas por los alergólogos, pero, en lugar de utilizar los alergenos habituales, se usan cepas microbianas obtenidas de diferentes preparaciones farmacéuticas o bien de la peptona de la carne.

Con este fin se utilizan siete cepas:

- Tuberculina berna.
- *Staphypan berna* (estafilococos).

- Vacuna colítica astier (colibacilos).
- C.C.B. Pasteur (estreptococos, neumococos).
- Annexina berna (gonococos, estreptoestafilococos).
- *Pertussin berna* (vacuna contra la tos ferina).
- Peptona de la carne.

Como en cualquier prueba de tipo alergológico, lo primero que se debe hacer es testar la sensibilidad y la reactividad del paciente a las diferentes cepas. Con esta finalidad, el médico aplica en los antebrazos del paciente una inyección intradérmica, de 0,1 mililitros de cada producto por separado, con el fin de determinar los que serán útiles para la desensibilización.

Para efectuar dichos tests, se diluyen las cepas al 1/10 (D1), a excepción de la tuberculina, que se diluye al 1/1.000 (D3), debido a las reacciones a veces importantes que podría desencadenar si se utilizase a la dilución D1, como el resto de las cepas. La peptona de la carne se utiliza en solución estéril al 20 %.

Por mi parte, he estado siempre muy interesado en este aspecto de la terapia y, por ello, he intentado, desde 1982, y en colaboración con la doctora Kousmine, aportar algunos elementos nuevos.

La débil antigenicidad de algunas de estas cepas y el escaso abanico de antígenos utilizados para la terapia hicieron, en un primer momento, que aumentase el número de cepas utilizadas, por lo que decidí añadir a las siete cepas iniciales los siguientes antígenos:

- Candidina Pasteur (1/1.000).
- *Klebsiella pneumoniae.*
- *Salmonella enteritidis.*
- *Proteus morgani.*
- *Corynebacterium cutis.*

Se utilizan en dilución 1/10 (la dilución de partida corresponde a una concentración de 750 millones de gérmenes), a excepción de la candidina, que se emplea a una dilución D3, igual que la tuberculina.

La lectura de la reacción se hace de forma más o menos rápida, en función de la cepa utilizada:

- Al cabo de algunas horas para: peptona de la carne
- Entre 12 y 24 horas para:
  - *Proteus*
  - *Klebsiella*
  - *Salmonella*
- Entre 24 y 36 horas para:
  - *Pertussin*
  - *Staphypan*
  - C.C.B.
  - annexina
- Entre 36 y 72 horas para:
  - tuberculina
  - candidina
  - *Corynebacterium*

A continuación, para preparar la cura de desensibilización, se seleccionan aquellos productos que han dado una reacción más fuerte. Los criterios que se siguen son el tamaño de la placa eritematosa, la induración y, eventualmente, la sensibilidad en el punto de la inyección.

Según las indicaciones dadas en los tests, se prepara una serie de 6 frascos estériles de 20 mililitros, numerados del 1 al 6, los cuales contendrán una mezcla de las cepas más reactivas (en general, suelen ser 3 o 4) y en diluciones crecientes, tal y como se indica a continuación:

- Frasco nº 6 dilución D8
- Frasco nº 5 dilución D7
- Frasco nº 4 dilución D6
- Frasco nº 3 dilución D5
- Frasco nº 2 dilución D4
- Frasco nº 1 dilución D3

La finalidad de esta técnica no es encontrar un agente específico de la enfermedad, sino obtener una mezcla de alergenos lo suficientemente activos para, por un lado, inducir durante el tratamiento un desplazamiento de la reacción antígeno-anticuerpo hacia la piel, en el lugar de la inyección, y, por otro, rehacer, en la medida de lo posible, las defensas inmunitarias del paciente. Sin embargo, con la variedad de cepas utilizadas, a veces es posible encontrar el agente causal de la enfermedad, obteniendo así una mayor especificidad en el tratamiento. Así sucede, en particular, con algunos tipos de asma (con *Klebsiella pneumoniae*), con ciertos reumatismos (con annexina, C.C.B.) o con algunas rinitis vasomotoras (con tuberculina).

Si la o las reacciones de algunas cepas a los tests intradérmicos son muy importantes (enrojecimiento, induración, dolores) se comenzará la terapia por una dilución más alta: D10 para el frasco nº 6 en lugar de D8.

Si la reacción a la tuberculina es muy intensa, antes de comenzar la cura de desensibilización habrá que someter al paciente a una cura de tres a seis meses con una antibioterapia específica (Rimactazid: 150 miligramos 3 veces al día asociado a 40 miligramos de vitamina B_6 por día).

Si la reacción a la candidina es intensa, se aconseja igualmente hacer un tratamiento específico antifúngico previo a la cura de desensibilización. Si no, exponemos al paciente a un acceso de micosis cutánea, nunca grave pero sí desagradable.

Si no hay reacción a las pruebas o aquélla es muy débil, quiere decir que ninguna de las cepas utilizadas es capaz de inducir una reacción inmunitaria (lo cual ocurre excepcionalmente) o que el paciente ya no es capaz de responder a la incitación antigénica (lo que sucede en enfermos tratados con cortisona o en enfermos de sida). En este caso, es inútil hacer la cura de desensibilización. Hay que tratar primero la anergia y repetir el examen después de un periodo de 4 a 6 meses.

EL PROTOCOLO DE LA CURA DE DESENSIBILIZACIÓN

Se aplican 2 inyecciones subcutáneas por semana, comenzando por una dosis de 0,5 cc y aumentando la dosis en 0,5 cc cada semana (primera semana: 2 inyecciones de 0,5 cc; segunda semana: 2 inyecciones de 1 cc; tercera semana: 2 inyecciones de 1,5 cc; cuarta semana: 2 inyecciones de 2 cc). Se comienza por el frasco nº 6 y se procede de la misma forma con los frascos números 5, 4, y así sucesivamente.

Para el frasco nº 1, hay que aumentar la dosis más lentamente; se comenzará por décimas de centímetros cúbicos (es decir, 0,1 –0,2 –0,3 cc...) y así sucesivamente, hasta llegar a 2 cc. La cura se acabará cuando se haya hecho la inyección de 2 cc del frasco nº 1 sin que aparezcan más reacciones.

No es necesario vaciar los frascos. Se pueden conservar en el frigorífico. Sólo se utilizarán los frascos cuyo líquido esté perfectamente limpio y el cierre intacto.

Procediendo de esta forma, obtendremos en un momento de la cura una dosis denominada «dosis de reacción», es decir, aquella en la que la inyección provoque una pequeña reacción: fatiga, enrojecimiento en el lugar de la inyección o bien un pequeño recrudecimiento de los síntomas. Si se presenta cualquiera de ellas, se debe interrumpir inmediatamente el protocolo citado anteriormente y espaciar las inyecciones a una vez a la semana (o más), aumentando las dosis de forma prudente (por ejemplo, 0,25 cc cada 15 días). Se debe mantener por debajo de la dosis de reacción e ir aumentando progresivamente y poco a poco. Una vez que la inyección de 2 cc del frasco utilizado no produzca ningún tipo de reacción, se podrá pasar al frasco siguiente.

En este aspecto son necesarias algunas precisiones:

- No hay que acabar los seis frascos «a toda costa». En la mayoría de los casos, la cura se desarrolla según el protocolo tipo, hasta llegar al frasco nº 1, ya que no se produce ninguna reacción particular. En otros casos, aparecerá una reacción durante la cura, con lo cual se deberá abandonar el protocolo-tipo para seguir según las reacciones específicas del paciente. En estos casos, es muy posible que el paciente no acabe su cura y que se finalice en algún frasco determinado.
- El concepto de «dosis de reacción» se ha revelado muy impreciso en la práctica, sobre todo para la enfermera encargada de aplicar el tratamiento. Los pacientes quieren acabar el tratamiento cuanto antes y sobrepasan esta dosis. Aparecen entonces diversas reacciones, nunca graves pero sí molestas, como por ejemplo sensación de fatiga y el recrudecimiento de los síntomas. Por lo general, cuando se consultan estos síntomas al médico, ya se ha sobrepasado la dosis de reacción desde hace varias semanas, habiéndose continuado el tratamiento con el mismo ritmo. Por ello, es difícil reencontrar la dosis justa para retomar la cura.
- En la mayoría de los casos, el tratamiento se desarrolla de forma positiva, mejorando progresivamente tanto los síntomas clínicos como los biológicos. El médico debe estar

especialmente atento durante la cura, que tendrá una duración de seis a ocho meses e incluso más. Tiene así tiempo para seguirla de cerca y controlar el estado del paciente con los exámenes requeridos.

- Hay que vigilar cuando se utilicen cepas que provocan las reacciones del tipo de hipersensibilidad retardada, como por ejemplo la tuberculina, la candidina y *Corynebacterium*, y no dudar en elegir sistemáticamente diluciones altas de dichos productos para realizar el tratamiento.

La cura de desensibilización bien llevada es muy eficaz y da resultados espectaculares (véase el libro *El método Kousmine*, en el que se incluye una estadística realizada en 1987 entre 42 casos de poliartritis reumatoidea). Sin embargo, aquélla no se debe realizar si la velocidad de sedimentación es elevada o si el intestino no ha sido previamente lavado de forma conveniente. Esta terapia no se debe separar del tratamiento completo descrito con anterioridad.

La técnica propuesta es simple, fiable y obedece a un protocolo riguroso y reproducible para cada paciente, no presentando jamás efectos secundarios. Si aparece fatiga o un recrudecimiento de los síntomas dolorosos, son señales de que la «dosis de reacción» se ha alcanzado y de que la cura debe continuar según un protocolo propio para cada paciente en concreto.

AMPLIACIÓN DEL CONCEPTO BASE

Desde hace aproximadamente tres años, se han aportado nuevas modificaciones al protocolo inicialmente descrito. Son las siguientes:

- Las tres cepas (tuberculina, candidina, *Corynebacterium*) sólo sirven para el diagnóstico y, excepcionalmente, se utilizan para el tratamiento. Cuando lo son, se suelen emplear solas y a diluciones muy altas (de D14 a D20) para el primer frasco.
- La dilución estándar del resto de las cepas será siempre una mezcla de, al menos, 4 antígenos y dicha dilución se aumentará sistemáticamente hasta llegar a D12 para el frasco nº 6. De este modo se evita, para la gran mayoría de los

tratamientos, llegar demasiado pronto a la dosis de reacción si ésta tiene lugar.

- Finalmente, se han añadido otras cepas a las iniciales y, en particular, algunas de éstas han sido obtenidas a partir de los trabajos de microbiología no pasteuriana del doctor Enderlein, cuyas bases han sido expuestas al comienzo de este capítulo.

La utilización de cepas premicrobianas (las cuales tienen una antigenicidad menos específica y son, por lo tanto, más fáciles de utilizar) en la desensibilización de las patologías de tipo reumático da, en la práctica, resultados muy superiores a la utilización de las cepas clásicas ya descritas. De este modo, es posible utilizar el mismo protocolo que el precedente sin temer la más mínima reacción. Utilizando los productos biológicos del doctor Enderlein, acompañados de las reglas de higiene general, es posible volver a situar al organismo en las condiciones en las que el crecimiento de los *protits* se encuentra estancado y evitar así la evolución de la enfermedad crónica, relacionada con dicho crecimiento. Desde este punto de vista, el elemento microbiano debe ser considerado como la consecuencia de una disfunción del medio interno, por lo que la terapia irá dirigida a la restitución de dicho medio. Ésta es la razón por la cual una terapéutica de este tipo sólo puede concebirse en el cuadro de un tratamiento higiénico general. Si la alimentación desempeña un papel importante, el mantenimiento del equilibrio ácido-base y el trabajo sobre la microcirculación local son igualmente importantes.

CAPÍTULO 8

LA ALIMENTACIÓN DEL NIÑO

DR. ANDRÉ DENJEAN

«Aún nos queda camino por recorrer para convencer a las mamás de todos los países del mundo de que alimenten a sus hijos con alimentos no refinados. Es necesario que todos los alimentos que la naturaleza nos da conserven sus sales minerales, sus oligoelementos y sus vitaminas, y la humanidad futura tendrá los dientes sanos previstos en el plan de la creación.»

Dr. Beguin

«Los seguros de enfermedad sólo se ocupan de los daños de la salud y no de la prevención de las enfermedades. Cada médico debe decidir entre motivar a sus pacientes o dirigir su cuerpo. El aporte abundante de vitamina F es especialmente importante para la mujer embarazada: reduce los partos prematuros y asegura bebés fáciles de criar, "siempre contentos; nunca enfermos".»

Dra. Kousmine

DE 0 A 6 MESES

Lo ideal, por supuesto, es que los niños comiencen su vida bien nutridos, es decir, con aquello que la naturaleza ha puesto a su disposición: la leche materna.

Los dos primeros meses

La alimentación del bebé deberá estar compuesta de:

- Leche materna.
- Como complemento y sólo en casos necesarios, leche maternizada (siempre de acuerdo con el médico o pediatra).

Al comienzo del tercer mes

Añadir:

- 1 cucharadita (de las de café) de zumo de limón (¡y no zumo de naranja!) en uno de los biberones.
- 5 gotas de aceite de girasol de primer prensado en frío, 100 % garantía virgen y de cultivo biológico, que se añadirá a otro biberón.

Al comienzo del cuarto mes

Además de la leche, hay que incluir:

- 1 cucharadita (de las de café) de zumo de limón.
- 10 gotas de aceite de girasol.
- 10 gramos de arroz o de trigo sarraceno o de alforfón recién molido (se molerá el cereal dos veces para que sea lo más fino posible) en uno de los biberones del día y, si el niño lo tolera bien, se aumentará a 15 gramos a las dos semanas.

Se comenzará a dar al niño de 1 a 2 cucharaditas de plátano, o de patata cocida aplastada y mezclada con un poco de leche del biberón.

Al comienzo del quinto mes

La cantidad diaria de aceite de girasol puede pasar a 20 gotas, los cereales molidos se aumentarán a 20 gramos y se darán de 3 a 4 cucharaditas de plátano o de patata. Uno de los biberones será reemplazado por 250 gramos de caldo de hortalizas casero, preparado con zanahorias, apio, espárragos, hinojo, lechuga, salsifís y acelgas; nunca se darán coles u otras verduras que provoquen gases intestinales. Al caldo se puede añadir la mitad de la ración diaria de los cereales molidos.

Al comienzo del sexto mes

Comenzar a endulzar algunos biberones con miel, pero sólo si se garantiza que no ha sido extraída con calor o con azúcar integral de caña.

En el sexto mes, la alimentación diaria debe comprender:

- 1 litro de líquido, constituido por:
  - $^1/_2$ litro de leche
  - $^1/_4$ de litro de agua
  - $^1/_4$ de litro de caldo de hortalizas
- 25 gramos de un cereal recién molido (arroz, trigo sarraceno o alforfón, avena, cebada).
- De 5 a 6 cucharaditas de plátano o bien de melocotón, albaricoque, frambuesa, moras o manzana (rallada), o incluso de patata cocida aplastada.
- 2 cucharaditas de zumo de limón o de pomelo (evitar el zumo de naranja).
- 1 almendra picada finamente.
- 1 cucharadita de aceite de girasol.
- De 1 a 2 cucharaditas de yogur casero.

A continuación, se muestra una dieta tipo diaria:

- Por la mañana: 1 biberón de leche, endulzada con azúcar integral de caña.
- Al mediodía: una minicrema Budwig, preparada con yogur, aceite de girasol bien emulsionado, la almendra picadita, 3 cucharillas de café de una fruta y la mitad de la ración diaria de cereales.
- A las 16 horas: 1 biberón de leche.
- Por la noche: una sopa preparada con el caldo de hortalizas, 3 cucharitas de patata chafada y el resto de la ración diaria de cereales.

En lugar de leche maternizada o bien en los casos en los que la madre no da el pecho a su bebé, la doctora Kousmine aconseja dar leche de vaca semidesnatada diluida en agua ($^2/_3$ de leche por $^1/_3$ de agua) y acidificada con ácido láctico líquido (preparado farmacéutico de 60 gramos de ácido láctico diluidos en 500 gramos de agua).

La cantidad de leche diaria se preparará de esta forma: coger una cucharadita del preparado por cada 100 gramos de leche, verter lentamente en la leche hervida y enfriada batiendo con energía.

DE 7 MESES A 2 AÑOS

A partir del séptimo mes

La alimentación diaria del bebé de esta edad estará constituida por:

- 1 litro de líquido, es decir:
  - $^{1}/_{2}$ litro de leche
  - $^{1}/_{4}$ de litro de agua
  - $^{1}/_{4}$ de litro de caldo de hortalizas
- 30 gramos de un cereal recién molido (arroz, avena, trigo sarraceno o alforfón, cebada), recordando que la avena actúa como laxante, que el arroz estriñe y que el trigo sarraceno reequilibra el tránsito intestinal.
- De 7 a 8 cucharaditas de plátano o de melocotón, albaricoque, frambuesa, moras, manzana rallada, e incluso, patata cocida aplastada.
- 2 cucharaditas de zumo de limón o de pomelo.
- 1 almendra picada finamente.
- 1 cucharadita de aceite de girasol.

Desde el noveno mes

La cantidad de cereales recién molidos aumentará de 30 a 40 gramos y la de fruta fresca a 9 cucharaditas.

Se puede comenzar a introducir queso blanco desnatado (1 cucharadita) durante el día.

Al año de edad

La alimentación será ya como la de un adulto pero más ligera:

- Primero, corteza de pan y, luego, pan (integral y de cultivo biológico, evidentemente).
- Queso blanco desnatado (requesón).
- Hortalizas cocidas en puré.
- 1 cucharada sopera de hígado de ternera crudo (criada por su madre) picado fino o bien un poco de jamón magro, dos veces por semana (¡vigile la calidad de la cría del ganado!).
- Caldos de cereales integrales hechos en casa.

Se puede continuar dando una minicrema Budwig aumentando las cantidades de queso magro (2 cucharaditas) y de aceite de girasol (1 cucharadita).

Se podrán introducir los huevos a partir del 16º mes a razón de 1 por semana.

Hacia los 2 años, la cantidad de crema Budwig a dar será la mitad de la ración de un adulto y, hacia los 4 años, una ración completa.

Conclusión

La introducción de nuevos alimentos en la dieta del niño se hará añadiendo sólo uno cada 3 días, que se consumirá durante dicho tiempo; si todo va bien, se introducirá otro nuevo durante otros 3 días. Esto permitirá determinar la tolerancia a los nuevos alimentos.

Puede ocurrir que las cantidades indicadas en estas dietas no sean suficientes y tengan que aumentarse ligeramente: comenzar por cucharaditas rasas y pasar luego a cucharaditas bien colmadas. Si no es suficiente, utilizar una cuchara de café de mayor tamaño.

A PARTIR DE LOS 2 AÑOS

En resumen, se trata de la alimentación propia de un adulto. No hay prácticamente diferencia. Sin embargo, es interesante observar a partir de esta edad las eventuales intolerancias alimentarias.

En la primera parte, resumiremos la alimentación del adulto.

En la segunda, mostraremos los signos que deben hacer pensar en una intolerancia.

En la tercera parte, explicaremos cómo se realiza un régimen dietético de exclusión.

Desayuno

La crema Budwig con todas sus variantes posibles e imaginables, teniendo siempre en cuenta las características esenciales de la misma (ver la página 113).

Comida

Se debería asociar siempre:

- Ensalada de verduras y hortalizas de temporada.
- Hortalizas cocidas al vapor, condimentadas con aceite de girasol de primera presión en frío en el que se habrán introducido diversas especias aromáticas frescas (limón, perejil, ajo, cebollino, tamari...).
- Proteína vegetal o animal: carne o pescado o huevo pasado por agua o queso o una leguminosa (lentejas, garbanzos, soja).
- Un cereal cocido en sus diferentes formas: bien en forma de pan o galletas o papillas o como «bistec de cereales».

Si el niño toma postre, elegir preferentemente una fruta cocida.

Regla: El niño debe acabar la comida con un poco de hambre y no con una sensación de replección total. Por la tarde, y sólo si el niño lo pide, se le dará fruta y yogur elaborado con leche natural o de soja.

Cena

Será más ligera que la comida del mediodía. Por ejemplo: ensalada, puré de hortalizas frescas, cereal o bien una segunda porción de proteína animal (huevo o queso; nunca carne).

La ensalada se condimentará con aceite de primera presión en frío; o bien este aceite se puede añadir en el último momento al puré de hortalizas, ya en el plato.

Para educar al niño hay que dar ejemplo. El niño come lo que ve comer a los demás y hará su elección según la exposición de alimentos que le ha sido presentada. De ninguna manera hay que forzarlo. Dicho de otra forma, los adultos modificarán su alimentación según los mejores principios y los niños aprenderán poco a poco a imitarlos.

En el caso de patologías infantiles, evidentemente la cooperación por parte del niño será rápida y eficaz.

CUÁNDO DEBEMOS PENSAR EN UNA INTOLERANCIA ALIMENTARIA

- En todas las terapias que fracasan a pesar de haber incluido una alimentación equilibrada.
- En alteraciones digestivas; diarrea crónica con afectación del estado general.
- En alteraciones ORL de tipo crónico, que no ceden con ningún tratamiento (catarro ORL).
- En alteraciones alérgicas: ORL-asma.
- En alteraciones cutáneas: eccema-alergia.
- En alteraciones del comportamiento inexplicables.
- En la «debilidad hepática» sin causa.

Tipos de intolerancias

La práctica y la experiencia nos han llevado a considerar dos grandes tipos de intolerancia susceptibles de provocar patologías crónicas:

- **Intolerancia a los lácteos.** Puede causar patologías que van desde la diarrea del lactante hasta alteraciones mentales, pasando por la poliartritis reumatoidea.
- **Intolerancia al gluten.** Provoca también patologías de tipo funcional, como, por ejemplo, diarreas, alteraciones del comportamiento (humor, etc.) o incluso enfermedades autoinmunes.

¿Qué hacer en estos casos?

Eliminar de la dieta el alimento sospechoso, teniendo en cuenta que a menudo suelen ser los alimentos preferidos por el niño...

A partir del esquema de nutrición del adulto, es muy fácil pasar a una alimentación sin gluten sin que se presente ninguna carencia.

Utilizar cereales que no contengan gluten, como el mijo, el maíz o el arroz. Suprimir todos los alimentos que contengan trigo, cebada, avena y centeno... (pan, pastelería, biscotes, pastas...).

No cambiar nada más dentro del esquema general.

Del mismo modo, y a partir del esquema general de nutrición del adulto y del niño, es muy fácil pasar a una alimentación sin lácteos sin que existan riesgos de carencias.

La crema Budwig se hace con:

- 6 a 8 cucharaditas de frutos oleaginosos (el sésamo es muy rico en calcio).
- 2 cucharaditas de cereales.
- 2 cucharaditas de azúcar integral de caña.
- $^1/_2$ limón.
- 2 cucharaditas de germen de trigo.

Añadir un poco de agua o de leche de soja hasta obtener la consistencia deseada.

Las otras dos comidas se harán evitando los lácteos y el queso, vigilando qué otras proteínas animales o vegetales podemos utilizar como sus equivalentes (ver el esquema general).

Estos regímenes restrictivos (sin lácteos ni gluten) deberán estar, necesariamente, guiados y vigilados de cerca por un médico.

El objetivo de este capítulo es sensibilizar a los padres sobre las posibilidades insospechadas de la terapia nutricional en el tratamiento de la patología crónica infantil.

CAPÍTULO 9

LA CONSULTA KOUSMINE

DR. ANDRÉ DENJEAN

El método Kousmine constituye una medicina integral, una medicina holística que engloba al ser humano y a la salud en su totalidad.

El ser humano, en todas las épocas de su vida, depende del medio ambiente y de la forma en que utiliza los alimentos de la tierra y el oxígeno del aire. Su capacidad para moverse y su gran capacidad para recuperarse en el sueño deben estar equilibrados. El respeto que muestre por la naturaleza le ayudará a asociarse a los ritmos de la misma.

Su vida dependerá de la forma en que considere la naturaleza. Estará en relación, por lo tanto, con su propio pensamiento. El pensamiento podrá dirigirse en dos sentidos: más o menos, lo positivo o lo negativo, la aceptación o el rechazo.

Pensar de forma positiva desarrolla la esperanza, la confianza y la inteligencia en el sentido de una buena comprensión de las leyes de la naturaleza.

Pensar de forma negativa hace avanzar la condición del ser humano exactamente en el sentido inverso.

Catherine Kousmine creía firmemente que la madre naturaleza tiene la generosidad de poner a nuestra disposición una solución simple y natural para curar cada uno de nuestros males. Únicamente hay que buscarla con confianza. Esas soluciones simples y naturales, redescubiertas por la doctora Kousmine, están presentes en todas las creencias populares. Esa sabiduría profunda es lo que constituye el fundamento de la medicina global.

El método Kousmine es, a menudo, sinónimo de crema Budwig: ¡qué juicio más precipitado! Basta con asistir a una consulta para darse cuenta de que utiliza, como agentes terapéuticos, todas las terapias de tipo biológico y todas las fuerzas de la naturaleza:

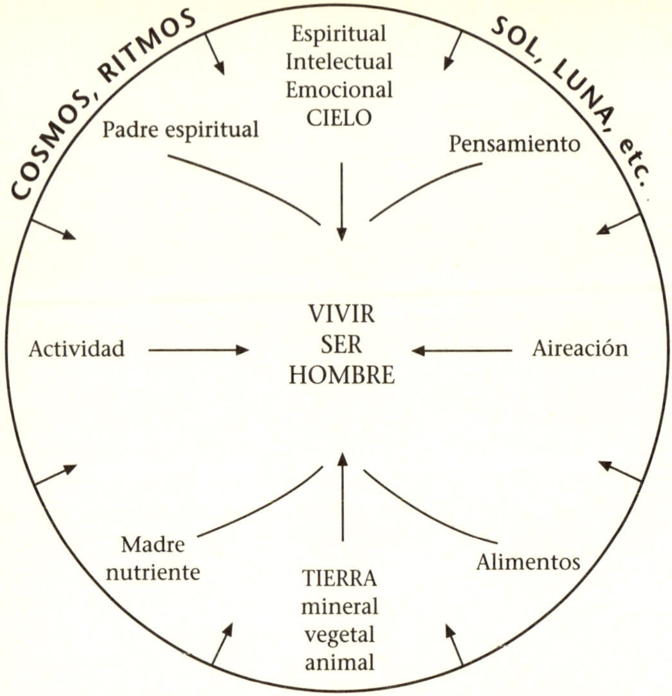

El método de la doctora Kousmine es una medicina global

- Se recomienda efectuar diariamente algún tipo de ejercicio físico al aire libre, como por ejemplo andar, como mínimo 1 hora diaria o 7 horas a la semana.
- Practicar el reposo suficiente y respetar los ritmos vitales (horas de comida, horas de levantarse y acostarse). Cada persona debe respetar la regularidad de su biorritmo.
- La alimentación será el centro de nuestra estrategia.
- La relación personal con el paciente y la confianza en las leyes de la naturaleza que le debemos transmitir proporcionan el impulso primordial y la dinámica que le llevan hacia el camino de la curación.
- La utilización, según las necesidades del propio enfermo, de las terapias de tipo biológico que le convienen (vitaminoterapia, equilibrio ácido-base, homeopatía, terapia neural, vacunoterapia, osteopatía, fitoterapia, etcétera).

Cada médico llevará la consulta a su manera, procurando, por supuesto, adaptarse a la demanda de los pacientes y anotando siempre la información obtenida.

- **Los antecedentes médicos:** enfermedades infantiles, enfermedades infecciosas, infecciones de repetición (ORL, cutáneas, urogenitales), las vacunas y sus consecuencias. Se anotarán todos los antecedentes, teniendo en cuenta que cualquier penetración antigénica en el organismo puede ser el punto de partida de una patología de tipo autoinmune.
- **Los antecedentes quirúrgicos**, interesándose en conocer la causa de la intervención. Por ejemplo, una apendicitis común no tendrá el mismo efecto sobre el sistema inmunitario que una apendicitis con peritonitis; la cicatriz de una intervención quirúrgica puede ser el punto de partida de una patología a distancia (terapia neural).
- **Los traumatismos**, cualesquiera que sean, pueden dejar algún tipo de huella en nuestros tejidos que habrá que considerar con ayuda de técnicas específicas (osteopatía).
- **Los traumatismos psicológicos** no resueltos completamente exigirán también tratamiento.
- **Los antecedentes familiares:** la investigación de la doctora Kousmine en este tema fue muy reveladora respecto a la evolución de las enfermedades degenerativas (véase el libro *Salve su cuerpo*). En cuanto sea posible, habrá que establecer un árbol genealógico de las patologías familiares.
- **Se estudiarán los hábitos alimentarios,** así como la procedencia de ciertos artículos (pan, aceite, mantequilla, pastelería...). El interrogatorio irá dirigido a buscar el menor signo de disfunción. Se analizarán todas las funciones digestivas, respiratorias, cardiovasculares, urogenitales, cutáneas, articulares, vigilia-sueño. Esta encuesta alimentaria se volverá a hacer en cada consulta posterior, con el fin de verificar y recordar los principios de base del método.
- **El examen clínico** completo se realizará de forma individualizada, según la patología degenerativa (reumatológica, neurológica, cancerológica) que tenga el paciente y teniendo en cuenta los criterios clínicos más significativos. Se pedirán los exámenes complementarios de tipo biológico, dirigidos a la búsqueda de una función defectuosa (función hepática, función renal). La biología ha evolu-

cionado con rapidez en los últimos años y es posible realizar diagnósticos precoces de enfermedades autoinmunes que aún no se manifiestan clínicamente. Conociendo el papel preventivo del método Kousmine, pruebas como los perfiles proteicos y el balance de inmunidad celular tienen un lugar importante en cuanto al diagnóstico predictivo.

Todos estos balances se realizarán cada 2, 4 o 6 meses, según la evolución de la patología, con el fin de observar la menor estabilización o mejoría. Esto animará al paciente. En cambio, un agravamiento en su enfermedad hará que éste esté más atento a las indicaciones del médico.

El interrogatorio, escuchar al paciente, la observación, la palpación y el examen clínicos permitirán saber si el paciente se puede incluir en lo que definimos como individuo en condiciones óptimas de curación: piel correcta, cabellos correctos, uñas correctas, lengua correcta, dientes correctos, intestino correcto, músculos correctos. El examinador buscará un posible déficit en vitaminas u oligoelementos. Para ello deberá conocer todos los aspectos médicos de las vitaminas y los oligoelementos (véase el capítulo 4).

Deberá prestar atención también a la detección de signos relacionados con el equilibrio ácido-base. Algunos síntomas pueden ser debidos a una intoxicación intestinal crónica.

La piel

Puede revelar un posible y muy frecuente déficit de vitamina F. En este caso, la piel estará seca en la parte distal de las extremidades y, cuando el déficit sea mayor, dicha sequedad llegará hasta la parte proximal. Si la piel está escamosa y el paciente tiene mucha sed, el déficit es tal que sólo se restablecerá después de varios meses de tratamiento.

La piel también puede indicar la existencia de una toxiinfección intestinal (granitos, acné). Si la piel de la cara es grasa, es un signo frecuente de acidosis tisular.

El cabello

Debe ser voluminoso, vigoroso. En caso contrario, puede existir desmineralización o déficit de vitamina B. Su caída está asociada a menudo a carencias múltiples y variadas (vitamina F). El cabello graso significa exceso de consumo de azúcares y grasas.

Las uñas

Deben ser duras, lisas, de color rosa, sin estrías, no engrosadas, no deformadas y sin manchas blancas. Las uñas blandas, quebradizas y con manchas son signos de hiperacidez o de desmineralización (calcio, fósforo, cinc, vitamina D). En una micosis ungueal debe investigarse una posible micosis digestiva. Este signo clínico es, a menudo, sinónimo de acidez y de exceso de consumo de azúcares o gluten.

La lengua

Se han escrito numerosos tratados médicos sobre este tema. Hay que recordar que una lengua con una capa espesa y oscura en su base es signo de toxiinfección y de sobrecarga intestinal: en este caso, está indicada la práctica de una dieta y de enemas intestinales. La lengua en condiciones normales debe estar limpia, rosa, sin depósitos. Adelle Davis, en su libro *Las vitaminas tienen sus secretos* (*Les vitamines ont leurs secrets*) describe toda una clínica interesante referente al color de la lengua y al déficit de vitamina B. La causa de esta sobrecarga y la intoxicación intestinal están a menudo ligadas a un desequilibrio ácido-base. De hecho, el pH intestinal más favorable a la digestión es alcalino y no ácido...

Los dientes

Las caries que padece una persona están en relación con la desmineralización, el exceso de ácidos y la toxiinfección a nivel intestinal. Los focos infecciosos fríos, que se deben investigar sistemáticamente mediante una radiografía panorámica dental, pueden desencadenar o ser el punto de partida de una enfermedad autoinmune. Su tratamiento por un terapeuta neural dental será prácticamente milagrosa en este caso.

El intestino

A menudo se acepta el estreñimiento como un estado normal. En algunos casos ha sido tratado durante años con aceites de parafina, a los que se fijan todas las vitaminas liposolubles (A, D, E, K), eliminándose a través de las heces.

A menudo, el estreñimiento es la causa de una toxiinfección intestinal crónica y desencadena por esta vía una enfermedad autoinmune. En todos los casos, habrá que regularizar el funcionamiento del intestino grueso: esto es fundamental. Lo normal es defecar una o dos veces al día. A menudo, la defecación será matinal. Las primeras heces estarán bien formadas, serán duras, de color marrón y con una longitud de 20 a 30 centímetros, y un diámetro de entre 3 y 4 centímetros, correspondientes al desayuno y a la comida de la víspera y al final, serán más blandas y corresponderán a la cena de la víspera. El peso de las heces, si la alimentación es correcta, será de 250 a 550 gramos; sin embargo, la población occidental tiene como media heces de 80 a 120 gramos (Burkitt). Por otro lado, y los ejemplos son numerosos, una simple regulación ácido-base puede hacer desaparecer el estreñimiento, cuyos efectos son muy «intoxicantes».

Los músculos

Su palpación proporciona una idea del equilibrio ácido-base. De hecho, se deben poder palpar los trapecios, los escalenos, el cuádriceps y se ha de presionar hasta tocar el hueso sin que exista dolor. En caso contrario, puede existir un exceso de acidez del medio interno. Las lumbalgias, a menudo acompañadas de psoítis, son debidas a un exceso de ácidos en el músculo psoas.

Las mamas

Las mamas deben tener una textura flexible, elástica, finamente granulosa. Han de ser indoloras de forma espontánea e incluso en período premenstrual y menstrual. Su palpación debe ser también indolora. Su examen sistemático puede revelar a menudo una textura muy granulosa, dolorosa. A veces, son nodulares, necesitando en este caso un examen en profundidad. Aparte de la patología, es interesante observar que la textura mejora y desaparecen los dolores en los meses siguientes a la adopción del método Kousmine.

Conclusión

El examen clínico debe hacerse al menos cada 6 meses para vigilar si el paciente está en «condiciones clínicas óptimas de curación». Se controlará también si se encuentra en condiciones óptimas de curación a través de tests hepáticos, renales y vasculares.

Si no se han alcanzado dichos requisitos, el médico debe buscar la causa y ayudar al paciente, por medio de consejos y tratamientos más específicos.

El interés psicológico de la consulta Kousmine es evidente. Este examen clínico es ya una terapia por sí mismo. En ningún caso debe subestimarse.

CAPÍTULO 10

MÁS ALLÁ DEL MÉTODO

DR. ANDRÉ DENJEAN

«Si se es capaz de entender la enfermedad, ésta dejará de ser vista como una fatalidad, para ser considerada la consecuencia lógica de los desequilibrios de nuestra vida, debidos al agotamiento o al estrés y originados también por la alimentación.»

Dra. Kousmine

«No se puede ser lo que se debería ser, tanto tiempo como se piensa que se es lo que se es.»

P. Rajagopalachari

«No hay viento portador para aquel que no sabe adónde va.»

Sócrates

A menudo, el método Kousmine se reduce, en el pensamiento de la población en general y en el de los médicos en particular, a la crema Budwig. Al menos, es sinónimo de una nutrición más equilibrada. Para otras personas más sabias, este método comprende «los cinco pilares de la salud». Desde luego, cada uno de los elementos del método posee su propia eficacia y, a menudo, incluso más allá de lo que uno se puede imaginar. Pero ¿qué es lo que lo hace tan eficaz en las patologías de tipo crónico?, ¿cuál es el catalizador presente e indispensable que va a acelerar la curación?, ¿no es uno de los fines del método acercarnos a la naturaleza?, ¿hacia nuestra naturaleza?, ¿no se propone este método volver a insuflar fuerza a nuestra vida, cualquiera que sea la fase de nuestra enfermedad?

Salvemos nuestro cuerpo, es decir, pensemos que a nuestra salud aún le quedan recursos e intentemos reforzarlos acercándonos a las leyes de la naturaleza.

Salvemos nuestro cuerpo, es decir, optimicemos nuestro capital de salud; incluso si hoy es débil, sabemos que teniendo confianza en las leyes de la naturaleza, se fortalecerá mañana.

Para comprender estas palabras, es necesario practicar el método. Existen otros tratamientos, pero el mejor método no es aquel que sabemos aplicar, sino aquel que posea las siguientes características: que sea simple, accesible y comprensible para todos; que sea evolutivo. Este método se puede enseñar, divulgar y puede influir, aunque sea modestamente, pero de forma segura, en la evolución de la humanidad.

La doctora Kousmine nos ofrece su método. Vea cuáles son sus cimientos:

- Los cinco pilares de la salud.
- Un mínimo de inteligencia y buena voluntad.
- Disciplina para dejarse guiar por el médico que se haya elegido.

EL PORQUÉ DE UN MÉTODO

¿Cómo nos podemos reencontrar, nosotros los médicos y ustedes los pacientes, en este paraje virgen de la medicina? Los diferentes tipos de medicina hablan de la medicina del terreno, de la medicina etiológica, de la medicina global, de la medicina holística, del tratamiento de la causa, del tratamiento natural, del tratamiento insustituible... Todas estas diferentes medicinas emplean el mismo lenguaje. Tanto si se trata de alopatía como de homeopatía, de fitoterapia como de medicina china, de medicina natural como...

Quizá esta frase nos ayude a situarnos mejor: «El temperamento es el resultado de la constitución, que actúa sobre el terreno». El terreno es el medio y el entorno en el cual nos vamos a desarrollar, gracias al cual va a florecer nuestra salud o, en el peor de los casos, a partir del cual nuestras enfermedades echarán sus raíces. Nosotros somos los jardineros.

- **Nosotros elegimos nuestra forma de alimentación *(¿no es así?).***
- **Nosotros elegimos nuestra forma de pensar *(¿no es así?).***
- **Nosotros elegimos nuestro ritmo de vida *(¿no es así?).***

- **Nosotros regulamos la relación actividad/sedentarismo** ***(¿no es así?).***
- **Nosotros elegimos la forma de administrar nuestro tiempo al aire libre** ***(¿no es así?).***

Y actuando en la buena dirección sobre cada uno de estos elementos (¡y cada uno de nosotros sabe cuál es esa buena dirección!) el terreno se va a modificar en la buena dirección... Es ésta la inteligencia que tenemos que aceptar: la Inteligencia Intuitiva. La voluntad que nos hace falta está, por lo tanto, estimulada y sostenida por esta Inteligencia Intuitiva. En este estadio, es a menudo indispensable la intervención de un médico.

Para podernos guiar y hacernos guiar, es necesario un método. Al tratarse de uno criticado, por ocuparse del individuo en su totalidad, debe tener en cuenta los tres factores esenciales de las funciones metabólicas:

- La función de asimilación (nutrición y respiración).
- La función de regulación (aporte de vitaminas y de oligoelementos, modificación de los ritmos vitales).
- La función de eliminación (higiene intestinal, dietas).

Dichas funciones las explicará el médico a sus pacientes de todas las formas posibles. El ejemplo y la convicción del terapeuta harán que el mensaje sea aceptado y seguido.

Al principio, el médico practicará el método en él mismo y en sus pacientes. Luego, al cabo de varios años, y respetando el método sin diluirlo ni degradarlo, observará resultados que lo convencerán. Son necesarias dosis de temeridad y de paciencia. A partir de este momento, se podrá decir, de este médico, que ejerce una Medicina de Terreno: habrá modificado su terreno, sabrá por propia experiencia y por la de sus pacientes el tiempo necesario para ello, la paciencia que se necesita, los sacrificios que implica y los resultados que se pueden esperar.

El paciente es el único actor real, el único verdadero jardinero. El médico le va a suministrar los utensilios, unos conocimientos básicos y el verdadero soporte basado en su propia experiencia. De este modo, ayudará al paciente a afrontar las dificultades.

Es evidente que, para que este concepto sea entendido por el paciente, es necesario que lo practique progresivamente, poco a poco, de mes en mes, de año en año... El paciente es como un árbol cuyo terreno debemos enriquecer y ennoblecer en cada estación del año... Todo ello, acompañado de la perseverancia, nos conducirá de forma natural –a médicos y a pacientes– hacia la confianza.

¿Y, por qué no adaptamos nosotros mismos la totalidad del método de una vez, si parece tan maravilloso? Hay que encontrar la respuesta, yo no lo sé. Lo importante es que no debe perjudicar y que, bien guiado y bien dosificado, puede ayudar incluso en los casos más desesperados y más dramáticos.

- **El paciente es el actor.**
- **El método es el vínculo, el utensilio.**
- **El médico es el catalizador.**

Les hemos mostrado el plan de activación. El plan está basado en la experiencia y toca un campo que ningún otro tipo de terapia ha considerado de forma tan global y simple. El paciente, el médico, la relación entre ellos, los resultados obtenidos, todo, va dirigido a optimizar el comportamiento del paciente frente a la enfermedad... Y el del médico frente a sus enfermos.

ESTE PROTOCOLO NO SIEMPRE ES ACEPTADO

A veces, se pone el método en duda precisamente por su simplicidad. A menudo, ello es debido al esfuerzo que se exige por parte del paciente. A éste le puede faltar motivación por diferentes razones:

- En algunos casos no acude a la consulta por propia voluntad. Va porque ha oído que el médico obtiene buenos resultados con sus pacientes o porque su familia quiere que lo atienda dicho médico. El paciente espera un milagro y, sobre todo, espera ¡que el tratamiento no le suponga ningún esfuerzo!
- Otra situación es la de las enfermedades degenerativas, en las cuales el paciente encuentra «refugio en su enfermedad». El médico, si está atento, será capaz de diagnosticar

rápidamente esta actitud y actuará en consecuencia si cree que esa barrera se puede salvar: ocurre muy a menudo. El médico deberá escuchar el «grito» de su paciente, ya que éste se esconde de forma inconsciente detrás de su «enfermedad». Pero el enfermo deberá dar también su oportunidad al médico. El error puede estar en la falta de paciencia, de confianza y de disciplina.

¿De qué sirve estar en el fondo de un pozo, pedir ayuda para hacer acudir a todo el mundo, si luego rechazamos el bastón que nos tienden con el pretexto de que queremos una escalera? ¿Por qué preferimos a menudo quedarnos en el fondo del pozo? Nuestros deseos en este caso se convierten en órdenes: ¡envíeme aquí abajo la luz, lo que hay que comer, lo que hay que tocar e incluso lo que hay que beber...! Así nos vamos acostumbrando, comenzamos a estar a gusto y acabamos por olvidar que la vida está fuera del pozo. Mire lo que es «mi enfermedad», doctor...

En general, preferimos las intervenciones espectaculares de la medicina, bien sea un medicamento, una intervención quirúrgica o una manipulación. Todo ello existe y funciona bien, por fortuna para los accidentados, para aquellas personas que se han caído al fondo del pozo por accidente. Pero ¿existe para el resto, para aquellos que se hunden en el pozo poco a poco día a día o año tras año sin saber siquiera lo que ofrece la medicina? Se puede afirmar simplemente que todo eso no les interesa, de momento... Entonces, ¿qué hacer?

- Abandonar la partida (es decir, pagar por nada y perder la oportunidad de comprender).
- O admitir que se tienen reservas naturales insospechadas y buscar un método y un médico que se encarguen de reforzarlas.

Esto es lo que nos propone la doctora Kousmine. Como ella misma afirma: «Comprendan ustedes que es mejor tener este estado de ánimo que caer enfermo...».

EL PACIENTE DEBE ESTAR TRANQUILO

Después de aplicar el método, el médico deberá utilizar todos los recursos diagnósticos y todas las terapias que considere útiles, complementando así a esta medicina de terreno.

Para ello, no dudará en pedir consejo a otros colegas, sean o no especialistas.

De este modo, el paciente se sentirá cuidado. La práctica de este método no excluye la utilización de otro tipo de terapias que, a menudo son complementarias o muy útiles en determinados momentos.

Ocuparse del terreno de un paciente con el método Kousmine no implica apartarse del resto de la medicina. Al contrario, significa ayudarla. Nosotros ayudamos al cuerpo médico modificando nuestro terreno en la buena dirección, con el fin de que ciertas enfermedades, denominadas de la civilización, puedan ser estabilizadas y/o incluso curadas. Esto es recíproco, ya que, a su vez, el médico nos ayuda a atravesar algunos cabos difíciles gracias a ciertas técnicas modernas.

Pero, a menudo, dicha actitud es mal tolerada y mal aceptada por el cuerpo médico, que parece que, de forma inconsciente, tiene miedo y dice: «Pero, ¿qué es lo que usted está haciendo? Eso no sirve para nada...», «De todas formas, sólo le quedan tres años de vida...» o bien «Esto no le puede hacer daño...». ¿Son éstas las respuestas de médicos con conciencia, con una mente abierta, con el deseo de abrirse a otros métodos, el deseo de ayudar a un paciente?

¿Por qué este miedo? El miedo a poner en duda las leyes existentes así como nuestros conocimientos médicos sólo nos puede elevar. ¿Tenemos que servirnos únicamente de lo que se nos ha enseñado en las universidades? ¿Podemos aprender otra cosa fuera de ellas? Tal vez sea lamentable para algunos, pero la doctora Kousmine respondió: «Coged confianza en la propia potencia vital».

¡LA VERDAD, SIEMPRE LA VERDAD!

¿A qué ser humano en el fondo de sí mismo le gusta mentirse? Una auténtica relación médico-enfermo no puede estar basada en la mentira. No tiene ningún futuro. Puede más o menos procurar un cierto confort, pero ninguna esperanza.

El enfermo puede no conocer el detalle de lo que padece, pero hay que darle la capacidad de movilizar la energía necesaria para la curación. Por ello, si él conoce la naturaleza de su padecimiento, se movilizarán sus fuerzas inconscientes que, a su vez, servirán para activar su participación y su cambio de comportamiento.

Estará obligado a servirse de su nueva fuerza metabólica y mental. ¿Por qué privarle de ello? ¡Sobre todo si está suscrito a un plan de esperanza, a un método que le va a enseñar a movilizar todas sus fuerzas! No se le puede suscribir a un método de esperanza sin darle a conocer la naturaleza del mal a curar. Desde luego, es el momento más oportuno para decírselo.

Con frecuencia, el cuerpo médico esconde la verdad, pues tiene miedo de dar un diagnóstico que, a menudo, es transmitido y recibido como una sentencia. Con el método Kousmine ocurre al contrario: se enseña a ser francos, a decir la verdad, porque, al mismo tiempo, se transmite el mensaje de esperanza apoyado por un tratamiento que exige todas las fuerzas profundas del paciente.

LA MOTIVACIÓN DE LOS PACIENTES

- La motivación más natural y más bella es la de encontrar un método de alimentación mejor, un modo de vida natural para la salud de toda la familia. Es bueno que se haga con un espíritu de simple lógica, sin que se vuelva algo obsesivo.
- A menudo, la enfermedad a tratar es una «enfermedad crónica de la civilización», en la que lo único que aún puede actuar de forma activa y saludable es esta clase de método terapéutico. Aquélla se puede abordar de dos formas: por el miedo o por la confianza.

  Es imprevisible, pero también es lo más frecuente: el miedo aparente o enmascarado predomina de una forma u otra.

  El miedo a la enfermedad se sustenta en el tipo de educación, en una sociedad intolerante con el padecimiento, en la especialización cada vez mayor de la medicina (que hace que ante el menor mal consultemos con un especialista) y en una creencia generalizada: «la salud es un bien de todos». El miedo, a su vez, es automantenido por nuestro sistema de vida y de pensamiento. La enfermedad es, muy a menudo, el trampolín que nos hace entender que, quizá, es por causa de nuestro miedo por lo que estamos tan enfermos.

Nuestro conformismo infantil e irreflexivo hace que nos sintamos culpables cada vez que intentamos practicar otro método diferente al que nos ha enseñado «nuestro padre», «nuestro profesor» o «nuestra universidad», aunque el nuevo tratamiento nos parezca bueno.

¿Cómo vencer este miedo, superar este sentimiento de culpabilidad? Evidentemente, por la inteligencia (que nos permite elegir aquello que nos parece lógico y natural) y por la voluntad (que nos permite ponerlo en práctica). Por desgracia, hacemos lo contrario toda nuestra vida: primero decimos que esto es bueno, pero que lo haremos mañana. Después, ya no tenemos el ánimo tan optimista como para poder decir que aún existe alguna cosa buena, por lo que decimos: «¡Eso, para qué!».

Por gracia, o por desgracia, decidirse suele ser difícil, ya que a menudo es una enfermedad la que nos obliga a tomar la resolución de comenzar. La doctora Kousmine dice: «Tenga confianza en el capital de salud que le queda; será suficiente si usted se ocupa de ella aquí y ahora. Ella sólo le pide una cosa: progresar. Tenga confianza en la naturaleza; es benévola y muy poderosa. Siga sus principios y evalúe los acontecimientos posteriores».

- Una tercera actitud es intentar conformarnos con las leyes de la naturaleza. Nosotros estudiamos y respetamos estas leyes de la mejor manera posible, en función de lo que sabemos. Es una forma de ponernos en las condiciones óptimas de salud: dichas condiciones evolucionarán con la práctica, a medida que nos aproximemos a la realidad de estas leyes. Y que pase lo que tenga que pasar...

No tener miedo ni sentimiento de culpabilidad, aceptar la enfermedad y ponerse en las condiciones naturales óptimas de curación son los mejores instrumentos para permitir nuestra adaptación y hacer posible el reequilibrio en la vida que llevamos. ¿Es esto posible? Sí, ¿y por qué no comenzar a hacer las cosas con este estado de ánimo y no con un estado de ánimo contrario?

Participamos de esta forma en el verdadero papel de la enfermedad: la adaptación. En este sentido, la enfermedad nos permite y nos obliga a transformarnos. La curación no

puede suponer volver a un estado anterior. La curación sólo puede ser una transformación real.
Es interesante señalar aquí la teoría del cáncer de la doctora Kousmine, según la cual el cáncer lo produce un cuerpo que tiene necesidad de desintoxicarse.

CONCLUSIÓN

Una noche de 1984 la doctora Kousmine me explicaba, ayudándose de un esquema: «La naturaleza o la diosa Naturaleza pone a nuestra disposición la solución a todos los problemas de salud. Basta con estar atento al hecho de que nuestro paciente esté y/o se ponga en las condiciones naturales óptimas de curación. La naturaleza ofrecerá una solución para cualquier problema de salud. La confianza del médico en ello debe ser total; ha de poner al paciente en las mejores condiciones naturales y esperar. Ello no excluye ningún método terapéutico. Es la manera más activa y positiva de practicar el *primum non nocere*». Se puede definir esta actitud como escuchar al cuerpo real, natural y activo.

La aparición de la enfermedad es un signo de desequilibrio en el funcionamiento del ser. No es un mal en sí. La enfermedad nos da a entender que el ser debe ser ayudado y conducido al camino que respeta las leyes de la naturaleza. En lugar de ocuparse sólo de la dolencia (teniendo miedo), actuaremos mejor si nos ocupamos de nuestro cuerpo cambiando de actitud (teniendo confianza).

Si con cada enfermedad la naturaleza ha sido siempre magnánima y nos ha permitido encontrar tratamientos eficaces (enfermedades infecciosas/antibióticos; enfermedades cancerosas/antimitóticos; cirugía reconstructora), con el transcurso del tiempo éstas se han vuelto más graves y más profundas, afectando actualmente nuestro sistema inmunitario. Nuestra salud capital es cada vez más débil. ¡Nuestro portafolios se vacía!

En lo que hace referencia a la mejora de nuestro estado de salud básico, las leyes se conocen perfectamente. Y si las respetamos durante dos o tres generaciones, nuestro sistema inmunitario se reforzará de nuevo.

Toda la psicología de este método está en el ejemplo a seguir. El papel del paciente es elegir seguirlo, hacer los sacrificios necesarios para conseguirlo, con el fin de imitar la actitud de tantos enfermos curados. El método Kousmine nos ayuda a encontrar el camino de la Vía Natural. Si la seguimos, la descubriremos, o más bien la redescubriremos, y querremos continuar avanzando. Acabaremos por querer saber más de ella, de su funcionamiento, merced al tiempo que dura la enfermedad, y lo haremos gracias al tiempo que nos ha dejado para salvar nuestro cuerpo, comenzando por salvar nuestro ser.

Más allá del método, sí; pero gracias al método...

BIBLIOGRAFÍA

Aguilar, M., *La dieta vegetariana*, Bolsitemas, Madrid, 1995.

Alemany, M., *Enciclopedia de las dietas*, Editorial Planeta, Barcelona, 1995.

Asociación Médica Kousmine, *El método Kousmine*, Editorial Urano, Barcelona, 1992.

Asociación Médica Kousmine, *Les 5 piliers de la santé*, Editorial Jouvence, Ginebra, 1993.

Besson, P. G., *El buen desayuno*, Editorial Ibis, Barcelona, 1992.

Catani, M., *Nutrirse y vivir*, Editorial Urano, Barcelona, 1992.

Chevalier, B., *Nutrición infantil*, Editorial Masson, Barcelona, 1997.

Chistie, J. S., *Los aceites omega*, Editorial Urano, Barcelona, 1993.

Contreras, J., *Antropología de la alimentación*, Editorial Eudema, Salamanca, 1993.

Denjean, A., *Kousmine au quotidien: des recettes de santé*, Editorial Jouvence, Ginebra, 1994.

Dextreit, R., *Cura natural por los cereales*, Editorial Acuario, Barcelona, 1981.

Grande Covián, F., *Nutrición y salud*, Editorial Temas de Hoy, Madrid, 1996.

Hausman, P., *Los alimentos que curan*, Editorial Urano, Barcelona, 1994.

Kamel, B. S., *Tecnological advances in improved and alternative sources of lipids*, Editorial Blackie, Londres, 1992.

Kousmine, C., *Salve su cuerpo*, Editorial Vergara, Buenos Aires, 1987.

Krause, *Nutrición y dietoterapia*, Editorial Mahan, México, 1995.

Lawson, *Endorfinas*, Editorial Obelisco, Barcelona, 1998.

Madrid, A., *Los aditivos en los alimentos*, Editorial Mundi Prensa, Madrid, 1992.

Martínez, M., *Historia de la gastronomía española*, Alianza Editorial, Madrid, 1989.

Mataix, F. J., *El aceite de oliva*, Diputación Provincial de Jaén, 1988.
Pauling, L., *Cómo vivir más y sentirse mejor*, Editorial Planeta, Barcelona, 1987.
Rueff, D., *La Biblia de las vitaminas*, Editorial Martínez Roca, Barcelona, 1994.
Saury, *Aceites vegetales comestibles*, Editorial Sertebi, Barcelona, 1981.
Soleil, *Brotes y germinados caseros*, Editorial Obelisco, Barcelona, 1997.
Sussman, V., *La alternativa vegetariana*, Editorial Integral, Barcelona, 1993.
Uriarte, X., *Inmunidad o vacunas (de las verdades y los riesgos)*, Editorial Josep M. Martorell, Barcelona, 1998.
Vasey, C., *Curación y vitalidad por el equilibrio ácido-básico*, Editorial Urano, Barcelona, 1992.
Vasey, C., *Las toxinas: cómo eliminarlas del organismo*, Editorial Urano, Barcelona, 1992.
Weil, A., *La curación espontánea*, Editorial Urano, Barcelona, 1995.
Weil, A., *Salud total en 8 semanas*, Editorial Urano, Barcelona, 1997.
Weil, A., *Salud y medicina natural*, Editorial Urano, Barcelona, 1998.
Zaragoza, J. R., *Una vida larga y sana*, Editorial Planeta, Barcelona, 1990.